全島一肝三十年
臺灣人好心救好肝
血淚史

林芝安・陳淑卿 著

目錄
Contents

推薦序

三十年的善緣　吳伯雄　12

好心肝　好功德　好典範　吳豐山　14

上醫醫國——坐而言不如起而行　孫震　16

序

三十年愛心接力，堅持與希望　許金川　19

楔子　22

第一部．開創

第1章　數不盡的診間跪求　28

● 上帝忘了在肝裝警報器 ● 元凶是誰 ● 臺灣B肝人口全球之最 ● 肝臟是沉默器官 ● 不知道要定期追蹤 ● 藝人石英的生命故事 ● 有B肝抗體，別以為是無敵星星

第2章　肝癌家人的夢魘：「下一個會不會是我？」　37

● 家族十二人肝癌逝，每年寫遺書 ● 二十七歲，肝癌手術前要求老公去結紮

第3章　肝癌不長眼睛！　42

● 阿扁感傷的父親節 ● 籃球國手也得肝癌 ● 診治肝癌良醫死於肝癌，捐大體解剖 ● 看肺癌的醫師也死於肝癌 ● 三大報社創辦人都因肝病往生 ● 金庸也因肝癌逝世

第4章　一個一個救，怎麼來得及？　48

● 半夜守醫院搶掛號 ● 許金川苦思如何幫助更多肝苦人 ● 受到一位法國父親啟發 ● 跨出募款第一步 ● 兩位善心企業家促成「肝基會」成立 ● 十九歲肝癌鬥士，雖逝猶生的林芳如

第5章 肝病的「生命線」，三天之內湧入兩、三千通諮詢電話 —— 64
● 十天號召近五十名護理義工 ● 求見陳履安代言
● 成功音樂會肝基會聲名大噪 ● 感恩的心

第6章 盛況空前，臺大醫院被排隊人潮「包圍」了 —— 74
● 知道有沒B肝、C肝，比知道血型重要 ● 第一場免費腹超篩檢參與踴躍
● 免費肝炎大檢驗擠爆臺大醫院 ● 肝病防治列車跑全臺，飄洋過海到離島

第二部．衝拚

第1章 高山險路、霧中駕車，三十年不曾停歇的「肝病防治列車」 —— 82
● 年逾八十，開保肝列車趴趴走 ● 肝腫瘤跟釋迦一樣大 ● 開往偏鄉離島深山
● 補貼健保不給付的費用 ● 前進監獄，為受刑人篩檢 ● 結合宮廟，保平安也保肝

第2章 各界愛心人士幫大忙，一起救救「肝苦人」 —— 98
● 深山部落的篩檢盛會 ● 與7-ELEVEN攜手推動偏遠地區肝篩，澎恰恰創作保肝曲
● 「歐巴桑」免付費保肝專線誕生 ● 幕後重要推手，臺灣流通教父徐重仁

第3章 全民奮起捐愛心 —— 106
● 拾荒老人寄一日所得 ● 捐奠儀、捐婚禮禮金、捐「另一半」
● 義工收發票對獎，點點滴滴救肝苦人 ● 各方支持不斷，善心義舉串起愛的漣漪

第4章 讓生命從黑白變彩色 —— 116
● 換肝後，還能泳渡日月潭 ● 別小看病友，換肝也能登百岳

第5章 馬祖——肝病防治成功典範 122
拓荒離島到馬祖做肝篩 搭船搖晃十六小時見陸地
時代的眼淚，戰備米成了馬祖居民健康殺手？

第6章 根除C肝 128
干擾素治C肝生不如死 地毯式篩檢掃蕩C肝
掃蕩C肝村，「攻下」阿里山鄉，「進軍」苗栗 C肝治好了，怎麼還會跑出肝癌？

第三部．全國愛心響應

第1章 病友、老同學、好心肝之友、企業，紛紛加入保肝行列 139
趙瑜玲誓報殺父仇 初中高中同學相助 張宏嘉三十年體悟
陳少宏無私奉獻 楊先生全家當義工 湧蓮寺主委捐善款、慈祐宮祕書牽線宮廟辦肝篩
捐愛妻百萬奠儀 鄧淑貞、鄧傳馨姊弟攜手行善 張小燕鼎力相助
最美好心肝大使白嘉莉 高金素梅高智慧救了自己

第2章 國際扶輪力量 推動「臺灣肝病根除計畫」 168
排除萬難送愛到山地離島 募集五十萬美元，國際扶輪也來幫臺灣
免費腹超破金氏世界紀錄 幫運將「超」一下救一命 用愛護「礙」助弱勢

第3章 愛的傳承，宋教授後代也齊力相助 181
宋家後代購回宋教授故居，保肝篩檢重現風華

第4章 愛心發酵，形成「好心救好肝」成功模式 186
保肝聖戰，全國遍地開花 各界愛心支持，肝基會屢獲獎肯定

許金川教授百萬、千萬獎金全部捐公益 ● 獨特臺灣經驗吸引國內外醫界前來取經
肝基會愛心模式帶動醫界創設基金會，造福國人

第四部・解決病人的痛苦！宣導・治療・研究

第1章 宣導演講，傳遞正確保肝知識 195
絞盡腦汁製造「笑」果 ● 執行長接班 ● 寫到報社關門 ● 定期出版會刊、小手冊
創立「全民健康基金會」宣導更寬廣 ● 好心肝好健康小學堂 ● 臺大NPO領導課程

第2章 防治及研究，幫病人解決問題 207
如果國父有定期做超音波 ● 子女捐母親遺產逐年贊助研究
老公把關老婆刷卡，但捐錢給基金會卻不眨眼
王彩樺等到口服C肝新藥治療成功

第3章 肝癌手術知多少 214
世界肝癌手術的先驅——林天祐教授
開刀醫師走了，病人還活著——懷念李治學教授
臺灣一刀——李伯皇教授

第4章 戰勝肝癌，醫學進步創奇蹟 217
病友故事
黃建男肝癌開刀三十一年，挺過三次復發
陳品珍十七年前發現小型肝癌，栓塞奏效
楊友倫早期發現肝癌，栓塞加電燒相對單純
林平多處肺部轉移，治療後腫瘤奇蹟消失
陳德政釓90加開刀，治好十八公分腫瘤
謝秀寶C肝引發肝癌，栓塞加電燒腫瘤消失

第5章 宋教授的傑出門徒，接棒進行臨床研究 232
肝基會頒終身成就獎給陳定信教授與廖運範教授

第五部．打造好心肝門診中心

第1章 病人朋友化、朋友親人化，就診像回家般溫暖 236
拿出蓋廟的精神 ● 慈善東風一億兩千萬 ● 管理學泰斗協助 ● 部長級義工
咖啡香趕走藥水味 ● 宋瑞樓教授文物紀念館 ● 像家一樣的「好心肝門診中心」
健檢做公益，救治肝苦人

第2章 懷抱公益熱忱，「感動服務」的溫柔力量 257
對病人及家屬的同理心 ● 義工司機捨不得讓健檢者餓太久
醫學生義工體會「視病猶親」

第3章 檢驗室設備，醫學中心等級 262
診間貼心服務，還有「好心肝APP」 ● 創新「一日病理」縮短病友煎熬時間

第4章 從基層診所到醫學中心，提供「一條龍」的服務 267
經濟艙的價格，頭等艙的服務

第六部．回顧及展望——肝基會未來的使命

第1章 回顧——基金會三十年來的努力 273
傾全力宣導正確保肝 ● 肝病防治列車里程數可繞地球十圈
創立肝病健康中心、全民健康基金會、好心肝門診中心

●鼓勵學者研究 ●倡議保肝政策 ●推動「今年超了沒？」全民腹超

第2章 三十年努力的具體成果 279
●新生兒B肝疫苗注射 ●B肝、C肝藥物治療的進展
●腹部超音波的發展與抽血驗甲型胎兒蛋白
●肝癌治療的新頁 ●國內醫界的共同努力

第3章 展望——肝基會未來的使命與目標 283
●要讓人人知道自己有無B肝、C肝 ●推廣全民腹超 ●持續肝病知識宣導
●支持與鼓勵相關研究 ●推動健康生活方式 ●發展健康科技應用
●全民全方位健康關懷 ●讓「好心肝門診中心」成為醫療新典範
●早日成立「好心肝醫療及研究中心」 ●嚴防脂肪肝成為下一波威脅
●向下扎根培育新一代慈善種苗

第4章 感恩與期待 290

肝病防治學術基金會．大事紀 292

推薦序

三十年的善緣

吳伯雄（財團法人伯仲文教基金會董事長）

欣逢肝病防治學術基金會成立三十周年，我與基金會也有三十年深摯的緣分，有幸見證這段歷程，內心滿懷感恩與敬意。

我的姊夫宋瑞樓教授是肝病防治學術基金會創會董事長，基金會成立之初，他指定我：「你是B肝帶原者，要關心自己的健康，每年周年慶都要跟著我來！」對於姊夫的想法，家人一向無條件支持，因此三十年來，我一定排除萬難參加基金會周年慶，先是跟隨姊夫，再是陪家姊出席，直至今日，全力支持基金會，保持全勤紀錄，而我更成為姊夫得意門生——許金川教授的忠實粉絲。

九歲時，我隨著送親團陪大姊吳芳英女士嫁入宋家，轉眼已七十多年。長姊如母，和煦溫婉照顧弟妹，我北上求學時寄宿在大姊家中，深夜見姊夫為了研究一張投射於牆上的醫學投影片，端坐凝視一個多鐘頭，比要準備大學聯考的我還要用功，如此專注的身影令我印象深刻、內心萌生敬佩。父親曾再三叮囑大姊，不可給姊夫任何財務上的壓力，若有急需，就由娘家來支應。

我父親極為欣賞女婿堅毅好學的醫者特質，雖然眾子女之中，我當過部會首長，但父親認為我的成就遠不及我姊夫對國家的貢獻，這是確切的事實，我心服口服，全家皆以姊夫為榮。

宋瑞樓教授畢生奉獻於醫界，榮膺中央研究院院士，為國際肝炎醫學研究先驅，低調謙沖的人格特質中蘊含著巨大的影響力，由其門生陳定信教授、廖運範教授、許金川教授……等對他的尊敬與懷念中，我看到了身為教育者的胸懷，以及醫者視病猶親的慈悲，始終如一。他的貢獻，改變了臺灣，也改變了全世界。

而許金川教授尊師重道的情懷，令我與家人感動萬分。基金會三十年來遵循宋教授「把病人當成自己家人」的精神，對病人真誠以待，並矢志消滅肝病未曾懈怠。我姊夫曾說過：「作為醫者，也許我經驗較老到，但辦基金會，許金川絕對是第一！」許教授即使成就斐然，仍心心念念尊崇恩師，常口口聲聲說：「宋教授託夢給我……。」我也會開玩笑地回應：「我姊夫也託夢給我，他很欣慰基金會有最好的董事長接棒。」雖是莞爾以對，實為肺腑之言。許教授為人謙沖自牧，口才辨給更勝名嘴，深具領導魅力，吸引各行各業愛心人士認同基金會的理念，志願響應、投入消滅肝病的大業，我萬分佩服。

我今年八十六歲了，隨著年紀越長，想感恩的人越多，特別感謝醫界的努力，幫助人們健康長壽。這本書的問世，不僅記錄了基金會三十年來努力的軌跡，也見證了無數醫者與愛心人士辛勤的奉獻。消滅肝病還有一段路要走，我一路眼見基金會的成長，對未來充滿信心，因為臺灣的基金會很多，但如此有活力、數十年如一日不斷往前推進的基金會相當難得，值得珍惜，期盼一棒接一棒持續邁進，衷心祝願，早日達成基金會的使命！

推薦序

好心肝　好功德　好典範

吳豐山（吳尊賢基金會董事長）

一、很多國內外人士心中有個疑惑：小小一個臺灣，到底什麼原因在國家建設上能夠達到今天這般成就。

這個疑惑其來有自；論國土面積，臺灣只是一個小海島；論人口數目，兩千三百多萬人只是最起碼的內需市場規模。

然則，今日中華民國臺灣已成為國際經貿重鎮，許多高科技產品執世界牛耳。

國際上有個Ｇ２０組織，是工業國家的組合，每一個國家的國土都比臺灣大、人口都比臺灣多，可是臺灣的國民平均所得竟然比其中近半成員還高出許多；說是世界奇蹟，一點兒也不為過。

二、本人心中也同樣有此疑惑，因此曾經花了一些時間去研讀臺灣開發史。

研讀臺灣開發史，自然就會看到東寧王國鄭成功的參軍陳永華帶領官兵在南臺灣開墾出了三十多萬公頃的良田；自然就會看到日據時期的青年工程師八田與一闢建了烏山頭水庫，灌溉嘉南平原，讓水稻可以一年二熟；自然就會看到上個世紀六、七、八十年代，嚴家淦、尹仲容、李國鼎、孫運璿、蕭萬長等傑出財經大員花費大量心力，無中生有，一步一腳印創造出經貿榮景。

換句話說，政府部門不斷努力，才能累積出臺灣建設的可觀結果。

三、不過，在研讀臺灣開發史的過程中，我也同時看到另一股不可或缺的力量，在國家建設工程上做出巨大貢獻。那就是民間的力量。

一個國家或政治實體的施政千頭萬緒，凡百庶政非錢莫辦，因此在建設過程中必然不可能全面觀照；當此之時，民間的力量就扮演了重要角色。

在上個世紀初葉，西方教會為了傳佈宗教福音，許多神父、牧師、修女奉教會指派前來臺灣，傳教之外也從事弱勢照護工作。一九四九年有更多宗教界人士由對岸遷轉臺灣，這些先來後到的善心人士的善心作為對官府力有未逮的偏鄉弱勢男女照護產生了很大庇蔭效果。

他們創辦的公益慈善事業在臺灣經濟發展逐漸有成績之後，大多由本土愛心人士接棒，至今開花結果。此外，像施乾大發慈悲照料街友，像證嚴上人率領慈濟志工聞聲救苦，都極為難能可貴。如今，同胞創辦的諸多愛心事業遍布全臺，其德澤難以盡述。

四、由許金川教授領導的「肝病防治學術基金會」是這種難能可貴的愛心事業的新典範。

肝病是國病，仁心仁術的許金川教授師承他的恩師宋瑞樓教授，發願消除國病。長時間以來，承載著國人同胞捐輸的付託，率領龐大的團隊，巡迴全國，進行義診。皇天不負苦心人，肝病危害國人健康的情況已逐步得到改善；就國家建設與社會進步而言，誠屬一大功勳。

茲值基金會創立三十周年，謹欣然撰文歌之頌之。

本人因公因私，與好心肝三個機構接觸密切。很期望等待肝病杜絕之日，與好心肝機構諸位大德，共同擂鼓，暢飲香檳，為國民健康振臂歡呼。

推薦序

上醫醫國——坐而言不如起而行

孫震（國立臺灣大學前校長）

一九八四年七月我就任臺大校長前去看閻前校長振興先生。閻校長跟我說：臺大校長負擔很重，工作量比成大和清大大很多，你不能再教書了，但學術上不可鬆懈；又說：臺大校長只有一個好處，就是你會認識很多名醫，你現在還不能體會，將來年紀大就知道了。閻校長曾任成功大學校長和清華大學校長，那個時候成大還沒有醫學院。

臺大名醫雖多，但社會的需求更多，無論怎麼加號都看不完，臺大的老師也一樣掛不到號。我到學校不久，人類學系主任李光周教授被誤診，病危送臺大醫院已經回天乏術，去世時只有四十幾歲。感謝臺大醫院支持，讓我得以提出一項「教職員健康檢查辦法」，由學校出經費，臺大醫院給予優惠，為資深教職同仁和行政主管每年免費做健康檢查。

我常想，社會的病患那麼多，如何以有限的醫療資源滿足不斷成長的需要？靠醫師的善念和熱心顯然不夠，必須有全面性、系統性的作法和制度的安排，許金川教授給我們做了很好的示範。我說「上醫醫國」，是說許教授不只是一個病人、一個病人的治，而是全面性的治療；我說「坐而言不如起而行」，坐而空言的人是我，起而實行的人是許教授。

肝病在臺灣號稱國病，其中肝癌長年高居十大死因的頭號殺手，近年退居第二位。肝癌的成因早年七〇%來自B型肝炎，二〇~三〇%來自C型肝炎。許教授跟隨他的老師宋瑞樓教授以消除肝病為使命。李國鼎任行政院政務委員負責科技發展時，在一九八二年第二次全國科技會議中，聽取宋瑞樓和陳定信的意見，將肝炎防治列為重點科技，把肝病當國病醫。一九八四年對B肝帶原母親的新生兒注射B肝疫苗；一九八六年對所有新生兒注射B肝疫苗。許教授稱一九八六年以前出生者為「舊臺灣人」，每五~六人有一人B肝帶原，一九八六年以後出生者為「新臺灣人」，只有不到一%B肝帶原。

保肝第一步要知道有沒有B肝或C肝。一九九四年許教授成立「肝病防治學術基金會」，結合社會資源，帶領醫界同道和三〇〇義工，走遍臺灣僻鄉離島，做免費篩檢，安排治療，要全面下架肝病。二〇二四年六月十七日衛福部公布二〇二三年國人死亡報告：「去年癌症死亡時鐘快轉十四秒，每九分五十三秒就有一人死亡。」然而「肝癌死亡時鐘愈走愈慢，一一二年平均一小時八分二秒一人死亡，較一一一年慢三十秒，而慢性肝病及肝硬化已在一一一年掉出十大死因，退到第十一名，一一二年更往後退至第十二名。」衛福部統計處處長李秋嬿表示，「慢性肝病及肝硬化死因排名連續二年下降，代表肝癌篩檢已獲顯著成效。」（聯合報二〇二四年六月十八日頭版和A2版）

二〇〇六年許教授成立「全民健康基金會」，從事全方位的健康教育與研究，將對肝臟的照顧擴充到全方位的健康照顧，從源頭減少病患。

二〇一二年成立「好心肝基金會」，又在基金會之下設立「好心肝門診中心」，診所就在臺大醫院西址一側的公園路上；視病猶親，以臺大醫院的水準，為社會提供不以營利為目的的醫療模式。我年輕的時候看過一部電視影集，中文名字不記得，英文好像是《Doctor Knows Best》。說的是一位社區醫師，醫術高明，態度親切，為病友解決各種疑難雜症，遇有重大病情立刻送到附近的醫學中心。多年以來，我希望臺大醫院可以認證若干協力診所（affiliate clinics），減輕臺大的門診壓力，擴大臺大服務的範圍，提升社會醫療的水準，讓病人就診方便並安心。經濟學者的空想，許教授「醫師不語」（聯合報二〇二四年六月二十二日，D健康版，許教授大文），但默默做到了。

今年是「肝病防治學術基金會」創立三十周年，許教授依然每日往來於臺大醫院東址、西址與公園路「好心肝」之間，為巡房、看診和增進國人健康而忙碌，容光煥發，不知老之將至。我和內人都是許教授的病人，有幸得到他照顧，兒子立群和媳婦喻芝蘭給許教授做義工。我們一起向許金川醫師敬致感謝和祝賀之意。

序

三十年愛心接力，堅持與希望

許金川（財團法人肝病防治學術基金會董事長）

三十年，對於肝基會來說，是一段充滿愛與堅持的漫長歷程。當我手捧這本《全島一肝三十年——臺灣人好心救好肝血淚史》時，心中湧起無數感動的回憶。這本書記錄的不僅是我們對抗肝病的歷史，更是一部充滿愛心與勇氣的篇章，見證了每一位肝基會成員、義工、患者暨家屬及全國愛心人士的無私付出。

「我們是為病人而存在的！」、「病人有痛苦，我們要想辦法解決！」這是宋瑞樓教授對醫學後輩的教誨，在我學生時代即耳濡目染。也因為宋教授的叮嚀及教化，三、四十年前，長期面對許多肝病末期病人的痛苦及其家屬的辛酸，「解決病人的痛苦」這句話成為我午夜夢迴揮之不去的使命任務。感謝兩位貴人何壽川先生與陳由豪先生的愛心相助，以消滅肝病為宗旨的「財團法人肝病防治學術基金會」終於在三十年前成立了。

當初只是想走出診間，用社會愛心力量來解救病人的痛苦，沒想到竟然獲得社會大眾如此大的迴響。三十年來，全國各界以實際行動證明了他們的愛心與認同，他們出錢出力當義工，跟著基金會走遍全國各角落、偏鄉離島。期間許多不具名善心人士及社會賢達、各企業紛紛加入保肝大業。也因為眾志成城，正確的保肝知識逐漸深入人心，加上醫療技術的不斷進步，肝癌及肝硬化的死亡人數逐年降低，肝癌也終於由癌症死因的第一名退居第二名，慢性肝病及肝硬化也退出了國人十大死因之外。

然而，仍然有許多病人因為我們努力不夠，發現得太晚而未能得救，以及因為醫療極限尚待突破，而未能獲得有效的治療。「病人的痛苦，要想辦法解決！」宋教授的遺訓提醒我們，要繼續努力，早日達成消滅肝病的使命，讓臺灣早日脫離肝病的魔咒。

本書記載了不少病友因肝病而不幸往生的故事。三十年來，有太多無辜的生命在我們手中消失，我們經歷了家族性肝癌病人的恐慌與無奈；我們眼睜睜地看著許多子女在面臨家人瀕臨死亡時的辛酸；我們也親眼目睹了診治肝癌的醫師自己因肝癌而往生；甚至我也眼見自己的家人因肝癌發現太晚而在心中留下永遠的遺憾。身為醫者及基金會董事長的我，自覺努力還不夠，未能及時挽救每一條逝去的生命，這永遠的痛，深刻心中。這些遺憾，激勵我們不斷前行，決心不讓更多家庭承受相同的痛苦。此外，要特別感謝那些因早期發現或因醫療進步而得醫治的病友願意挺身而出，於本書中分享他們的保肝血淚史，給予全國病友們正面的鼓勵。

在此，我要特別感謝基金會同仁、各界愛心人士、各企業、扶輪社及許多好心肝朋友、董事、顧問無怨無悔的付出，讓基金會可以為國人做出一點貢獻。感謝吳伯雄先生、吳豐山先生及孫震校長撥冗作序，由衷感激。此外，要特別感謝林芝安與陳淑卿小姐，半年來不眠不休努力完成本書撰述。最後，要感謝聯合報團隊，使本書順利付梓。

基金會創立三十年，宋教授擔任前二十年的董事長，我擔任執行長，此後十年我接棒擔任董事長。個人智慧不足、能力不夠，午夜夢迴常見宋教授託夢：「怎麼十年了，肝病還未消滅！」重責大任、誠惶誠恐，而我亦垂垂老矣。希望可見的未來，可以有更優秀的年輕一軍趕快接棒，讓臺灣早日成為沒有肝病的國度。

未來的道路依然充滿挑戰，但我們心中依然充滿希望。我們將繼續秉持「人人好心肝、人人好健康」的宗旨，不斷努力，讓國人早日脫離肝病的夢魘。

《全島一肝三十年——臺灣人好心救好肝血淚史》這本書，每一頁，每一個故事，都是過去三十年國人共同努力的見證，更是對未來的期許與展望。希望每一位讀者都能從中汲取愛的力量，並與我們一起為肝病防治大業貢獻心力，共同迎接一個沒有肝病的美好未來。

楔子

「我們是為病人而存在的，看到病人的痛苦，我們要想辦法解決它……」宋瑞樓教授的殷切叮嚀言猶在耳，一字一句，刻印入心。

日光燦燦，陽光折射呈長條狀，一道道光束越過長條窗戶，將已有百年歷史的黃褐色牆面照得微微閃亮，原本就挑高寬敞的大廳則顯得更加明亮。這裡是臺大醫院舊館，拱形迴廊上，一位高瘦醫師右手拄杖，手杖敲擊地面的清脆聲響，迴盪於耳際，一步步、一聲聲，就這麼直挺挺地從廊道另端緩緩走來，看不出已高齡九三，他步履穩健，精神矍鑠、眼神炯炯，一身潔淨白袍在明亮日光的映襯之下，老教授不僅未顯老態，身影反而更形巨大，令人望之儼然。

他是宋瑞樓教授，被譽為「臺灣肝病醫學之父」，是「財團法人肝病防治學術基金會」創會董事長，也是許金川教授的恩師。

這天，他為了協助肝基會拍攝十五周年「好心肝行腳」影片，隻身前來臺大醫院，緩步走在醫院長廊上，時而停下腳步望向窗外，時而對著走過身旁的醫護人員微笑頷首，慈祥又親切。宋瑞樓教授有如醫界孔子，一生作育無數英才，桃李滿天下，學術地位崇隆，早年，他還沒退休時，很多學生包括一些資深醫師們遠遠地看到他走過來，總會停下腳步，不敢向前再繼續走動，

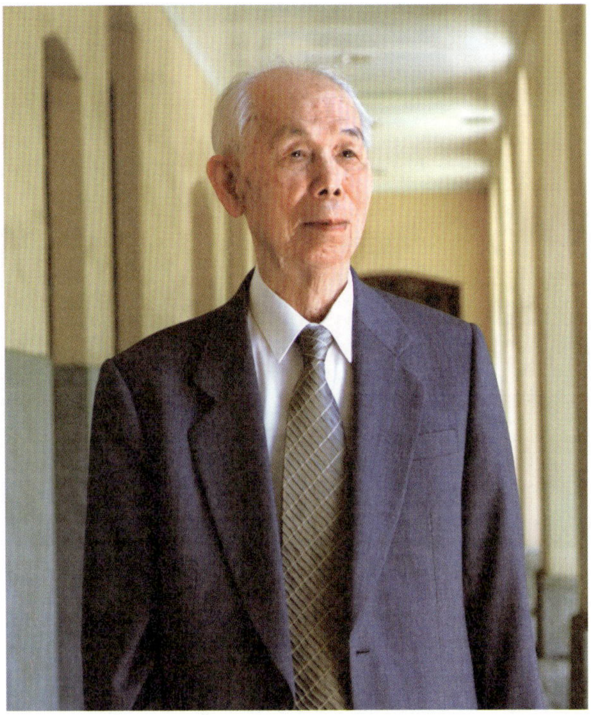

肝病防治學術基金會創會董事長宋瑞樓教授，被譽為「臺灣肝病醫學之父」，經常叮嚀學生：「我們是為病人而存在的，看到病人的痛苦，要想辦法解決。」

然後用一種最虔敬的姿態，向著還有一段距離遠的宋教授側影，深深地鞠躬，而且是九十度的大鞠躬，發自內心表達出自己對老師最深的敬意。

來臺大醫院看病或探病的人潮川流不息，這些匆忙走過宋瑞樓教授身旁的後生晚輩們可能不知道，家中小寶貝剛出生可免費施打B型肝炎疫苗、捐血時的篩檢項目涵蓋了肝功能檢查，臺灣的肝炎與肝癌醫學研究能成為世界之最，都來自於眼前這位耆儒碩德，沒有宋瑞樓教授對臺灣的貢獻與守護，就沒有這一切。

宋瑞樓教授常常說，在大學醫院當老師，有三個使命：「把學生教好、把病人看好、開創研究的新知。」他一生的志業就是要消滅肝病，幫國人守護健康，不再受肝病之苦。

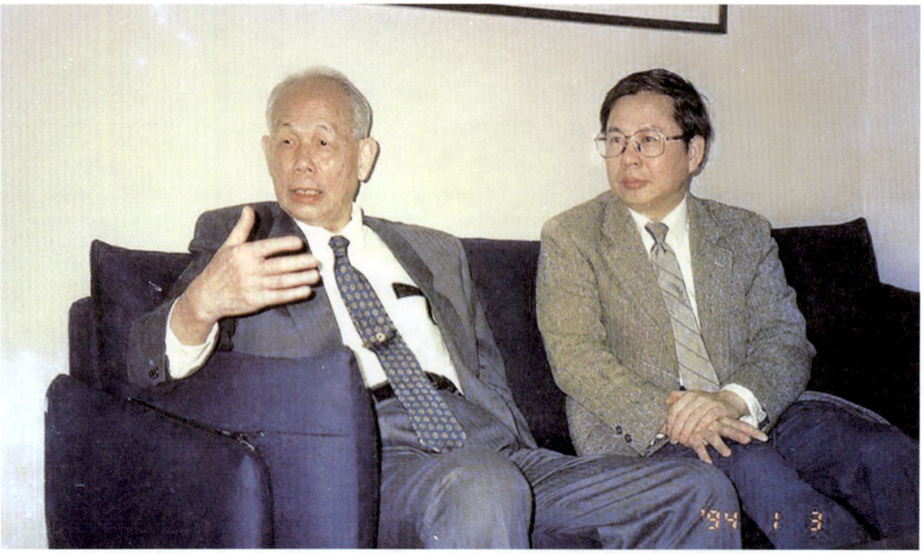

臺大醫學院宋瑞樓教授（左）帶領許金川教授（右）等數位醫界人士及社會賢達，創立肝病防治學術基金會，以視病猶親的精神解決病人之苦。

緊緊追隨宋瑞樓教授的許金川，承接了老師的夢想，甚且築夢踏實，獲得恩師同意創辦肝病防治學術基金會（以下簡稱肝基會），尊請恩師宋教授擔任創會董事長，師生聯手展開肝病防治的教育與宣導工作，首創篩檢列車，一步一腳印，紮紮實實將一班班列車開往全國各地、偏鄉及離島，篩檢行腳足跡踏遍全國三百多個鄉鎮，更把「視病猶親」這四個字，徹底落實於診間。從只有一、兩個工作人員擠在地下室一張小桌子辦公，肝基會逐年茁壯，如今已有將近三百名同仁、數百名義工、北中南各有分會，甚而創立「好心肝門診中心」，提供病人溫馨安心的「一條龍」服務。

自篳路藍縷到開枝散葉，歲月如白駒過隙，匆匆走過三十個年頭，許金川心心念念仍是宋瑞樓教授當年的夙願，那場未完成的聖戰。直至今日，肝病篩檢列車依然馬不停蹄往山巔海角及偏鄉僻野奔騰，於不惑之年籌設肝基會的「臺灣阿肝」已步入「從心所欲不逾矩」年歲，他依然在跟時間賽跑，為消滅肝病而堅持著、奮鬥著，未曾有一日懈怠，只因這是恩師的遺願。

揭「肝」起義的號角依然響徹雲霄，醫者典範長存，許金川傳承恩師宋瑞樓教授的精神，持續領著醫護義工團隊，往消滅肝病的最後一哩路邁進。

第一部

開創

走出象牙塔，

一場風起雲湧的全民運動，

正暗暗醞釀著……

1 數不盡的診間跪求

「拜託、拜託，請許醫師一定要救我太太……」

王先生聽完醫師解說病情後，壓抑良久的情緒瞬間潰堤，涕淚縱橫，雙手合十不斷地懇求許金川教授，突然，整個人激動地從椅子上直接雙膝落地，跪在診間地板上，不停磕頭，臉龐幾乎要趴在地面了，止不住的淚水持續從臉頰沿著脖頸流下，混雜著鼻水，燙得筆直的襯衫衣領，逐漸濕成一片。

診間內的護理人員見狀，連忙趨身向前，跟著許教授一起將王先生扶起身，遞上面紙；許教授輕輕拍了拍王先生的肩膀，一時之間也為之語塞，他眉頭深鎖，表情凝重，眼神卻流露出更多的不捨。

王先生的妻子是國小老師，有一天，在台上講課，講著講著，覺得胸悶不太舒服，以為心臟出問題，正想請學生們先自行看書，忽地就嘔出一大口鮮血，台下學生們立刻去找隔壁班老師協助，趕緊將老師送醫急救，到了醫院，經過一連串檢查後發現，已經是肝癌晚期了。

「整個都瀰漫出去了，為時已晚。」回想起幾十年前的病人，許教授依然心痛，他搖搖頭，嘆了一口氣。

二、三十年前，像這般令他感到無力、愛莫能助的病患，太多太多了，類似的悲傷畫面，幾乎每天在診間上演。多數病患求診時，幾乎已經無法救治，有些幸而可經由開刀切除腫瘤，保住一命，不久卻又復發，歷經一連串的治療折磨後，依然不敵病魔，留給家屬無盡哀傷。

怎麼會這樣？上帝忘了在肝臟裝警報系統

被稱為「國病」的肝臟疾病，平時無聲無息，出狀況時特別難以招架，有時像是龍捲風般來得快又急，好比猛爆性肝炎一襲來，可能一條生命就此消聲匿跡，一家人的幸福也跟著陪葬，陷入暗黑深淵。「我想是上帝造人的時候沒想到吧，忘了在肝臟裝警報系統！」許金川教授用他慣有的黑色幽默口吻，發出慨歎。

翻開政府衛生部門二〇二三年發布的國人十大死因統計，數據顯示，肝和肝內膽管癌死亡率高居第二！事實上，如果再往歷年統計數字翻查可清楚看到，肝癌死亡率曾經多年蟬聯首位，每年死於肝癌的病人約有七千多人、肝硬化者五千多人，堪稱國人頭號殺手，所以有「國病」之稱。

通常，一般人聽到親朋好友罹患肝病時，心裡可能的反應多是：「那是別人得到肝病，跟我沒關係啦，我不會有啦，」即使自己根本沒接受過檢查。這是長年跟肝病病人及家屬接觸的許教授所觀察到的普遍心態，畢竟，肝臟內部沒有痛覺神經，很容易「無感」，即便肝臟生病了，身體也不會出現明顯癥狀，遑論及早就醫。

元凶是誰？

不知何時開始，臺灣這片美麗的土地成了肝病的孤島。根據日治時代的文獻記載，當年就有無數病人因肝硬化及肝癌而喪命。宋瑞樓教授年輕時，親眼目睹了這些病人及家屬的痛苦與哀傷。他們腹部腫脹、皮膚蠟黄、身形消瘦，在病痛中掙扎幾個月後便默默辭世。這些無助的病患，成為了他心中永遠的傷痕，激勵著他不斷追尋肝病的致病因，可是一直找不到答案。

•B型肝炎現身

一九六五年，美國布倫伯格（Baruch S. Blumberg）教授發現在澳洲土人的血液中有一種抗原，稱之為Australian antigen（澳洲抗原），也就是後來所知道的HBsAg（B型肝炎表面抗原），之後許多學者接著研究，居然發現在不少血清性肝炎（後來改名為B型肝炎）病人的血液中均有這種抗原。

在臺灣，宋瑞樓教授及其兩位弟子陳定信及廖運範教授等人接著做這方面的研究。他們的研究發現，約有六〇～七〇％的臺灣肝癌患者帶有B型肝炎表面抗原，而一般成人中也有約十五％的人帶有這種抗原。這些研究指出，B型肝炎病毒可能是臺灣肝硬化和肝癌的主因，也得到了國內外多個研究團隊的認同。

此外，美國海軍熱帶醫學研究所的畢思理教授，也在一九七二年開始對臺灣公保病人做相關的追蹤研究，結果發現，B型肝炎帶原者罹患肝癌的風險遠高於非帶原者，高達兩百倍以上，凸顯了B型肝炎在肝癌發生中的關鍵性。此外，畢思理教授與榮總團隊的合作研究進一步指出，對新生兒接種B型肝炎疫苗和免疫球蛋白，可以有效阻止母親將B型肝炎傳染給嬰兒，為臺灣B型肝炎防治做出了重要貢獻。

・C型肝炎現身

在臺灣，剩下的三〇％左右的肝硬化及肝癌的病人的病因為何？在幾十年前醫界就發現，輸血後的病人約有十五％會發生急性肝炎，而且不是A型、也不是B型肝炎引起，因此學者將它命名為「非A非B型肝炎」。一九八九年美國的一家公司才把這種致病的病毒找出來，並將之稱為C型肝炎。臺灣也於一九九二年全面開始對捐血者的血液做C型肝炎檢驗。根據國內專家學者的研究，臺灣約有二～四％的人口感染C型肝炎，而肝硬化及肝癌的病人之中，有二〇～三〇％是由C型肝炎病毒所引起的。

至此，臺灣肝病的元凶終於找到了。

臺灣肝苦人何其多？

為什麼臺灣肝苦人那麼多？有幾個重要原因：

・臺灣是全世界B型肝炎人口比率最高的國家

臺灣成年人平均每五~六人就有一位是B肝帶原者，這意味著他們處於肝硬化和肝癌的高風險中。

感染B肝之因主要是垂直感染，即有B肝的母親生產時將B型肝炎病毒經過產道傳染給小孩，小孩因而也成為B肝帶原者。因此常見一家人母親及小孩均有帶原。一九八四年臺灣開始對B肝母親的新生兒注射B肝疫苗，一九八六年全面對新生兒注射B肝疫苗，因此，一九八六年以後出生的「新臺灣人」，B肝帶原率只剩下不到一％，新一代的臺灣人因B肝引起的禍害就大幅降低了。

除了垂直感染之外，還有人與人之間的傳染，稱為水平傳染。這方面，B型肝炎與C型肝炎都會經過血液傳染的，因此，身體皮膚黏膜有了傷口，例如看牙、針灸、打針、紋身等，如果器械消毒不完全，就有可能感染到B肝或C肝。

‧肝臟是沉默的器官

肝臟只有表面有痛覺神經，內部沒有痛覺神經，加上只要有四分之一正常的肝還在，就足夠執行正常的肝臟機能，而且人的感覺是正常的。因此，肝臟長了腫瘤通常是不知不覺的。等到肝病症狀出現例如黃疸、體重減輕再去求醫，通常是肝病末期了。因此一般人認為自己感覺好好的、能運動、體格好、體力好，就以為「自己的肝沒問題」，這是錯誤的觀念。

‧要檢驗B肝、C肝不方便，也須自費

一般人沒有正確的觀念，不知保肝的第一步就是要知道自己有沒有B、C肝，即使想要去

驗，以往要自費，到醫院去也要大排長龍而不方便，直到最近幾年有關單位才逐步開放每人一生可以免費檢驗一次B、C肝，但對大多數國人而言，都來得太晚了。

・有B肝、C肝的人不知要定期追蹤

有B、C肝的人是肝癌的高危險群，要定期做腹部超音波檢查及驗肝功能、胎兒蛋白。但因為平常覺得好好的，因此不會刻意定期去追蹤，而現代人時間緊湊，去醫院也不方便，因此容易忽略了定期追蹤的重要性。

・缺乏正確的保肝知識

由於在中小學教科書中缺乏肝病的保健知識，一般民眾的保肝觀念大多來自不實的媒體廣告，以訛傳訛，許多人將傳統醫學的「肝」與現代醫學的「肝」混淆一起。傳統醫學的「肝火」，如有口臭、長痘痘、睡不好，以為是「肝」不好，其與現代醫學的肝，會引起猛爆性肝炎、肝硬化及肝癌的肝是不同的。

因此許多人為了保肝，吃保肝藥或來路不明的偏方草藥、保健食品等，反而常常傷了肝，甚至引起猛爆性肝炎。

獨子捐肝救父，石英的生命故事

知名藝人石英先生也曾因服用保健食品引發猛爆性肝炎，病情急速變化需緊急換肝，命在旦夕，短時間根本找不到捐贈者，最後是兒子躺上手術台，捐肝救父。

石英先生大約在四十歲左右接受身體檢查時，才知道原來自己是B型肝炎帶原者。一方面正值盛年，一方面他對「帶原」與肝炎、肝癌之間到底有什麼關係毫無所悉，也就沒放在心上，繼續拚演藝事業。他平時沒有喝酒習慣，但為了拍戲，作息日夜顛倒，長年熬夜加上長期背負著男主角及收視率的壓力，在片廠時不時得借助抽菸提神、紓解壓力，身體還算健壯，也沒什麼特別症狀，日子在忙碌中呼嘯而過。

直到一次例行性體檢時發現，肝臟右下方出現陰影，醫師建議密切觀察，他才心生警覺。無巧不巧，當時他即將出遠門，準備前往美國紐約拍電影，為了不影響既定行程，他打算用最快的方式，讓身體回到最佳狀態，確保拍片工作順利無虞。可能是過於心急了，加上聽人介紹，前前後後吃了百來帖來路不明的中草藥，花了近十萬元。沒想到，當他再回到醫院追蹤檢查時赫然發現，躲在肝臟右下方的陰影不僅沒消失，還「長高、長胖」，變成一顆兩公分大的腫瘤。縱然內心十分懊惱，石英先生也只能遵照醫囑，接受手術，住院切除腫瘤。自此，他逢人便勸：「千萬嘜黑白呷藥、呷補！」

原本以為切除腫瘤後就可高枕無憂，石英出院後，體力逐漸恢復正常，又開始回到接戲不斷的片廠生活。拍戲很辛苦，又長過肝癌，老婆心疼，一直想幫他顧肝。手術完一年，有一天在藥妝店看到有保健食品號稱可以保肝、養肝，就買了給石英進補一番。未料，才不久人開始疲倦，去醫院抽血檢查怎麼肝指數高到好幾百，膽紅素也慢慢升高，再追蹤抽血檢查，肝發炎指數飆高到近一千（正常值上限一般是四〇U/L以下），醫師診斷為猛爆型肝炎，趕緊辦理住院，入院二十天就昏迷不醒，病況持續惡化，醫師說唯有「換肝」一途，才能保命。

想換肝，需有人捐贈肝臟，可惜臺灣捐肝風氣未開，來源有限，加上當時情況相當危急，換肝時機迫在眉睫，沒太多時間可等待。

指針滴答滴答走著，每分每秒都令人難熬，等不到合適捐贈者，死神已悄然來敲門，石英先生的獨子林義山決定自己來吧。老天庇佑，他和父親體型相當、血型相同，完全符合「捐贈者」條件。幾乎是毫無懸念，為了搶救父親，林義山不惜賭上一命，猶如簽下「生死狀」，他躺上手術台，接受開膛剖肚，與死神拔河連續十六個小時，甘冒千分之六的死亡率，捐肝五八％給父親。在許金川教授的建議與安排下，由臺大醫院外科李伯皇教授擔任此次活體肝臟移植手術的總召集人，並帶領肝臟移植小組吳耀銘醫師操刀，順利完成這宗親子間活肝移植手術，創下當時臺灣最年長（六十歲）病人換肝的紀錄。

重生後的石英先生積極投入公益活動，出席一場場肝基會舉辦的防治講座及篩檢活動現身說法；他總是苦口婆心，呼籲大家一定要定期去做肝臟檢查，更不斷提醒肝病病友千萬不要服用來路不明的中草藥或未經證實的民俗療法，想永保「肝」安，唯有尋求正規醫療一途。

有「B肝抗體」，別以為是「無敵星星」

許金川教授指出，臨床統計發現，兩公分以下的肝癌，手術切除後預後良好，約有八〇%可以存活十年以上，若因誤信親友推薦，服用來路不明中草藥、偏方、祕方或亂吃保健食品，很少數人可能會因體質關係，造成藥物性肝炎，嚴重時更引起猛爆性肝炎，性命瀕危。

此外，還有個很常見的錯誤觀念是，有些人身體檢查後發現自己已經有了B肝抗體（B型肝炎表面抗體，Anti-HBs），就以為不會得肝癌。然而，如果本身從未打過B肝疫苗，那就代表肝臟基本上曾經遭受過B型肝炎病毒的感染，可能後來自己產生抵抗力，產生了抗體；但因為這個肝已經不是完全正常的肝了，可能已經有了肝纖維化或肝硬化，所以還是有機會發生肝癌。

這也是為何許教授不斷呼籲大眾要定期做肝臟檢查的原因，面對這沉默的器官，如果不勤勞一點，時時留意自己的肝臟，匆匆數年過去，可能已默默轉變成不正常的肝，從肝炎、肝硬化往肝癌的方向發展，等到症狀出現時再來求醫治療，就很困難了，恐怕連再厲害的權威醫師也束手無策。

2 肝癌家人的夢魘：「下一個會不會是我？」

曾經有人計算過，在臺灣，平均每一小時就有一人死於肝癌，可以想見有無數國人飽受肝病之苦，種種悲劇在社會各角落持續發生；還有更多是來自「肝癌家族」的病人和家屬們，承受著旁人難以想像的痛苦與恐懼，日夜煎熬。對他們而言，肝病已經不是單純的一種疾病了，而是擄走全家幸福的冷血劊子手，心中最大的夢魘就是「下一個會不會是我？」

家族中十二人肝癌逝世，下一個是我？每年寫遺書

退休國小美術老師李麗華女士曾陷入肝癌陰影超過二十多年，過去這些日子以來，每隔兩、三年她就得面臨一位親人因肝癌或肝硬化過世，數算一下，竟然已經有十位親人被肝病奪走寶貴性命。她有一個姊姊、兩個哥哥，四個手足只剩下她一人活著，如果連同外婆到她這一輩，家族共有十二個人因肝癌過世。她也曾籠罩在肝癌的陰霾，後來證實是虛驚一場，幸運躲過疾病威脅，但她內心的驚懼惶恐，絕非外人所能想像。

麗華過六十歲生日前，親友們問她有什麼心願，她說：「我已經沒有心願，我每天都很感

恩，感謝老天爺。」她年輕時就不覺得自己可活超過五十歲，因為她的媽媽、阿姨、表姊們都只活到三十、四十多歲就因肝癌過世，除了一個舅舅活到七十二歲之外，沒有超過六十歲的。

麗華說，每當送走一位親友，心情稍微平復之後，又有一位親友被肝癌奪走性命，再度感到震驚悲傷。隨著時間過去憂傷才剛沉澱下來，又一位親友倒下，凶手也是肝癌，如此年復一年，她的悲傷從沒離開過，「所以大概有十幾年的時間，我都覺得我已經有憂鬱症了。沒有一天不擔心，下一個會不會就是我？」

萬萬沒想到，有一天在回診追蹤做腹部超音波檢查時，發現了異狀。醫師對她說：「妳的肝臟長顆瘤。」這簡直是晴天霹靂，一時之間，麗華腦中快速閃過母親、阿姨生病的畫面，整顆心揪成一團，三個孩子還這麼小，自己可以看到他們長大嗎？

就在一籌莫展時，她來到許金川教授診間求助。許教授問診時，她的眼淚撲簌簌掉個不停，一旁護理人員頻頻遞上面紙安慰。許教授心疼地對她說，「下午可以再來一趟嗎？我幫你安排超音波檢查。」麗華不可置信，眼前這位肝病權威竟然願意用最快的速度幫她。當天下午做完腹部超音波後，她得到這些日子以來最溫暖的一句話：「妳不要擔心，這不是壞東西，持續回來檢查就可以了。」自此，緊繃到幾乎斷線的情緒終於可放鬆下來。往後數年，她固定追蹤檢查，有許教授醫護團隊的陪伴，讓她很安心，也很放心。

她回想當時自己好像掉到海裡面了，快要溺斃了，就在快要無法呼吸那一刻，「許教授好像丟了一個救生圈給我，我就好像抓到那個救生圈，可能還有機會存活，他跟我說不用怕。」麗華感性地說，她覺得自己太幸運了，可是跟她一樣情況的人還很多很多，都需要有更多的救生圈來救他們，他們才有機會存活下去，所以她以行動報恩，加入基金會義工行列，持續數十年之久，連她的兒子女兒也一起來當義工服務病友。

回想當年她孩子還小，每年要準備過年之前，她總會偷偷寫一封遺書，內容滿是對孩子們的牽掛與不捨，等到安全度過一個年之後，她就把遺書燒掉，就這樣，年復一年寫遺書，直到孩子都成年了，才停筆。

在還沒有B型肝炎疫苗的年代，一整個家庭中好幾位成員感染B型肝炎是很常見的，不少人後來演變成肝硬化或肝癌，許教授稱這些人為「肝苦人」。他說，目前臺灣有兩種人，一種是一九八六年以前出生的「舊臺灣人」，那個年代尚無B肝疫苗；一種是一九八六年之後出生的「新臺灣人」，幾乎都接受過B肝疫苗注射，因此他們成為B肝帶原者的機率不到百分之一。反之，舊臺灣人每五～六人就有一個B肝帶原者，如果母親有B肝帶原，在生產過程中，B型肝炎病毒會經由胎盤或產道傳染給新生兒，稱為母子垂直傳染，在臺灣，約有一半的B型肝炎帶原者是經由垂直傳染而來。

B型肝炎帶原者每半年要做一次完整的肝臟檢查，包括抽血檢驗肝功能（GOT和GPT）、胎兒蛋白及腹部超音波檢查，這樣縱使發現肝腫瘤，也可因及早發現、及早治療而讓預後更為良好，不至於過於憂慮，讓全家人也跟著受苦。

二十七歲，肝癌手術前要求老公先去結紮！

鄭小姐是許金川教授的病人，這天，二十七歲的鄭小姐來到許教授的診間，神情有些緊張，因為她懷孕時在婦產科抽血檢查時發現胎兒蛋白（ＡＦＰ）數值偏高，比一般懷孕婦女高了好幾倍。原本婦產科醫師擔心是寶寶有水腦或脊椎方面的問題，但經過檢查後都未發現異狀，她想起當年她弟弟得肝癌時胎兒蛋白也是偏高，因此決定將小孩生下後，趕快去做進一步檢查。

生產完之後，她特地到臺大醫院請許教授診治，做完腹部超音波檢查，許教授告知她的肝臟內有一顆三公分的腫瘤，並鄭重表示：「妳要及早做手術了。」

鄭小姐聽了立刻大叫一聲，滿臉驚恐：「完了，我弟弟接受肝癌手術後，不到三個月就走了，這次輪到我自己要開刀，會不會故事重演？」

必須及早手術的事實讓鄭小姐勾起了多年來埋在她心裡的焦慮與不安。三年前，他弟弟二十四歲，在服兵役時突然腹痛厲害，在某大醫院住院檢查，竟然發現肝臟長了一顆十多公分的肝癌，於是接受手術切除。想不到開刀沒多久就一再復發，在醫院折磨了三個多月，痛苦萬分，不久就往生了，病情變化快得令人難以承受。

弟弟離世前的痛苦帶給一家人無限哀傷。她的父母都是Ｂ肝帶原者，她跟弟弟也有Ｂ肝，但她跟弟弟一樣，自恃年輕，只會催促父母做身體檢查，完全忘了自己也需要定期檢查，直到她懷第二胎進行例行產檢時，醫師發現她的胎兒蛋白數值是標準值的四十倍，於是在生下第二個小孩之後趕緊去求醫，找上許教授。

等到她回過神來，她當著許教授的面，轉頭要求在旁陪診的先生答應她，去做輸精管結紮。

望著一旁滿臉問號的許教授，鄭小姐直言不諱，她現在有兩個小孩，「我可以容許我先生為孩子找一個新媽媽，但不許新媽媽生小孩，因為通常自己有小孩後，就不會疼前妻生的孩子了。」

沒想到，老公居然答應了這要求，還真的在她手術前就去做了輸精管結紮手術，她還把先生切下來的輸精管檢體放在泡有福馬林的小罐玻璃瓶內，置於客廳櫃架上。「每次與老公吵架，看到玻璃瓶內的輸精管，我心就軟了。」鄭小姐說。

由於發現得早，鄭小姐接受手術切除肝腫瘤，治療後無大礙。至今十多年了，鄭小姐聽從醫囑，定期回診追蹤，健康狀況良好，逐漸擺脫肝癌陰霾，並帶領家人成為基金會多年的義工。

肝癌病人的胎兒蛋白通常會升高，是診斷肝癌一個指標，與腹部超音波一起搭配，可以早期發現肝癌。但胎兒蛋白不高也不代表沒有肝癌。此外，像是有肝硬化、急性肝炎、慢性肝炎等也會升高。鄭小姐由她弟弟的案例中得到警惕而救了自己一命！

3 肝癌不長眼睛！

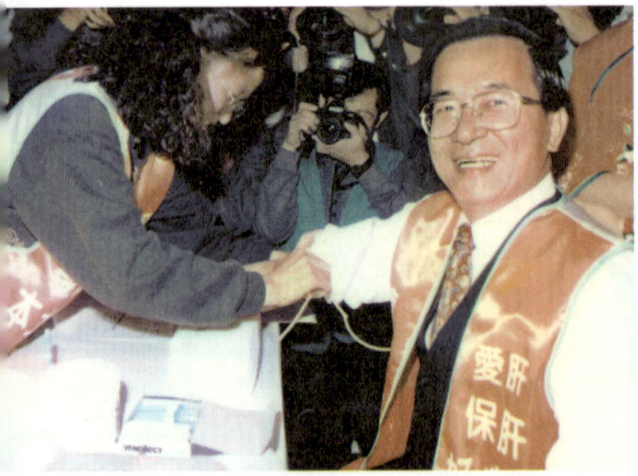

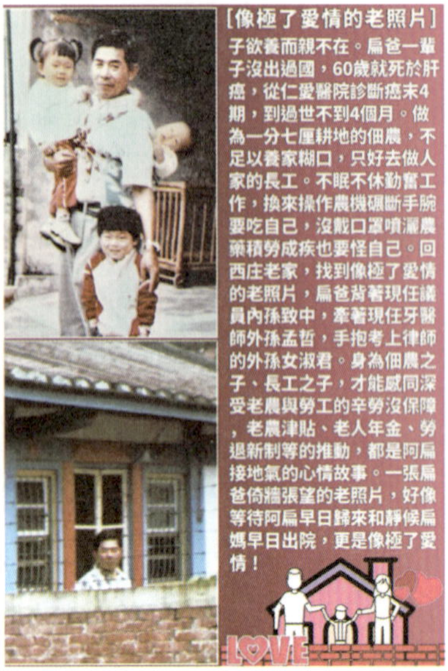
[像極了愛情的老照片]
子欲養而親不在。扁爸一輩子沒出過國，60歲就死於肝癌，從仁愛醫院診斷癌末4期，到過世不到4個月。做為一分七厘耕地的佃農，不足以養家糊口，只好去做人家的長工。不眠不休勤奮工作，換來操作農機碾斷手腕要吃自己，沒戴口罩噴灑農藥積勞成疾也要怪自己。回西庄老家，找到像極了愛情的老照片，扁爸背著現任議員內孫致中，牽著現任牙醫師外孫孟哲，手抱考上律師的外孫女淑君。身為佃農之子、長工之子，才能感同深受老農與勞工的辛勞沒保障，老農津貼、老人年金、勞退新制等的推動，都是阿扁接地氣的心情故事。一張扁爸倚牆張望的老照片，好像等待阿扁早日歸來和靜候扁媽早日出院，更是像極了愛情！
LOVE

（上）父親因肝癌病逝，陳水扁先生在臺北市長任內，曾應邀參與肝基會活動接受抽血檢查，並現身說法提醒大家注意肝病問題。

（右）陳水扁先生在二〇二〇年父親節於臉書貼文，感嘆「扁爸60歲就死於肝癌，子欲養而親不在」。（取自陳水扁臉書）

老爸肝癌過世，父親節阿扁臉書：「子欲養而親不在」

前總統陳水扁先生的父親陳松根老先生從小務農，身體一向硬朗，大半輩子從沒生過大病，沒想到在五十九歲那年發現罹患肝癌，從發現到過世短短不到半年，這是最典型肝癌沒有早期發現導致延誤治療而造成不幸悲劇的例子。也因為如此，阿扁當臺北市長時就義務為肝基會拍攝公益廣告「您的心肝、是阮的寶貝」，更應邀參加「免費肝炎大檢驗」的活動，率先挽起衣袖接受抽血檢驗，並在講座中現身說法，提醒各界重視肝病問題。

在講座中阿扁提到，當年他偶爾聽父親說肚子不舒服，那時醫院的診斷都認為是胃病或神經痛，吃藥也未見好轉，腹部不適的情況愈來愈頻繁出現，人瘦了下去，有一天，他摸摸父親的肚子覺得不太對勁，於是將他轉到臺北檢查才發現是肝癌，而且已經是末期了。

事隔二十多年，二〇二〇年父親節那一天，阿扁在臉書上寫了「樹欲靜而風不止，子欲養而親不在」，思父之情溢於言表。

事實上，這也是一般人錯誤的觀念，以為胃的地方痛一定是胃痛，一直拚命吃胃藥，等到其他症狀出現，例如人明顯消瘦才發現不對勁，通常已為時晚矣。

籃球國手也得肝癌

張先生曾經是籃球國手，長得又高又帥，是許多人的偶像。他雖然有B肝，但他想自己體格好、體力好，又經常打球運動，不以為意，加上從商之後一直忙於工作，也不曉得B肝病友容易長肝癌，必須定期做腹部超音波檢查。二〇一三年的某一天，有一位好友知道基金會成立了「肝病健康中心」，可以幫民眾免費做肝臟檢查，就邀了他一起前往。想不到不做沒問題，一做竟然發現肝臟左葉有一個二公分大的陰影。

這下子他全身冷了半截：「怎麼會是我？我現在雖然不當國手了，但還是持續運動，雖然有B型肝炎，但體力好得很，也不痛不癢，一點感覺都沒有。」

這下怎麼辦？基金會馬上安排他到臺大醫院做進一步檢查。電腦斷層一做，果然沒錯，是典型的肝癌。於是在臺大醫院主治醫師陳健弘安排之下，轉給外科醫師手術，將左葉肝臟切除了。

手術很順利，撿回一條命，大家都為他高興，他也以為從此天下太平了。想不到過了一年多，超音波追蹤檢查又發現右邊的肝臟長了一顆五公分大的腫瘤。由於他有肝硬化，腫瘤位置也不好，不能再動手術切除。經內外科會診討論，醫師認為，要救命，只有換肝一途。

「換肝？肝從哪裡來？家人中四個哥哥一個妹妹都有B肝，小孩還小，若要等人家捐，比中大樂透還難！」張先生不禁憂心忡忡。

皇天不負苦心人，基金會有一位多年前去中國大陸換肝的病友，對赴大陸換肝熟門熟路，於是經由這位病友轉介前往天津準備換肝。

幸運的是，張先生去了不久，就被通知第二天剛好有一個合適的肝臟可換，手術也很成功。但手術後因膽管問題又在那邊待了三個月才順利出院回臺灣，之後由臺大換肝小組接手照顧。主治大夫是臺大醫院繼李伯皇教授之後的肝癌手術專家吳耀銘教授，由於兩人都酷愛運動，有共同話題，從此由醫病關係變成莫逆之交。

換肝後，張先生感念自己肝病重生，想到家鄉彰化還有很多人缺乏正確的保肝知識，恰巧基金會「肝病篩檢列車」於全國各地舉辦肝炎肝癌篩檢，於是他捐了一筆善款，回到家鄉號召鄉民一起保肝，他則與妻子到篩檢現場呼朋引伴當義工。目前他換肝已有十二年之久，除了每天要吃抗排斥藥物外，健康狀況一如換肝前，事業也一帆風順。

診治肝癌良醫死於肝癌，捐大體供解剖遺愛人間

林毓萌醫師，畢業於臺大醫學系，畢業後在臺大內科肝膽腸胃科接受專科醫師訓練，結束之後，先到署立臺北醫院擔任肝膽腸胃科主治醫師。服務六年後，在和信醫院創辦人黃達夫教授邀請下，加入和信醫院，是治療肝癌的權威。

林毓萌醫師看病很仔細，對病人很用心，極富愛心，常常看到晚上八點以後才下診，經常廢寢忘食，只因為要好好照顧病人。此外，對學生及晚輩的教學也很認真。在許多人看來，他可以說是臺灣肝病醫學之父宋瑞樓教授眼中的良醫。

他有B型肝炎，可是就像許多醫師一樣，全心照顧病人而疏忽了自己，忘了自己也應定期追蹤檢查，一方面也是不覺得有任何不舒服之故。直到二〇〇六年，他突然吐出大口的鮮血，「就醫」檢查才發現已經肝癌末期，而且轉移到肺部，不到四個月就往生了，得年才五十四歲。

最難能可貴的是，林毓萌醫師生前交代，往生之後要捐獻大體解剖，供醫學研究，可以說是良醫的典範。他的離世，不僅讓許多病友及醫院同仁非常不捨，也讓培育他的母校師長、同學及醫界惋惜不已。有位醫界前輩就說，他一輩子捨己為人，為病人犧牲奉獻，令人欽佩，但也許在救人之餘，也應該留一點時間愛自己。

事實上，這也是目前國內肝病防治工作有待加強之處，對救人的醫護人員，我們也要多一點關懷照顧，多提醒他們也要照顧自己，就好比消防人員滅火救人之餘也要記得保護自己。因為肝癌是不長眼睛的，任何肝癌的高危險群——B、C肝病人都要定期抽血檢驗胎兒蛋白及做腹部超音波檢查，才能及時挽救生命，避免不幸。

看肺癌的醫師也死於肝癌

廖永祥醫師，是臺大醫院胸腔科醫師，也是抗煞（ＳＡＲＳ）名醫。他每天看診研究，都忘了自己是Ｂ肝帶原者，應該要定期做腹部超音波檢查。有一天，他在幫最後一位病人做完超音波檢查之後，想到自己已好幾年沒做超音波了，於是他拿起超音波探頭往自己肚子一探，竟然發現肝臟長了一顆十一公分大的肝腫瘤，切片證實為肝癌。臺大李伯皇教授趕緊為他手術切除，將肝臟切除了三分之二，手術相當成功，逐漸恢復健康。未料，隔了五個月，肝癌又復發了，又做了栓塞及電燒治療好幾次，四年之後不幸病逝，得年四十五歲。

廖醫師去世之後，女兒們想念父親，於是十七年後幫他出了一本紀念集，並成立了「廖永祥生命教育協會」，用來紀念他們的父親，並喚起民眾對生命的熱愛，鼓勵支持病友。父親去世時她們還小，等到她們長大後才深刻體悟到父親的偉大，可惜永遠不能在她們身邊陪伴、教育她們了。

醫師因忙於挽救病人而忽視了自己的健康，留給家人無限的遺憾。要終止這樣的悲劇一再發生，加強宣導是很重要的。監理所規定，車子出廠十年，就要每半年定期保養檢查一次，以免在路上拋錨影響到自己及別人的生命。同樣地，Ｂ肝帶原者也要「每半年」驗胎兒蛋白及做一次腹部超音波檢查，才不會造成自己及家人的遺憾。

三大報社創辦人，都因肝病而往生

一九九四年肝基會正式成立，並開了記者會，來賓中有一個人簽了大名，竟然是王惕吾——聯合報的創辦人。當時身為執行長的許金川教授，問了董事長宋瑞樓教授：「王先生有給您看過病嗎？」他說：「沒有」。想不到兩年後，王先生就往生了，由報紙上的訊息得知王先生得了肝腫瘤，在榮總治療，後來走了，也許因為他本人有肝病，知道肝病的可怕，所以特地前來關心，祝福肝基會成立可以推動消滅肝病。

讓人意想不到的是，六年後，中國時報的創辦人余紀忠先生，也同樣因為肝病去世。

再經過十三年，二〇一五年，自由時報的創辦人林榮三先生也因為肝內膽管癌往生。林先生很重視身體健康，雖然有輕微糖尿病，但經常運動，也定期檢查。二〇一三年有一項指數竟然高到一千多，後來做了超音波及各種檢查，發現是肝內膽管癌，開刀切除，以為沒問題了，想不到一年不到另一邊又長出腫瘤了，再開一次，不到半年又長出來了，從此病情急轉直下，隔了半年不幸往生。

國內三大報系的創辦人先後因肝病過世，凸顯了臺灣肝病的普遍性及其對國人健康的莫大危害。

武俠小說家金庸，也因肝癌逝世

聞名華人世界的武俠作家金庸（本名查良鏞）也因肝癌於二〇一八年往生。儘管他筆下的小說人物個個武功高強，儘管他的小說已成傳世經典，儘管他走遍大江南北、洞古知今，恐怕他自己萬萬沒料到竟然躲不過「肝癌」這個可怕的殺手。

4 一個一個救，怎麼來得及？

半夜守在醫院門口排隊的人群

即使門診量有限，想求得一張「加號單」的病人依然絡繹不絕。有的從國外或離島金門、馬祖、澎湖搭飛機來，有些則是從中南部或窮鄉僻壤，輾轉換車專程北上。為了能掛到許金川教授的門診，甚至有些病人或家屬乾脆半夜就到臺大醫院門口排隊。

許教授經常在醫院工作到半夜才回家。有一回，許教授在醫院忙完，抬頭看一下時鐘，已經凌晨一、兩點了，正準備離開醫院時，他看到醫院門口人影幢幢，覺得奇怪，腳步不自覺加快了些，前往一探究竟。

「這麼晚了，你們在這裡做什麼？」許教授滿臉疑惑。

「我們要來搶明天一大早的現場掛號，名額太少了，聽說一開始掛號一下子就沒了，很難排到。」

「掛誰的號？」許教授追問。

「肝膽胃腸科有一個許醫師，許金川醫師，他太難掛了，打電話來問，小姐（醫院行政人員）說每天現場會保留幾個初診名額，要我們直接來現場掛。」

顯然，這些從遠地趕來試圖搶號的排隊民眾只聞其名，沒見過本尊。

「你們從哪裡來的？」許教授心頭一緊，蹙著眉，有點難受。

「澎湖啊，我們住七美啦，今天飛到臺灣，想說乾脆不要睡了，直接來醫院，這樣透早現場一開放拿號碼牌，就可以搶到頭香。」

看著排隊的這些人，臉上滿是疲憊、焦慮與不安，這些人也許就是病人，也可能是病人家屬來代為排隊搶號，地板上放著大包小包家當，還有看似沒吃完應該已經冷掉了的便當。無論如何，這樣的場景任誰看了都難受，大半夜不睡覺，只為了求得一診。

許教授明知門診量有限，面對許多遠地而來的病患，他總是不忍拒絕，往往早上的門診看到下午兩、三點還沒結束，助理幫忙準備的簡單便當或飯糰早已涼掉甚至乾硬掉了，他也無所謂，整個人的心神都在病人身上。即使知道會看得很累，如菩薩心腸的他只要發現病人在醫院門口徹夜排隊等掛隔天門診時，還是會請病人或家屬速速回家，答應他們明天來門診直接加號。

許金川教授苦思「如何幫助更多肝苦人」

「許多肝癌病人千里迢迢來自全省各角落，也有些是已經移民海外的國人，他們之中大多是四十歲到六十歲事業有成的中年人，是家人的先生、父親、母親、兄弟姊妹或祖父母，也有些是二、三十歲的年輕人，這些病患焦急無助、求醫無門的神情，經常浮現在我腦海裡。」

「然而，每次看完門診，拖著疲憊的身軀稍事休息，我總會自忖，再加更多的號，再加更多的診，我一個人也不可能看完臺灣所有的肝病病人！一個人的力量顯然是不夠的。」

一股莫大的壓力，與日俱增，許教授不斷思考該如何幫助更多肝病病人，該如何解病人燃眉之苦。另一方面，他本著恩師宋瑞樓教授的教誨，「看到病人的痛苦，我們要想辦法幫他解決！」而解決方法就是持續在研究上精進，尋求根本防治之道。為了尋得更多救治病人的解方，他遠赴美國深造，學習新科技，進修分子生物學，兩年後束裝返臺，回國後從設計實驗室、買儀器、收集病患檢體，一步步將實驗室成立運作起來，帶領一批優秀年輕人從事基礎的肝病研究工作，試圖解開肝病的病因。

當時是一九九〇年代，臺灣的研究環境與條件不算好，許教授底下的研究人員愈來愈多，人事費、材料費等開銷不小，加上來自醫院內部及政府研究經費補助逐步縮減，讓全心投入實驗室研究工作的許教授左支右絀，負債愈來愈嚴重，整天提心吊膽，每到年底就要設法躲起來，因為廠商會來醫院催帳。

「許教授常被廠商追討，欠了幾百萬元，很苦惱。」當年還是個年輕醫師的臺大醫院內科部胃腸肝膽科李宣書教授，經常在許教授實驗室幫忙做研究，他說那時研究經費大部分是從國科會申請，但不是每年都能順利拿到計畫，而許教授對晚輩又特別照顧，總是一個人默默承擔各種麻煩事。

有次，為了趕研究進度，許教授先跟廠商進一批檢驗試劑，這批貨高達三百萬元，沒想到，申請研究經費過程不順遂，錢沒下來，許教授根本無力償還，拖欠一段時間後，廠商直接寄來存證信函要債，長年待在象牙塔內的許教授看到法律信函驚嚇連連，急如熱鍋上的螞蟻，一籌莫展，只能默默躲起來避債，把自己搞得焦頭爛額，內心壓力爆表。

午夜夢迴，他經常苦思尋計，如何解決財務問題讓團隊能繼續研究工作？如何能真正幫助到病人？下一步到底該怎麼走？

受到一位法國父親的啟發，決定走出象牙塔

天無絕人之路，就在幾乎絕望之際，一篇報導帶來一線曙光。有天，許金川教授研究室一位助理偶然從報上讀到一則報導，趕緊拿給許教授過目，這篇報導給了他很大的啟發，就此埋下一顆希望的種子，更沒想到，種子日漸茁壯，長成了參天大樹。

那篇報導主要是描述法國有位父親，他的孩子經診斷發現罹患了肌肉萎縮症，當時醫界束手無策，無法治癒他的孩子，也不知道確切的病因，而那時的學術界也沒預算贊助研究這種疾病，只能聽天由命。這位父親內心失望卻不絕望，他發願找出該症病因，便騎著一部取名為「希望之車」的摩托車四處奔走，連續六年在全法國為肌肉萎縮症兒子籌募研究基金，這份父愛感動了無數民眾，紛紛捐款襄助，也引起媒體關注，獲得極大迴響。皇天不負苦心人，這位父親籌款有成，如願成立了基金會，並建立一個基因研究中心，更促成了肌肉萎縮的基因遺傳研究，成為生物科技界極大的突破，影響所及，至今法國的基因研究在全世界仍占有一席角色。

「山不轉路轉，路不轉人轉。」這個故事啟發了許教授，心裡想著說不定也可試試用募款的

方式，畢竟個人力量實在很有限，社會一定有許多具有愛心、樂善好施的人，只待我們去發掘；如何開發這個龐大的社會資源，凝聚來自民間的力量，聚集更多的優秀人才及更多物力，一齊為肝病打拚奮鬥，成了下一步努力的目標。

如靈光乍現般，許多點子陸續冒出來，在許教授的內心深處迴盪著。

在心底醞釀一段時日後，為了救助更多病人，他決定放手一搏，嘗試集眾人之力，成眾人之事。行動之前，他先將這個想法求教於恩師宋瑞樓教授，馬上獲得老師的支持與鼓勵。但，籌設一個基金會，需要相當龐大的資金，對於長年待在研究室與診間內的醫師來說，談何容易？

恩師宋瑞樓教授點頭同意擔任肝基會董事長，對許教授來說猶如吃下定心丸。接著，他邀請了幾位在國內長期從事肝病研究的同仁，包括李伯皇教授、黃冠棠副教授、李宣書醫師以及社會賢達眼科名醫陳五福醫師當發起人，成立籌備會，共同努力籌募基金。這群長期從事肝病醫療與研究的醫師們，有感於民眾對肝病的無知，以及因此受到的肝病危害之鉅，所以願意共襄盛舉，一起成立一個以肝病防治教育宣導及醫療研究為宗旨的基金會。

跨出募款第一步，義無反顧走下去

自助人助，天也來助。當時許教授的病人、兩位企業家關鍵的善心義舉，慷慨相助，等於是「臨門一腳」，湊齊了成立基金會所需的一千萬元門檻。一九九四年初，「財團法人肝病防治學術基金會」成立，那年許金川教授四十五歲，學術事業正耀眼閃爍，他在恩師宋瑞樓教授的鼓勵下勇敢走出象牙塔，迎向人群，盼能藉由肝基會的力量，積極宣導肝病知識，避免無辜生命一再損失，同時募集研究經費，讓研究肝病的學者能無後顧之憂，全力研發肝病有效療法。

「在那個年代，幾乎沒有這類型的基金會，要成立起來，是一件不得了的事，當時許教授的目的是想宣導肝病防治，這算是很 pioneer（先驅）的工作，他說應該要有一位外科醫師，就邀請我加入，其實幾乎都是他在拚，我們都是從旁支持，他應該算是一個領頭羊。」當年肝基會六位發起者之一、臺大醫院外科教授李伯皇很謙遜，當他回憶起三十年前的往事時，偶爾還會開個玩笑：「當時大家都很羨慕，說這個許金川真厲害，成立基金會資本額要一千萬，居然真的就這樣拚起來，把基金會成立起來了。」

然而，一開始要籌募這筆費用並不是很順利。當年沒人聽過什麼「肝病防治」，即使許教授在醫界小有名氣，但畢竟不是全國知名人物，絕大多數的民眾不認識他。

「坦白說，要跨出第一步向人募款，對我來說實在非常煎熬。以前做研究，從事學術，遨遊在自己熟悉的領域裡，很少向外求人，尤其當醫師長期為病人看病，都是病患求我，怎麼會我求別人？再說，士大夫不言祿，古有明訓，怎可逾越？」時隔數十年後，許教授坦誠說出當時內心煎熬，難為外人所能瞭解。

但他終究是意志堅定的人，一旦決定了，就會義無反顧走下去，堅持到底，把事情做好做滿。起初，他的一位堂兄挺身而出，跑回他的家鄉屏東東港，對家鄉親友們描述許教授擘畫的防治肝病宏願，替他號召募款，「害我好一陣子都不好意思回到家鄉！」即使如此，經過一、兩年，也只勉強湊集二、三百萬元而已，距離成立基金會的門檻還很遙遠。他既失落也很挫折，一小筆、一小筆慢慢募集，要到哪一年才能籌到一千萬的目標呢？

俗語說，「天公疼好人。」似乎，冥冥中自有其安排。正當許教授坐困愁城，志業難伸時，有一天，有人給他一份傳真，這份傳真內容猶如暗夜中的火炬，給了他指引去向。

兩位善心企業家，促成「肝基會」成立

「我不記得是誰傳真給我了，內容大約是李遠哲先生拿到諾貝爾獎回臺灣後，成立遠哲科學教育基金會，贊助成立的董事名單中，我看到兩個熟悉的名字，一位是東帝士集團董事長陳由豪先生，一位是永豐餘集團老闆何壽川先生，這兩位，剛好是我在臺大景福門診唯二的病人。」

這個發現，是很關鍵的一刻，因為在這之前，許金川教授從沒想過開口請企業家贊助。年輕時，他很「畏懼權威」、很強調公平正義，也沒在臺大景福門診開診，能跟企業家連上線，源自於他的老師，臺大醫院心臟內科連文彬教授，當年李登輝總統的御醫。

陳由豪先生起初找連文彬教授看病，因診斷出有C型肝炎，於是轉給許教授，「老師跟我說，他（陳由豪）是東帝士的，我一頭霧水，還以為是延平北路賣西裝褲的。」許教授幽自己一默，顯然當時埋首研究，疏於過問凡塵俗事，不太關注社會產業動態。

既然是老師推薦，當然要接下病人好好診治。這也是許教授第一次去景福門診看診。幫陳由豪先生看診完之後，「基於法律之前人人平等」，他希望日後陳由豪先生能回到普通門診看即可，陳先生人很客氣，當下說好。但後來他想了又想，連文彬教授一向對學生很好，很照顧後

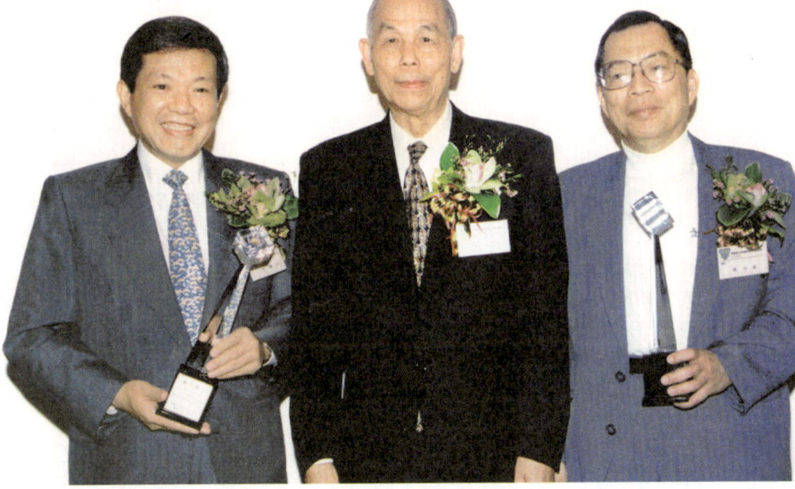

1994年，肝基會籌設遇到瓶頸，善心人士陳由豪先生（右）伸出援手，結合何壽川先生（左），攜手點燃第一把愛心之火，催生肝病防治學術基金會，宋瑞樓教授（中）擔任董事長，自此社會愛心接力延續30個年頭。

生晚輩，既然是老師拜託的，而且三個月才回診一次，也只有這一位病人，「好吧，我還是跑一趟景福門診看吧。」許教授當年絕對沒想到，當時這一轉念，居然牽起了成立肝基會的良緣。

「幫助別人，結果受益最大的卻是自己。」許教授後來常對學生這樣說。

三個月後，陳由豪先生回診時對許教授說，他有位朋友何壽川先生，肝臟好像也有些狀況，能不能一起來看？於是，接下來的回診，陳由豪與何壽川兩位大企業家總是相約看診，多年下來，他倆成了許教授「唯二」的景福門診病人。

看到傳真機緩緩吐出的這張紙上，遠哲科學教育基金會董事名單中的熟識名字，許教授靈光乍現，也許，可找他們支援。

問題來了，要怎麼求援呢？

拿起電話，那話筒有如千斤般重，怎麼也

開不了口，實在太難為情了。許教授很不習慣求人，更何況要開口說出這一大筆錢，即使動機純粹是為了公眾利益，不是圖謀個人私利，依然說不出口。那時有位曾在臺大肝膽科病房工作的謝宛娟護理師知道後，就不斷幫許教授加油打氣，給他心理建設，鼓勵他勇敢表達。

「說了嗎？你說了嗎？」當時已經遠嫁美國的宛娟因父親住院，病情起伏，經常透過越洋電話請教許教授，順便關心籌款進度。

「沒有，還沒有啦，我不好意思講，」許教授總是這樣回。

「不然用寫信的好啦，比較婉轉，如何？」謝宛娟建議改用信件方式，既能表達清楚，對雙方來說也比較不會有壓力。

「後來我遲遲沒有寫，宛娟又打電話來問，寫了沒？寫了沒？」許教授現在回想，他說真要感謝宛娟當年的「頻頻催促」，基金才有著落。

當年沒有電子郵件，沒有通訊軟體，用傳真不禮貌，只能透過寫信郵寄出去，所以必須算好時間。剛好，兩個星期後，兩位企業家就要回診了，宛娟建議許教授趕快把信準備好，至少讓他們能在看診之前收到信件。硬著頭皮，許教授總算把兩封信寫好，分別郵寄出去。

景福門診診間內，許教授一如往常，同時幫陳由豪、何壽川先生看診，看完之後，突然一陣沉默。「我就心虛啊，沒再說話了，」許教授憶及當時情景。看著眼前這位憨厚老實的醫師，陳由豪先生開口了：「許醫師，你不是要成立基金會嗎？」

「是啊，是啊。」許教授漲紅著臉，簡短回答，似乎話到嘴邊卻又被自己硬吞下去，頭低低的，沒再吭聲。

「這樣啦，我們兩個幫你啦，幫你成立啦。」果然是豪邁的企業家，陳由豪先生直截了當。「我當時心裡想，是要怎麼幫我呢？但也不敢多問。」許教授依然安靜不語，等著陳由豪先生繼續說。

「我們兩個各捐一半，各五百萬元，讓你成立基金會。」

當場，許教授感動到說不出話來，苦惱許久的資金，就這樣到位了。獲得陳由豪、何壽川先生慷慨捐助，總算能跨過成立門檻，將理想付諸實現。「我那時候雖然在肝癌研究有點小名氣，但社會上沒有名，陳先生跟何先生願意這樣幫助我，真的很難能可貴。」三十年過去，許教授每每談起這段往事，感恩之情始終溢於言表。

「這麼多人不求回報地付出，比我們捐錢的人更偉大」

一九九四年六月十一日，由何壽川、陳由豪先生及社會愛心人士贊助的「財團法人肝病防治學術基金會」，奉教育部認可設立。宋瑞樓教授擔任董事長，十名董事分別是黃尊秋、許金川、黃冠棠、李伯皇、李宣書、陳五福、何壽川、楊培銘、陳由豪、黃勝得先生。

時光快轉，時隔數十年後回望，陳由豪先生感性道出以下心情：

「我請許金川醫師幫我治病，他當時是公認最有權威的醫師，前後治療了六個月，就把我長達三十多年的C肝都治好了，我非常感激，因為這樣才認識他的。」

肝病在臺灣，是一個長期以來為禍國人的嚴重問題，「我身為病人，真的感覺得到肝病是很痛苦的，許教授願意出來解決臺灣肝病的問題，是一個很遠大的社會使命，對於臺灣人的生活幸福，是一個非常重要的指標。」陳由豪先生說。

他也回憶，當年認識許教授即發現他每天在研究室待到半夜，全心投入於肝病診治與醫療技術的研發，讓更多人免除肝病的痛苦。「而且我曉得他有很大的慈悲胸懷，也具備聰明才智與學問，所以他一定可以把事情做好。」「那時得知他有成立基金會的想法，我們馬上贊成，其實我花的錢不是很大一筆，今天看他做出這麼偉大的成果，比我想像中要好很多，我很佩服他。」

「我們出錢事小，但是這麼多人把精神、時間貢獻給肝基會，不求回報地無限付出，比我們捐錢的人更偉大。」陳由豪先生對於當年的善心義舉絲毫不居功。

另一位共同贊助者何壽川先生，因長久與許教授相處，相知相惜，兩人成為莫逆之交，不僅如此，他的夫人、信誼基金會的執行長張杏如，日後也一直不斷於各方面贊助、灌注基金會，協助讓它成長茁壯。

所有人擠在一張木桌上工作

創業維艱，守成不易。

肝基會成立後，一千萬元基金存在銀行，每年生息只有六、七十萬元，只夠聘請一名專職助理，經費拮据，無論人力物力的運用，一切從簡。為了撙節開支，員工只有兩、三人，辦公室是借用臺大醫院檢驗大樓地下一樓醫師研究室的一處角落，空間很簡陋，僅有一張大木頭桌子，所有的人在這張木桌上辦公、開會、製作編輯刊物、籌辦成立記者會、剪報、處理郵寄事務等等。工作環境陳舊又狹小侷促，燈光昏暗，在這樣的環境下，員工需承擔多重角色與責任。

員工編號第二號，肝基會資深行政人員陳瑞玲笑著說，雖然當時基金會沒資源、沒人脈也沒錢，往往一個人當N個人用，身兼多職，還常常出現手忙腳亂的窘境，但大夥跟著老闆（許金川教授）一起打拚的熱情與傻勁，那份革命情誼，現在想來仍甜滋滋的，分外美好。

那個年代，缺乏電腦先進設備，各項行政雜務都是用手寫，包括製作會刊也是「純手工製作」，陳瑞玲自嘲自己這個「門外漢」也得硬著頭皮學著做會刊，白天忙不完就加班熬夜趕工，「連老闆也常為了修改文章內容，熬到天亮才睡覺。」

老闆蠟燭多頭燒，忙著做研究、臨床工作，還親力親為盡力參與肝基會會務大小事，毫無主管架子。有一回，印刷廠將熱騰騰剛印製好的會刊運送到肝基會，數千份會刊一落一落，用塑膠紅繩綑綁著，堆疊如小山，放置在肝基會辦公區附近，旁邊是藥局的倉庫，正好擋到倉庫通道。沒多久藥局人員來電通知有藥材要進貨了，請求盡速移走堆疊如山的會刊。

陳瑞玲一接獲電話，趕緊知會同仁們，奔赴現場移貨。就在她望著這堆笨重小山，心想天啊要多久才能搬完時，沒想到，老闆從她眼前小跑步過來。「許教授很快下樓到地下室看狀況，二話不說，捲起袖子就開始協助搬運，將一捆捆厚重的會刊搬到另一個角落。其實他那天有門診，忙了一整個上午，中餐都還沒吃呢。我那時就很感動，老闆居然親自下來幫忙……」遙想陳年往事，陳瑞玲仍有些激動，聲音略帶哽咽。

如果用現在的用語，肝病防治學術基金會應該是「幸福企業」等級，老闆疼惜員工，員工也用自己的方式，義氣相挺。

肝基會還處於籌備階段時，缺乏社會人脈，募款相當不容易。有一回，許教授打算跟企業界募款，他親自寫了封開發信，希望向企業界傳達肝基會的理念與使命。當時陳瑞玲還不是基金會員工，而是其他醫師的研究助理，偶爾會來幫忙一些行政業務，也協助手寫大量信封上的收件人地址。「我大概寫了兩百多封吧，許教授的研究助理說要給我錢，我說不用啦，」陳瑞玲道出這件鮮為人知的事情。

為何不支領郵費呢？她心裡的想法是，肝基會還在苦於籌款階段，籌備時期的各項花費幾乎都是老闆自掏腰包，「這點小錢，就當我的小小心意啦。」

像瑞玲這樣的「無名英雄」很多很多，在各角落默默協助、催生肝基會，包括了研究助理、義工、病人、病人親友、各方好友等等。其中，有一位令許教授懷念不已，甚至影響他日後看待病人的方式。

十九歲肝癌鬥士，雖逝猶生的林芳如

一走進許教授辦公室，書櫃架上擺放著一張照片，照片內是他與一位女生的合照，她笑容燦爛，但皮膚發黃。放眼周遭，除了這張照片之外，再沒其他像是與家人合照等等，不免令人起疑，這女生到底是誰？怎麼會特別擺放在辦公室明顯處？她跟許教授有什麼特別的關係嗎？

原來，這女生是林芳如，過世時僅二十五歲。發現肝癌時，芳如才十九歲，就讀政大哲學

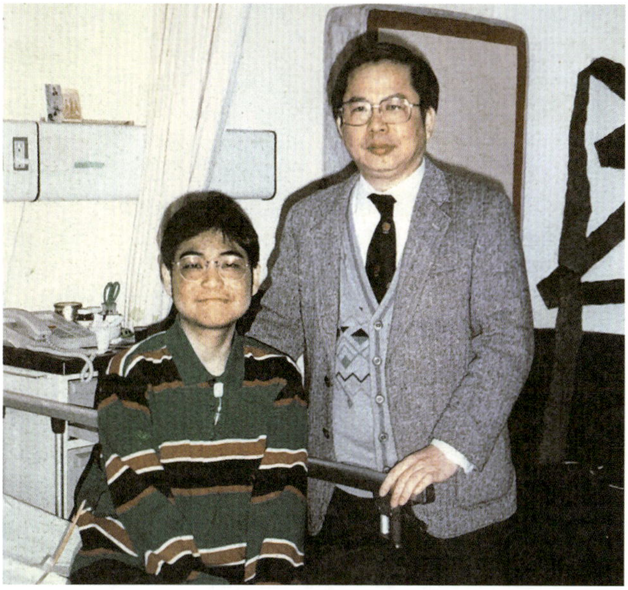

19歲肝癌病人林芳如小姐（左，1970-1995），以細膩的心體貼身旁的人，主治醫師許金川教授深受感動。這張合照長年掛在許教授辦公室，提醒醫者為患者投入更多熱情。

系，才華洋溢、體貼善良，年輕的生命正待飛揚，卻被醫師宣判「不開刀活不到六個月。」腫瘤已經十三公分大，醫師告知即使開刀也只有兩成把握，她仍毅然決定開刀，自此展開與病魔奮戰的歲月。期間，她接受兩次大手術、兩次栓塞治療，而最後一次栓塞發生併發症，從此長住臺大醫院十三A病房。

當時在十三A病房工作的護理師謝宛娟，負責照料芳如，長久下來，跟芳如以及芳如母親結下深厚情誼。談起這位年輕女孩，宛娟說，芳如很貼心、善解人意，更有著超乎年齡的成熟心智，對疾病的耐受性非常高，能忍人所無法忍。

芳如飽受疾病折磨，發燒、嘔吐、便血，全身到處疼痛，經常要靠打止痛針才能獲得短暫安寧。有陣子，她肝內膽管破裂，膽汁在腹腔內四處流竄，由肚皮上破洞而出，幾個月後發現膽汁往上侵蝕肺部，幾近一半的肺葉積存了膽汁，連咳嗽都有膽汁，一躺下來就咳個不停，必須坐著才能睡覺，她曾連續二十五天沒躺下睡覺，成功抑制膽汁流入左肺。一段時日後，她的背部骨質軟化，壓迫了神經，痛到極點，連翻個身、上個洗手間都需要旁人扶持著。

而這些肉體上的痛楚，她都忍了過去，以強韌的心力，勇敢面對死亡威脅，甚至積極把握每分每秒，殫精竭慮，在病中完成了她的著作《我不能死，因為我還沒有找到遺囑》，更積極協助催生肝病防治學術基金會，是一位令人敬佩的抗癌鬥士。

身為她的主治醫師，許金川教授平時查房只要有空檔，例如忙了一整天還沒回家，離開醫院前，總會去病房看看芳如，聊聊天，倆人很有話聊，逐漸成為好友。而剛好那時許教授正忙於籌設肝基會，多才多藝的芳如經常幫忙提企劃、寫文章，交流各種意見。

看到芳如的長才與熱心，許教授請她擔任肝基會研發組組長，她就在病房內辦公起來，只要身體疼痛稍減緩些，精神好一點，芳如就會忙個不停。後來連她的兩位同窗好友也受到感召，一起加入基金會陣容。「我常說她是運籌於病房之中，決策於千里之外。」肝基會甫成立，百事待興，芳如成了許教授最得力的軍師。

不只如此，芳如還成了許教授的心靈良友。

芳如臥病在床，觀察依然細膩，她看到許教授頻繁出現感冒症狀，會寫張小卡片關心，或留言在答錄機叮嚀許教授要多休息；她如果發現一向幽默的許教授怎麼不太講笑話了，猜測可能他心裡有事，她會找機會跟許教授聊天，逗他開心……。當時，芳如算是臺大醫院的「知名」病人，隨著她英勇抗癌的事蹟傳開，吸引許多媒體陸續前來採訪，每次答應採訪前，芳如總會提出「先採訪肝病防治學術基金會執行長許金川教授」的要求。芳如就是這麼一個體貼入微的人，即使疾病纏身，仍努力用她可以的方式，協助基金會成長。

如此溫暖感人的醫病關係，讓原本全神專注於純醫學技術與研究領域的許教授，內心有了巨大轉變，對於疾病的體認更加深刻。他坦言，長年行醫，接觸到難以計數的肝癌病人，常常要面對病人的痛苦及家屬的哀傷，為了避免內心情緒影響工作，逐漸養成一顆「冷血」心腸，只想幫病人解決眼前的疾病，直到與芳如熟識後，開始感受到原來一個人生病，對於家庭的影響有多大，兄弟姊妹、親朋好友，所動員的社會成本非常可觀。他自承年輕時較缺乏溫情，年紀大了以後，才漸漸理解病人及家屬的心情，「我這種轉變受林芳如影響很大。」

這些體悟轉成熱血動力，促使他推動肝基會的兩大宗旨：一是對民眾進行教育防治宣導，二是加強肝病學術研究。

為了迎向人群，許教授如海綿般不斷學習，開始經營基金會他逐漸發現每個人就像是一本書，打開來閱讀都可通往另一個專業領域，讓他見識到醫學以外的世界。他經常對醫學生們說，醫學只是三百六十五行的其中一個行業而已，沒有什麼了不起，不要自以為高人一等。他更是以行動「廣納百川」，經常聽取年輕工作夥伴們的想法，並給予空間，勇於創新。

日後設立「肝病諮詢專線」就是一例，這想法來自一位年輕同仁。

5 肝病的「生命線」，三天之內湧入兩、三千通諮詢電話

在一九九〇年代，不像今日各種通訊軟體發達，醫療資訊俯拾即是，那時一般民眾對於醫療保健相當陌生，更遑論擁有正確的肝病知識。如何加速推廣出去呢？一切都在摸索中，緩緩前進。

許金川教授經常領著夥伴們討論，互相腦力激盪。有一回，在討論如何能即時回應民眾對肝病知識的需求時，林芳如的同窗好友、一個聰明絕頂的年輕義工提議：「許教授，不然我們來設立諮詢專線如何？」

這可是個創舉呢。在早年，幾乎沒有醫療相關的非營利組織有此服務，當下，許教授欣然同意，畢竟能親自來到醫院診間的民眾相當有限，「千里一線牽」，這應該是個好主意。許教授認為，如果要做，就要做到任何人有任何肝病相關問題，只要打電話來諮詢，都能得到清楚的解答。一旦決定便毫不遲疑動起來。肝基會人力物力吃緊，也要排除萬難，開設肝病諮詢專線（當時稱為「醫護諮詢專線」），讓民眾能立即在電話線上釐清對肝病的種種疑惑，獲得正確的衛教資訊。

短短十天內，號召近五十名護理義工

「不要輕忽任何一通來電的訊息，這可能正是一通求救訊號。」許金川教授經常提醒肝基會同仁及義工們，不要放棄任何一個可救助病人的機會。

一支諮詢專線，背後需要很多人接力協助，甚且須具備護理專業背景或接受足夠嚴謹的訓練之後，才能勝任。這項創舉，責任重大。正在發愁該如何找人手來幫忙時，天使出現了，馬靜德女士，人稱「馬姐」。

「我看他滿臉憂心忡忡模樣，問他怎麼了，有什麼事嗎？」馬姐是臺大醫院退休的護理人員，平時急公好義、性格開朗，人緣極佳，她遙想當年的某一天，正走在臺大醫院廊道時，突然被許教授叫住，只見許教授眉頭緊縮，低聲緩道說自己想要成立一個肝病諮詢專線，最好能在八月八日父親節這天啟動，更有意義，可是沒人手……

當時距離父親節只剩十天，算算時間的確很趕啊。為人熱心，海派作風的馬靜德女士考慮沒幾天就允諾，拍拍胸脯說：「交給我吧，我來想辦法。」她立刻打電話，向之前的同事和護專同學熱情招手，短短幾天內就號召到四十八位護理人員，幾乎都是從臺大醫院退休，每個人都具有豐富護理經驗，這群娘子軍自發性地組成「義工先鋒隊」，輪流值勤，連文宣、海報也自己趕製出來。

馬靜德女士負責排班，畫出排班表，她將一天分成上、下午班，周一至周六上午（當時還沒實施周休二日），一星期總共有十一節（班），每節排二至三名義工，接聽電話的場所，就在

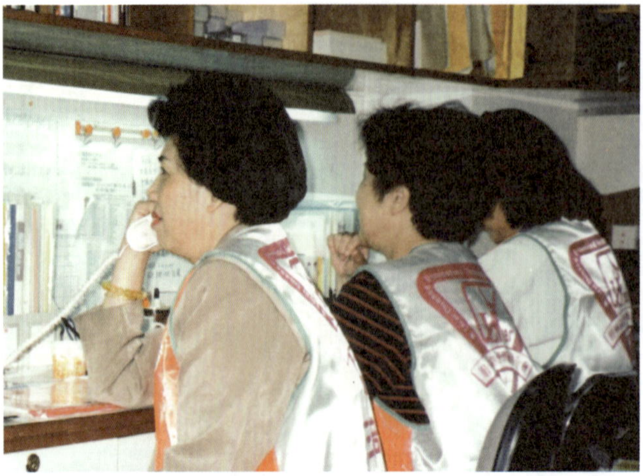

數十位護理義工接受專業訓練，開通肝病防治諮詢專線，至今30年從未間斷。

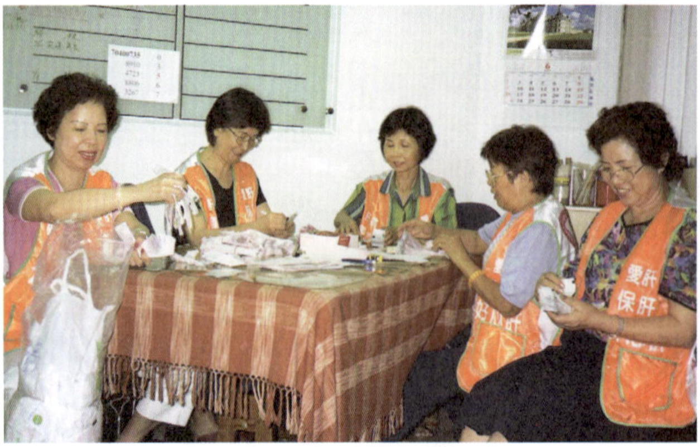

早年草創時期，義工媽媽們在辦公室一角，協助行政事務。

臺大醫院舊大樓地下室一隅，靠近角落處設有兩張小桌子，每張桌子配置一支電話。

為了確保提供諮詢的內容正確無誤，正式啟用之前，馬靜德女士秉持多年臺大醫院護理師的嚴謹訓練，她邀請醫師來上課，讓這群護理義工接受短期密集受訓，並將各種肝病最新治療、相關資訊影印下來，貼在電話前的牆壁上，行前準備工作都做足了。義工先鋒隊磨拳擦掌，準備就緒，諮詢專線（02-23825234）於一九九五年八月八日，正式啟用。

萬事俱備，竟然東風來攪局。專線開辦當天，出了大狀況。八月八日這天早就排好班表，原本該有三位義工輪值，孰料，一位臨時生病了掛急診，另一位因孫子出疹子須照料，只剩馬靜德女士正常到班，一人獨撐大局。當天，來自全國各地的熱線湧入，一通接著一通，專線電話沒間斷過，她「一馬當先」以一擋十，接電話接到手軟，講電話講到手麻、嘴乾，聲音沙啞，整個上午連洗手間也不敢去，桌前的水杯也無暇取喝。

「我一個人就接了一兩百通電話啊，雖然口乾舌燥、疲累不堪，但感覺很溫馨快樂啊，」三十年後的今天，馬靜德女士回想這段往事時依然笑個不停。自此，這條生命熱線從沒斷過，始終站在肝病防治的最前線，服務大眾。

許教授也對一事印象深刻。有天早晨，他的研究助理小跑步去敲他辦公室的門，急急說著：「不得了了，電話太多了，總機小姐打電話來興師問罪了。」細問之下，原來是諮詢專線大受好評，媒體也爭相報導，結果在短短二、三天內，肝基會的同仁、義工們接了二、三千通電話，幾乎要將臺大醫院的總機給打爆了。

各界反應出奇熱烈，遠遠超乎預期。這情景讓許金川教授頗為感慨，他認為肝病長期以來一直是國人健康的隱形殺手，每年奪去了一萬多條寶貴性命，而肝病的知識又進步太快，一般民眾無從獲得正確的知識，大多是從報章雜誌的廣告上得到一些不甚確實的資訊，顯然，開設諮詢專線是正確的決定。

他說，民眾的認同帶給肝基會不少信心，更能感受到民眾教育的急迫性，「我常開玩笑說，本來只想開一間小吃店，看樣子，非得開萬客隆（量販店）不行了！」

諮詢專線簡直就是肝病的「生命線」，幫助無數民眾得以安心、解惑。諮詢需求從四面八方湧來，根據當時統計，每月諮詢超過上千人次，有兩成四的比例詢問B肝議題，例如判讀檢驗報告、傳染途徑、疫苗注射等；一成的比率諮詢C肝議題，例如C肝的症狀、用藥問題等；超過五成則諮詢肝病相關問題，例如肝硬化、肝癌、肝囊腫、脂肪肝、肝病要怎麼吃等等。為了因應龐大的服務量，肝基會也一再擴充接聽義工陣容，從護理師、資深義工甚至病友也加入，許多病友走過疾病幽谷，很能同理電話那端的罹病恐慌，提供溫暖服務。

副總統陳誠因肝癌過世，求見其子陳履安代言

肝病病友及家屬的無助心聲，讓肝基會團隊更加堅定服務信念，矢志消滅肝病，即使目標很遠大，團隊成員個個義無反顧，一步步往前走，想方設法用各種方式，解「肝苦人」的苦。也因此，無論財務多麼拮据、人力如何緊縮，肝基會始終保有這條「生命線」服務，未有間斷。

初期，肝基會沒有名氣，為了充實財務，需要提高社會知名度，最快的方式是，找名人代言，尤其是本身有肝病的知名人士。但當時社會風氣較為保守，一般人不太願意挺身而出，為此，許金川教授頗為燒腦，努力蒐集國內外有哪些偉人因肝病而過世。

國父孫中山先生是一例。許教授經常四處演講，他總喜歡「開國父的玩笑」，每次提到肝臟內部沒有痛覺神經，在肝病早期及中期通常沒有明顯症狀，外表也可能沒有任何改變，所以常因此忽略時，他總會神來一筆說：「但是到了肝病末期，通常一眼就可看出變化，皮膚變得黝黑，

有時候會出現明顯黃疸，面容也顯得憔悴，不然請大家拿出一百元鈔票（舊版）看一下，上面的國父這張臉，眉間緊縮、下巴微翹、面無笑容，就是典型肝病末期的病容，所以各位要注意，以後早上起床要照鏡子，洗臉時看看自己，是不是國父的臉跑出來了……」台下哄堂大笑，他繼續補上一句：「曾經有人建議中央銀行要把人頭換掉，我們很緊張，請他們無論如何要把這個人頭留下來。」

故副總統陳誠先生也是因肝癌過世，他的兒子陳履安先生甫從監察院院長退下時，許教授靈光乍現，或許可前往拜訪。「這是第一次，我為了找名人代言，去找陳履安先生，」時隔二十多年，當年親自出馬的許教授對這次會晤依然記憶猶新。

當天約好十點，時間未到，陳履安先生的祕書已經在大門等候，恭敬地將許教授等人引導入內。席間，陳履安先生非常客氣有禮，與許教授真誠交換意見，末了，還親自送到門口、俯身致意。「他是很周到的人，氣度從容，頗有大家風範。」許教授提起這難得的一見，往事如昨，歷歷在目。基於某些考量，最後未能如願同意代言，但陳履安先生謙謙君子、溫潤如玉的風範，已為眾人留下深刻印象。

善意會吸引善意，如滾雪球般，逐漸累積成一股巨大的力量。肝基會成立沒多久，為了推廣會務、籌募款項，著實讓執行長許金川教授傷透腦筋，奇妙的是，他身旁總有許多「天使降臨」，出錢出力出點子，締造一場又一場的「奇異恩典」。

長年埋首醫療、從沒去聽過音樂會的許教授可能作夢也沒想過，第一場大型募款活動，竟然是結合音樂與醫學，以慈善音樂會的展演方式出場，讓肝基會一下子就「聲名大噪」，且吸引更多生力軍加入肝病防治義工的行列。

「針線情．大家來結緣」，肝基會就此聲名大噪

早年，臺灣社會娛樂性節目不多，電視頻道轉來轉去也只有三台，卻有個相當精緻的音樂節目，每天晚上十點至十一點在華視播出，這是由聲樂家簡文秀教授製作主持的「針線情」音樂節目，紅極一時。

簡文秀教授從美國留學得到世界首獎回國後，致力於用畢生學來的西洋聲樂技法，傳唱臺灣歌謠，是一位很有想法的聲樂家。她主持的節目現場是由交響樂團伴奏，音樂悠揚，一首首臺灣歌謠讓聽眾度過無數美好夜晚。其中，「針線情」這首歌歌詞簡單易懂、旋律朗朗上口，歌詞中流露出臺灣人同心協力、不分你我共患難的情懷，也因此，當年這首歌紅遍了各大街小巷。

肝基會的第一場大型募款音樂會，名稱就是「針線情．大家來結緣，來唱愛的歌——慈善義演之夜」，全場音樂會由管弦樂團伴奏，政商名流齊聚，盛況空前，成功打響社會知名度。

回到臺大醫院舊大樓地下室的木桌旁，許金川教授將想法跟幾位義工夥伴討論，大家覺得可行，龔信宗醫師的夫人、侯麗華女士熱心附議並積極籌劃，她力邀兩位好友一起來幫忙，從此邁入了長達四個月「甘苦無人知」的日子。

侯麗華女士在肝基會創刊號刊物上，翔實記錄這段歷程：

「為樹立基金會嶄新風貌，我們決定另闢蹊徑以藝術文化來推動醫療工作，別樹一幟。我的

兩位好友：黃婉瓊（時任臺北市婦女會合唱團總幹事）與林美玲（臺安醫院婦產科徐弘治醫師的夫人）她倆很阿莎力一口答應。婉瓊負責策劃、總監；美玲負責募款，她交遊廣闊，朋友們個個樂意慷慨解囊，音樂會所需費用就交給她去張羅；我負責行政以及連繫工作，我們非專職，辦這麼大型的音樂會還是我們的第一次，抱著戰戰兢兢的態度全力以赴，只許成功，不許失敗。」

黃婉瓊女士當時從松山國小退休，她在婦女會從事公益工作，同時組織一個合唱團，合唱團的指揮即是簡文秀教授。因此，黃婉瓊女士帶著侯麗華、林美玲女士前往拜會簡文秀教授，當面詳談計畫。

此外，從旁促成這場音樂會的人還真不少，都值得記上一筆。

侯麗華女士有一位畫家老師——張志成老師，他不但樂意當義工，在現場布置場地，還提供一系列「花」的畫作著作權捐獻給肝基會，讓基金會以溫馨的花畫系列作品製成海報、音樂會說明書、邀請函、慰問卡、感謝狀等萬用卡。肝基會「肝病、國病、本土病」「愛肝、保肝、好心肝」等口號也在此時呼出，琅琅上口，加強民眾對肝基會的印象。

侯麗華女士邀請業餘聲樂家劉廷揚（電腦）博士與賀正中老師時，他們懇切表態：「非常願意慈善義演，酬勞的事不要談。」

歌手羅時豐先生與李靜美小姐也把演唱所得全數捐出。主持人簡文秀教授、景翔先生也二話不說，捐出主持費。

新橋文化事業的梁東旭先生也捐獻樂譜費、時間與精神，積極參與協助。

指揮家李芳育教授是元老級指揮教授且是商界聞人，他帶著白鳥合唱團來獻唱，由於台上只能有一位指揮，李教授不計名分，謙讓給年輕指揮家、時任國家音樂廳常駐指揮吳庭毓先生上台，由他指揮四季管弦樂團。

「四季管弦樂團是臨時成立的，來自每一樂團的首席組成，大家都能在一天內演奏出和諧音色，水準很整齊。大家共襄盛舉，連穩立公司的燈光與音響費也跟著自動減了一半的價格，」侯麗華女士指出。

負責統領整場音樂會活動的晚會總監，由黃婉瓊女士主責，大大小小事情非常多，她忙進忙出，很多繁瑣細節多如麻，幸好黃婉瓊老師活動經驗非常豐富，這些難題，考倒不了她。

現場冠蓋雲集，「感恩的心」大合唱

集眾人之力，關關難過，關關過。

一九九五年七月二十一日，這天終於到了，晚間七點入場，觀眾人潮不斷，嘉賓盈門。李登輝總統夫人曾文惠女士親臨現場，並當場捐贈；臺北市長陳水扁先生與夫人以及兒子陳致中先生也蒞臨盛會；總統府祕書長吳伯雄先生還上台與主持人簡文秀老師領唱「感恩的心」，博得滿堂彩；宋楚瑜省長夫人陳萬水女士、前臺北市長黃大洲先生、教育局長吳英璋先生也不斷讚美晚會成功……，全場冠蓋雲集，氣氛溫馨感人，連肝病纏身的芳如也坐著輪椅親自到場為大家打氣。

許金川教授上台致謝詞時表示，國父本身就是因肝癌而逝世，在國父紀念館舉辦肝病防治宣導晚會，別具意義；他更坦言自己是「音盲」，第一次踏進音樂會會場，從沒聽過音樂會，極少

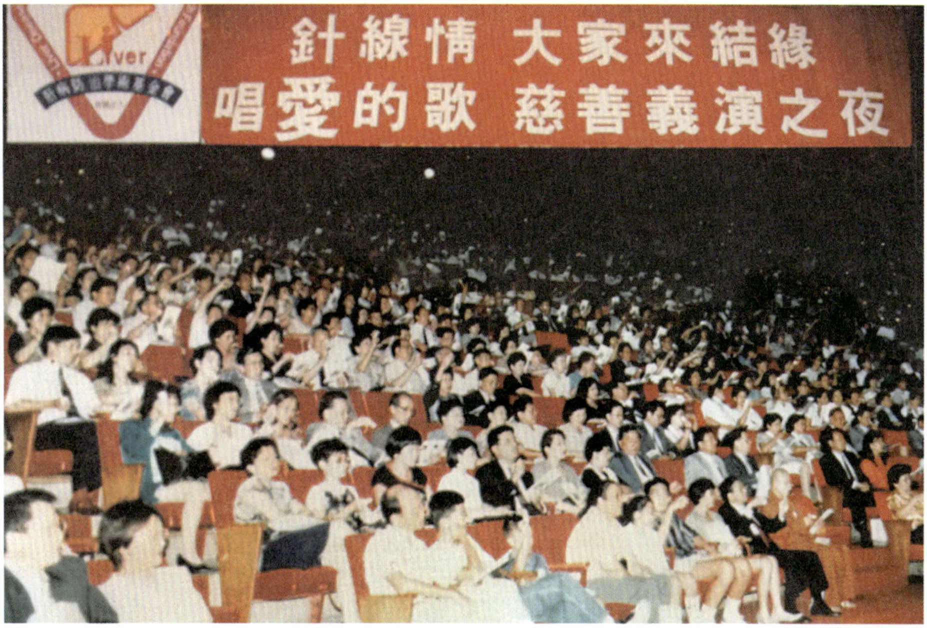

1995年7月21日肝基會第一場大型募款音樂會，以聲樂家簡文秀教授當紅的電視節目「針線情」為名，舉辦慈善義演之夜。

接觸大眾媒體，從沒想過可用這種方式展開肝病防治宣導。

音樂會準時在晚間九點三十分結束，全體合唱著「感恩的心」，手中並揮動著手電筒與台上互相輝映，「每個人感動得依依不捨離去，我們的心如釋重負，終於可放鬆了；走出國父紀念館，我用力吸了幾口氣，這才發覺肚子餓了，晚餐都還沒吃呢。」侯麗華女士記述往事時還不忘幽自己一默。

音樂會圓滿落幕，除了成功讓社會大眾明白肝基會的成立理念，明白肝病防治工作有多麼急迫，更引來許多人主動加入肝病防治義工的行列，黃婉瓊女士（人稱黃老師）也成了肝基會全職人員，擔任執行總監至今。至於許教授也成了「媒體紅人」，經常受邀演講，上遍各大節目接受訪談，宣導效應持續發酵中。

6 盛況空前，臺大醫院被排隊人潮「包圍」了

不論文字、諮詢專線或音樂，只要能觸及到大眾，即使財務再如何吃緊，肝基會的義工同仁們依然互相打氣，堅定不改其色，邊募款邊推動多元宣導工作。總之，去做，就對了！

肝基會是一九九四年六月十一日取得教育部核准設立，將近一年緊鑼密鼓籌備，次年五月二十五日於臺大校友會館舉行成立大會暨記者招待會，宣布對抗國病——肝病，並以消滅國病為宗旨，同時發行第一本肝病宣導刊物《肝病防治特刊》，供民眾免費索閱。

發行刊物就像搭起一座橋梁，對日後宣導工作幫助甚大，很多人因為看了刊物內容慢慢認識肝病、知道如何保肝顧健康。特刊內容以深入淺出方式介紹肝病常識、最新治療、疾病預防，以及病友和家屬現身說法等溫馨故事。當時一整年的發行量即超過三萬份，隨著讀者需要逐步演進，發行一年後，特刊轉型為會刊，四色印刷也升級為全彩印刷，製作更加精美了。製作刊物所費不貲，肝基會透過籌款持續運作，免費供各界索取，堅持至今。

知道自己有沒有B肝、C肝，比知道血型還重要

宣導工作如火如荼展開，肝基會邊做邊優化宣導方式，發現社會大眾不僅極度缺乏肝病相關知識，主動接受肝病檢查的人也不多。對此，許金川教授曾多次發出慨歎，他說，很多人知道自己的血型是A型、B型或是O型，卻往往不知道自己有沒有B型肝炎或C型肝炎，可能連自己是不是B肝帶原者都摸不著頭緒。「問題是，知道有沒有B型、C型肝炎，比知道自己的血型還重要啊！」

事態嚴重，肝基會全體總動員腦力激盪，很快得出結論，要主動出擊，直接與民眾互動！就這樣，「肝病防治列車」啟動。肝基會一方面透過書面文字教育民眾，另方面則四處募集篩檢經費，提供免費的「肝病篩檢」及「肝病防治宣導講座」服務。

第一場免費腹超篩檢，參與踴躍

刻不容緩，一九九五年六月二十五日舉辦了第一場肝病講座暨免費超音波篩檢活動，大受好評。當天上午九點多，活動還沒正式開始，臺大醫院西址第七講堂內，不論地板、走道早已擠滿前來聽講的民眾，受限於場地和時間，當天大約檢查了八百多位民眾。看到民眾如此踴躍參與，肝基會同仁們信心大增。

有個故事值得一提，這一次在臺大醫院舉辦篩檢義診時，有位三十歲的黃小姐在報紙上看到

肝基會舉辦免費腹部超音波篩檢的消息，文章內容提到B肝是肝癌的高危險群，內心警鈴大作，心想：「我有B肝耶。」二話不說，她拉著弟弟陪同，前往臺大醫院。一到現場，她差點打退堂鼓，因為參加的人潮大排長龍，因天氣炎熱她一度想要放棄，後來是弟弟頻頻勸說，「既來之則安之，既然來了，就排隊等檢查吧。」

黃小姐可能這輩子都要感謝弟弟這一勸。終於輪到她了，緩緩走進臺大醫院腹部超音波室，依照醫護人員指引，躺上檢驗床，幫她照超音波的是臺大胃腸肝膽科李宣書醫師。檢查完畢，李宣書醫師謹慎地告知：「肝臟有陰影，請妳找時間來我門診做進一步檢查。」

即使仍搞不清楚狀況，黃小姐依然聽從醫囑，再回到臺大醫院接受一系列檢查，證實肝臟有四公分的腫瘤，疑似肝癌的機率很高，需安排住院。彷彿晴天霹靂般，黃小姐震驚不已，想說自己才三十歲，怎麼會這麼年輕就得到癌症，「老天爺怎麼對我那麼不公平，我那時覺得自己恐怕

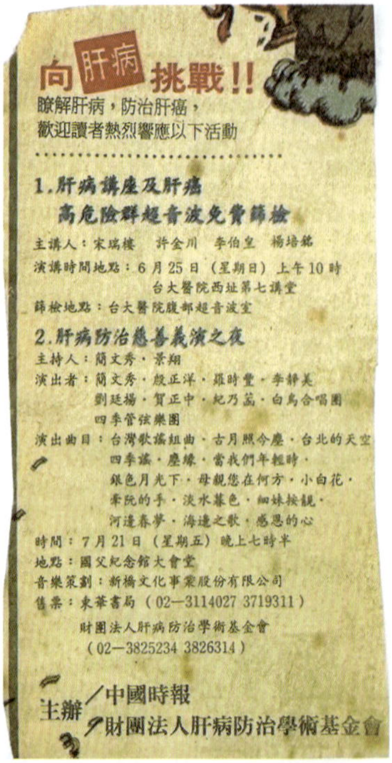

向肝病挑戰!!

瞭解肝病，防治肝癌，
歡迎讀者熱烈響應以下活動

1.肝病講座及肝癌
高危險群超音波免費篩檢

主講人：宋瑞樓　許金川　李伯皇　楊培銘
演講時間地點：6月25日（星期日）上午10時
台大醫院西址第七講堂
篩檢地點：台大醫院腹部超音波室

2.肝病防治慈善義演之夜

主持人：簡文秀・景翔
演出者：簡文秀・殷正洋・羅時豐・李静美
劉廷揚・賀正中・紀乃茲・白鳥合唱團
四季管弦樂團
演出曲目：台灣歌謠組曲・古月照今塵・台北的天空
四季謠・塵緣・當我們年輕時・
銀色月光下・母親您在何方・小白花・
牽阮的手・淡水暮色・細妹按靚・
河邊春夢・海邊之歌・感恩的心
時間：7月21日（星期五）晚上七時半
地點：國父紀念館大會堂
音樂策劃：新橋文化事業股份有限公司
售票：東華書局（02—3114027 3719311）

財團法人肝病防治學術基金會
（02—3825234 3826314）

主辦／中國時報
／財團法人肝病防治學術基金會

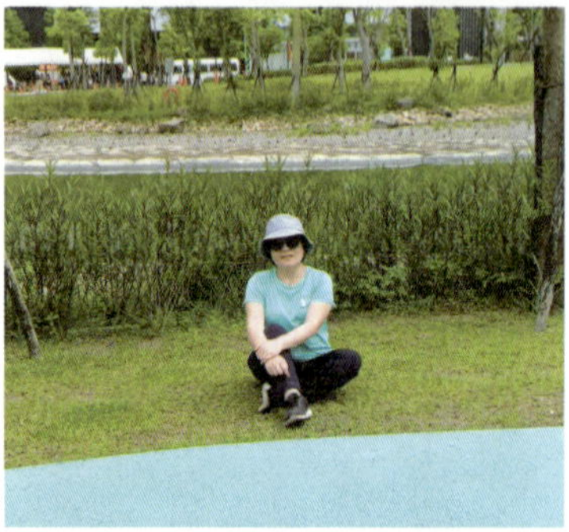

（上）這張泛黃的剪報，B肝帶原者黃小姐珍藏了30年，報紙的這訊息救了她一命，也見證了肝基會第一次的超音波篩檢。

（下）她在1995年6月25日參加肝基會首次於臺大醫院舉辦的免費腹部超音波篩檢，及早發現肝內膽管癌，及時手術治療，30年後健康安好。（圖片提供／黃小姐）

只剩一、兩年的生命了，經常想著想著，就嚎啕大哭起來。」

很快地，黃小姐接受外科手術，由外科醫師李伯皇教授主刀，將她左肝及膽囊整個切除，手術後的病理報告證實是「肝內膽管癌」。

黃小姐多年後上網查資料，愈看愈害怕，一方面也覺得自己很幸運，當年一時興起找弟弟去篩檢，竟意外救了自己一命，她也感謝當年救治的李宣書、李伯皇醫師巧手回春，讓她重拾健康。那段期間除了家人朋友的支持，她經常閱讀肝基會出版的刊物，看到很多病友抗病成功如常生活，原本容易擔心、焦慮的她，心情逐漸穩定下來。「所以我常常勸身邊的親朋好友，一定要了解自己有沒有B、C肝，然後定期去檢查。」

值得慶賀的大好消息是，三十年後的現在，她仍定期返回李宣書醫師診間接受檢查，依然健康安好。

免費肝炎大檢驗，人潮擠爆臺大醫院

更驚人的場子則發生在一九九六年四月十四日，這是肝基會首度在臺大醫院大廳舉辦「免費肝炎大檢驗」，免費幫民眾抽血驗B、C型肝炎。當天早晨，天還曚曚亮，提早到現場的工作人員就被陸續湧現的人潮嚇到，隨著日光漸放，長長的人龍隊伍從醫院內慢慢排成如蛇行般，繞彎到醫院外，假使當時有「無人機」在空中盤旋，應該可清楚看到臺大醫院被民眾圍了兩、三圈。據估計，當天到會場參與的民眾，將近四千名！

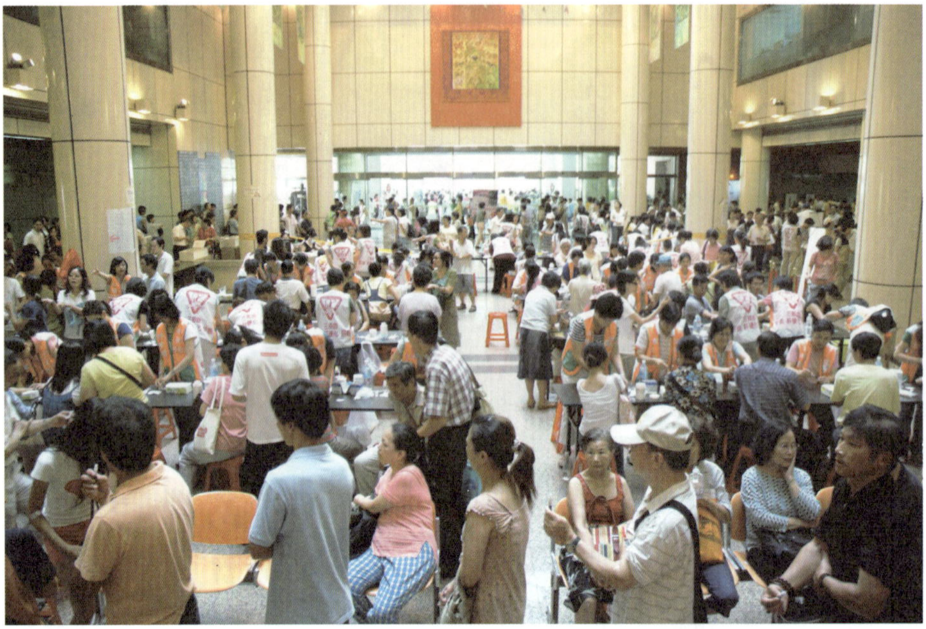

2008年8月23日於臺大醫院舉辦肝病篩檢活動，時隔十二年，場內場外仍人潮洶湧。

「連當時臺大醫院院方都嚇到，以為發生什麼大事了。」好幾位肝基會資深同仁對這場活動印象深刻，不約而同表示。

只見時任臺北市長陳水扁先生坐在檢驗桌旁，不疾不徐，捲起白色長袖襯衫袖子，伸出右手臂，讓工作人員抽血。市長用行動支持，成了這次大型篩檢的第一號驗血人。

「肝病防治列車」跑全臺，飄洋過海到離島

透過篩檢，可及早發現、及早治療，預後效果佳。臺北地區的民眾還是相對具有醫療資源的，有感於其他鄉鎮居民對肝病篩檢有迫切需要，促使許金川教授戮力領軍，加緊腳步展開全國性的防治宣導工作。每每在診間看病時，

他總會多問一句：「你從哪裡來的？」一句看似簡單的探問卻讓他表情更凝重了。

許教授發現，好多病患遠從偏鄉離島不辭辛苦而來，從金門、馬祖、澎湖飛來、從中南部輾轉搭車北上，他們的家鄉沒有足夠的醫療資源可救治，這些病患和陪同在旁的家屬們，面容愁苦、惶恐不安，帶著僅剩的一縷希望，盼求醫師幫幫忙，想辦法救回一命。

也因此，肝基會開啟的「肝病防治列車」陸續開往全國各地，一九九九年九月二十四日首次將肝病防治列車開往外島——金門，造福離島居民肝臟健康；二〇〇〇年三月二十四日，肝病列車首度開往台東山地偏遠地區，深入九個鄉鎮進行篩檢工作。

每次的篩檢活動現場，充滿了助人為樂的動人身影。看看那臨時搭建的篩檢室只有一台老舊風扇轉速緩慢，空氣悶熱，工作人員依然堅守崗位，任憑汗水從裡滲透到外，襯衫濕透一片，甚至連穿在外面的義工背心也被汗水潤濕了。另一個場景，工作人員推著笨重醫療裝備輾轉搭船，嚴重暈吐，暈頭轉向回到平地後，醫護義工們仍打起精神，拿起水壺喝一口水後立刻上緊發條，有人搬著物資箱、有人拉著裝載篩檢儀器的行李箱，在崎嶇不平的石子路上費力推著，趕往診療間，幫民眾做腹部超音波檢查……

不論深山或僻壤，總能看到肝基會工作人員忙碌的身影穿梭其中，這是臺灣最美好的風景。「肝病防治列車」跑全臺。

第二部

衝拚

消除肝病死角！

哪裡有需要，

篩檢列車就往哪裡開。

1 高山險路、霧中駕車，三十年不曾停歇的「肝病防治列車」

「黃（婉瓊）老師，妳確定要開過去嗎？」

強烈颱風剛走，中橫坍方大半，經搶修後只剩單向道勉強可讓車輛通行，路況極差，碎石路上有部車子，這是肝基會「肝病防治列車」剛結束在梨山衛生所的篩檢後，正準備往下一個篩檢地點前進。車內的工作人員們幾乎是半掩著雙眼不敢直視窗外，沿途一面是山、一面是溪谷，路面顛簸、滿地碎石，只要車體偏差些許毫米，恐將跌落萬丈深淵。

工作人員們有些擔心，安全嗎？是否要往回走？篩檢活動要改期嗎？

其實，類似這樣的驚險狀況，在過去三十年間發生無數次了，即使可能遭遇到各種危險，肝基會保肝列車依然翻山越嶺開往偏鄉、離島，深入全國各地鄉鎮、宮廟甚至監獄等地。肝基會醫護義工團隊無所不用其極，想方設法突破篩檢死角，並且動用社會愛心去幫助全國各處的弱勢朋友或勞動族群做肝篩，目標只有一個，那就是讓全國民眾每個人都能檢驗B、C肝，大家一起來保肝，進而消滅肝病。

截至二〇二四年五月底，共計舉辦了八六四場保肝篩檢，講座數千場，全臺三六八個鄉鎮市區已走訪三百個，跑遍了一六四個偏鄉，總服務人數近七十萬人次，里程數超過四十一萬公里。

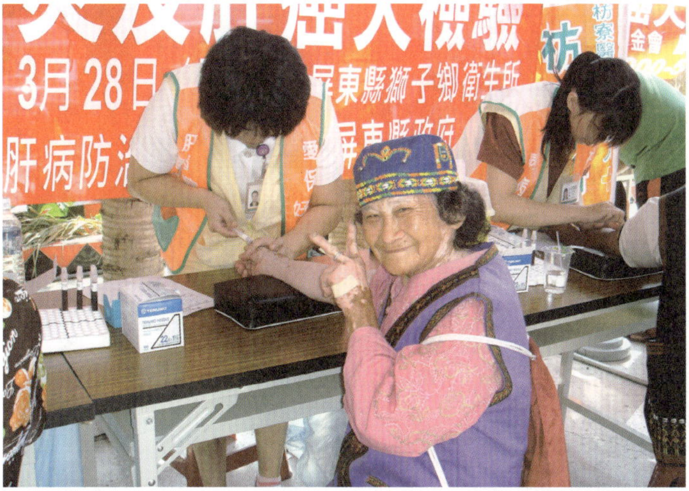

30年來，肝基會保肝篩檢列車足跡遍及全國各偏鄉離島，有些地方還多次前往，行動里程數相當於繞行臺灣395圈，至今篩檢場次達864場，服務近70萬人次。

換算一下，肝基會保肝列車至今已環島三九五．九圈，繞地球將近一〇．三圈，行動力驚人。

高齡逾八十，仍開著保肝列車趴趴走

掌控方向盤的是肝基會執行總監黃老師，她一想到前方另一座山頭內的和平鄉還有好多居民等著篩檢，就算道路再怎麼顛簸，路途再如何艱難，也要依約前往。畢竟，多篩檢一個人，就可能多救回一條人命，保住一個家庭的幸福。個性颯爽的她直扯著嗓門喊著：「不行不行，還是要開過去，你們都不要（往窗外）看，你們一看就叫，一叫，我就麻煩了！」

黃老師神情堅定，兩眼直視前方慢慢行駛一段時間後，她突然感覺腳下油門有些不受控制，內心猜想可能是爆胎了。怕引起車內同仁們的驚慌，她不動聲色，雙手握穩方向盤，腳微微踩煞車，讓車體緩慢往前滑行，直到抵達一個類似平台的地方才將車子完全停下來，鬆了一口氣。這時，大家才知道剛剛經歷了一段超驚險時分，車子爆胎了，狹窄山路一邊是山壁一邊是溪谷，車子非常有可能直接撞上山壁，幸好前面有個小空地，黃老師沉穩地將車慢慢靠停下來，將醫護義工們從極度危險中，平安帶領出來。

還有一次，她開著一輛老舊的福特七人座休旅車，載滿人員與活動所需物品，往海拔一千四百公尺的台十八線阿里山公路緩緩攀爬，引擎聲有點沉重，噗嚕噗嚕換氣聲迴盪在清晨四點的山谷之間，聽來格外詭譎不安；車窗外大霧迷濛，這是前往阿里山達邦部落的唯一道路，黃老師別無選擇，即使能見度很低，也只能緊盯前方，謹慎踩油門繼續往上開，心裡不斷告訴自己：「不要怕，沒事的！」

類似這樣驚險的突發狀況，恐怕伸出雙手雙腳都不夠數算，次數頻繁到問起黃老師時，她直笑笑搖頭說：「太多太多次了，很多細節我都記不得了。」

肝基會成立不久，黃老師剛從松山國小退休，她早就打定主意退休後要投入公益活動，回饋社會，「肝病是國病，每年很多人因此失去性命，所以我選擇來這裡。」經由朋友介紹，知道有肝基會這善心組織，二話不說就來當義工，例如大力協助舉辦在國父紀念館的第一場大型募款音樂會，此後，在許金川教授邀請下成為全職員工，擔任執行總監一職至今。

黃老師在學校時帶過跳繩隊、扯鈴隊，編舞、辦活動樣樣都行，固定每天晨泳的她體能佳、毅力過人，一進入肝基會工作，看著當時剛租下來偌大卻空蕩蕩的辦公空間時，她給自己加油打氣、在心中默默想著：「我不懂醫療，辦活動我總可以吧！」

把人擺對了，充分發揮長才，成果自然到位。肝基會的首場大型活動一出師便告捷，那場活動於一九九六年四月十四日在臺大醫院大廳舉行，這是肝基會第一場免費肝炎篩檢暨肝病防治宣導講座，從規劃現場動線、場地布置、人員調度、物資控管等等，都出自黃老師之手。活動很成功，廣受好評，也讓許教授更具信心，啟動「保肝列車」全臺走透透。

草創時期，人力物力資源有限，每分錢都要用在刀口上，每個工作人員會自動攬事情做，很能吃苦耐勞。有回開會時，黃老師聽到許教授打算要開車到各地做篩檢服務，她立刻自告奮勇要當司機：「我很習慣開車，技術也還不錯哩。」

就這樣，開啟黃老師「校長兼撞鐘」的日子。她成了肝基會保肝列車的靈魂人物，懷著高度使命感一手包辦活動大小事，整合內外部資源，開車帶人載物翻山越嶺，四處奔波，風吹日曬也不覺辛苦，匆匆三十年飛逝仍樂此不疲。她至今已八十有餘，依然身手矯健，完全看不出年紀，經常親自開車四處洽談活動。

驚！肝腫瘤跟釋迦一樣大

篩檢這麼辛苦，是什麼力量促使大家願意這樣衝拚，年復一年，堅持至今？工作人員會說出一個又一個的真實故事，故事結尾如果是好的，正激勵大家歡歡喜喜捲起袖子繼續幹活；如果是悲劇收場，令人憂傷，反而誘發出另股士氣，他們嘴上總是掛著這句話：「如果能更早去呼籲、去宣導做篩檢，也許就能更早發現，救回一條性命了。」

肝基會曾規劃要用三年的時間跑完臺東各鄉鎮，做到第三年時，在鹿野遇到一位種釋迦的果農，主動到篩檢現場協助布置場地、綁紅布條、發宣傳單，相當熱心。當他綁好紅布條後，黃老師提醒他順便去抽血、做超音波檢查。萬萬沒想到，這名熱心果農一做腹超，竟然照出好多顆瀰漫性腫瘤，其中有顆「跟釋迦一樣大」，趕緊將他轉介至鄰近醫院，確診是肝癌後，醫護人員叮囑他要回醫院接受治療。通常，篩檢活動結束後，肝基會行政人員得在短短幾天內做好資料整理、登錄、再將報告郵寄出去，有需就醫或轉診的，就由護理師定期追蹤。

肝基會護理師發現這位果農遲遲沒接受治療，幾次電話過去都無人接，猜想可能忙於農事，無暇接聽。護理師不氣餒一次次去電，終於話筒那端有人接了，果農說，他一定要把這一批釋迦收成之後才能去動手術，不然他根本養不活全家，這可是他這一季唯一的收成啊！隔沒多久，肝基會收到一大箱釋迦，又大又甜美，打電話去致謝時才知道，熱心果農已經因病況不佳，回天乏術。

黃老師感慨萬千說著：「如果我們早一、兩年開始跑臺東，也許就有機會及早發現，不要讓腫瘤有機會長那麼大，一條性命很可能就有救了。」基金會每次到偏遠鄉鎮做肝篩時，會看到很多這樣的「肝苦人」，他們要先養家糊口，為了生計，根本無暇理會自身疾病，拖著拖著，便拖過最佳治療時機。

不讓遺憾一再發生，開往偏鄉離島深山

不想讓遺憾再度發生，保肝列車上緊發條，開往離島、離島外圍的小小島嶼、各處偏鄉、深山內的村落、濱海漁港……

新竹寶山鄉，一名三十多歲年輕人來接受篩檢，意外發現罹患肝癌，他相當驚訝，因為自知有B型肝炎，年年追蹤，肝指數都正常，來到肝基會義診現場做了胎兒蛋白檢查，才發現肝癌已經悄悄在體內壯大，三公分的腫瘤，經過切除，病情順利獲得控制。彷若重生般，這名年輕人更加熱愛生命，選擇到社福團體從事助人工作，他想將自己意外撿回的人生，努力活得更有意義。

保肝列車除了在臺灣奔來駛去，也「飛往」離島，展開跨海篩檢。肝基會團隊第一次搭小飛機去蘭嶼時，當地居民說從來沒做過超音波檢查，聽來令人詫異及心疼。蘭嶼隸屬臺東縣管轄，合理推估在當時，臺東縣內的醫療資源恐也不足，無力照顧到外島居民的健康。顯然，這又是一個篩檢死角，幸好肝基會勇於突破，而且加倍幫忙；肝基會攜帶許多篩檢設備飛到蘭嶼，很多義工好友們也前往協助，工作人員就住在核電廠的宿舍，大家克勤克儉，努力完成蘭嶼居民們生平第一場的篩檢活動。

還有一次要跨海去馬祖東引，本來飛機要飛到南竿，卻因為天候不佳改飛北竿。這下麻煩來了，當地沒有人可以到機場接送，黃老師奮勇跑到馬路上不斷揮手求助，每來一部車就先分批讓幾位工作人員上去，才總算把所有工作人員加上大批醫療物資送上車駛往碼頭，大隊人馬在碼頭換搭小船前往南竿。過程中，彼此互相協力，路上坑洞多，醫師擔心推著行李可能讓機器受損，乾脆一路抱著重達二十五公斤的超音波機器去搭小船，確保篩檢活動開張時機器安全無虞。

縣長以「天使」形容篩檢團隊

跨海去外島篩檢，挑戰不少，有很多突發狀況待解決，沒親身經歷過的人，難以想像。二〇一五年三至五月，肝基會結合7-ELEVEN共同推動「救救肝苦人」計畫，橫越二五三公里前進澎湖做篩檢，將許多不可能化為可能，成果斐然。先是前往白沙、望安、花嶼、七美做第一階段免費肝病抽血及病毒量篩檢；相隔一個多月後，由肝膽胃腸科義工醫師攜帶超音波儀器跨海為所有B、C肝帶原者，做第二階段的腹部超音波檢查。總計為六二四名澎湖居民完成抽血檢驗，為二五一位居民完成腹部超音波檢查，其中有多人被檢出肝炎、肝硬化甚至癌症，再一一協助轉診就醫。

時任澎湖縣長的陳光復先生，以「天使」形容肝基會團隊，他很感謝肝基會帶著頂尖醫護人員為澎湖四座離島鄉親做檢查，協助鄉親及早發現疾病，減少死亡威脅。「澎湖居民肝硬化、肝癌發生率高，肝基會跨海來到澎湖，就是希望協助鄉親提早找出肝病、提早治療，」肝基會總執行長楊培銘教授指出。

本身是澎湖白沙人、中央健康保險署黃三桂前署長，對肝基會團隊前往澎湖做篩檢，表達深深感謝之意。他提到，澎湖過去環境不好，大家很勤儉，花生吃不完捨不得丟、發霉照吃，對肝很不好；澎湖是臺灣肝病、肝癌發生率相當高的地方，「感謝肝基會許金川教授團隊來到澎湖，為我的故鄉鄉親守護健康。」

黃老師直言，這趟澎湖篩檢最困難的地方是，每個鄉都是離島，從臺灣飛抵馬公市之後，搭船到望安要五十多分鐘，如果要到更遠的七美鄉，需耗費近兩個小時。

行程緊湊、馬不停蹄，大批人馬接下來又輾轉搭船到望安鄉花嶼村，位於望安島西北稍南距離約十八公里左右，是澎湖縣最西方、最古老的小島，只有百餘人居住，地處偏僻，仰賴海洋維生。

日正當中扛機器，掛起棉被當屏風

在花嶼村，全島找不到一台四輪的汽車，沒有接駁車協助，醫護及義工們只好帶著自己的物品、拉著超音波機器及醫療相關裝備，顛顛簸簸，一路走到衛生室，個個滿頭大汗，揮汗如雨。有人嚴重暈船，身體不太舒服，下船時還有點站不穩，慢慢拉行李走到衛生室，喝口礦泉水之後，也跟著大夥進入工作備戰狀態，很快打起精神。

花嶼衛生室設備頗為簡陋，只有一個床鋪（檢查床），黃老師趕緊聯繫，又加了一個臨時的床，兩張檢查床之間要劃出區隔，製造出隱私空間，找不到屏風，只好用棉被布條暫時擋一下，讓民眾接受檢查時能稍微安心些。

難得有來自臺灣本島的醫護團隊，花嶼衛生室一位男護理師非常熱心，騎著摩托車挨家挨戶把當地居民一個個呼喊過來，要大家把握機會來做超音波檢查。有些老人家行動不便、無法走路，男護理師就用摩托車把人載過來，來回多次也不嫌累，畢竟機會千載難逢，一個也不能少。

一整天忙碌下來，結束篩檢工作要離開花嶼衛生室時，大家已經累到不行，沒氣力再把所有物品用手拉著拖著走到碼頭了，該怎麼辦呢？整個小島上根本就找不到一台四輪汽車啊。

想來想去，有了，資源回收車！

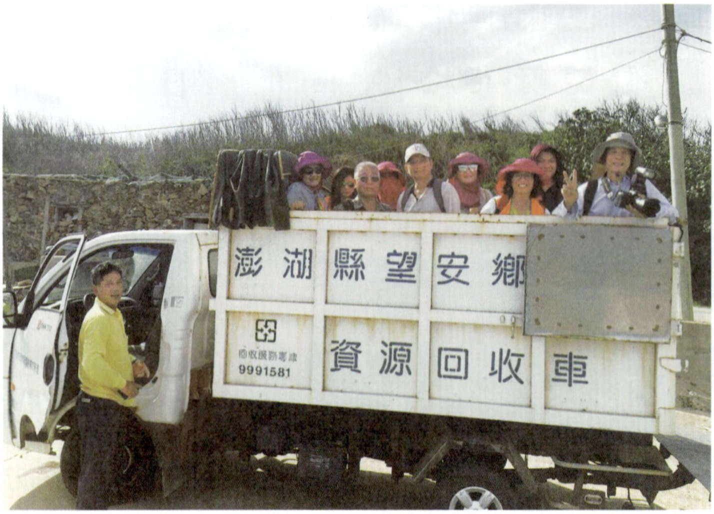

肝基會跨海至澎湖望安鄉做保肝篩檢，島上找不到四輪汽車，工作人員坐上資源回收車當交通工具。

在無計可施之下，也只能調來全島唯一的資源回收車，稍微打掃乾淨，再把所有物品搬運上去，所有工作人員也全部擠站上去，開往碼頭。資源回收車只能行駛到碼頭附近，無法靠緊碼頭，必須跨過好幾艘船，才能抵達預定搭乘的那艘船。這時，也只能靠工作人員或抱或扛或兩人接力，將一箱箱物品搬到船上，光是超音波儀器一台就二十五公斤，體力消耗極大。

隔天，再搭船到白沙鄉。

在白沙鄉拉起紅色布條，篩檢活動如火如荼展開，醫護團隊發現這裡的居民有B、C型肝炎的比率很高，尤其是C型肝炎。黃老師記得清楚，這次篩檢篩出兩位，也協助轉診兩位，其中一位從來沒做過超音波檢查，也從來不清楚自己有B肝帶原，這次來參加篩檢義診才知道自己有肝病，但已經是肝硬化了，又有不明腫瘤，同仁趕緊協助轉診；還有一位疑似肝癌，幫他轉去大醫院做進一步的檢查。

一趟澎湖行動員大批人馬，總計有四位醫師、三位護理師加上六位工作人員，花了四天跑了四個島，輾轉更替換乘多種交通工具，為離島居民守護健康，令人敬佩。

拜會地方大老

一場偏鄉或離島篩檢服務，在出動大批人馬之前，黃老師會提早在前一年就規劃好，平均每場活動，她會事先親自拜訪當地三次。正式活動前一天，她帶著幾位工作人員當先遣部隊，把場地布置好，各項醫療用品一切就緒，隔天一早，來支援的肝膽腸胃專科醫師一抵達，即可展開防治宣導演講，同時進行抽血或超音波檢查。

拜會「地方大老」，應該是行前準備最重要的工作之一了。

一般來說，肝基會在某鄉鎮舉辦保肝篩檢活動之前，一定會先準備好伴手禮、勤走鄉里，設法端出各種社會網絡「拉關係」。誰的小學同學的誰目前在衛生局工作、誰的叔公的誰現在是里長太太、誰的前任長官目前是當地某醫院院長等等。有「拉關係」在推動活動過程中就比較「沒關係」，有點像是「挾熟人以令地方意見領袖」，黃老師等人親自登門拜訪，畢竟見面三分情，見了一次、兩次、三次，幾次之後再登門時彼此就像朋友般熱絡了，這時坐下來溝通討論事情自然順暢許多。通常，肝基會團隊一定會先跟地方衛生局、衛生所聯繫好，同時拜會當地幾個主要的醫院，確保到時候可直接把篩檢有異常的民眾轉介過去。

拜訪當地意見領袖那更是重中之重，抓出一個「粽子頭」，就會有一串的鄉親出來做篩檢。黃老師親自上門拜訪時通常會討論要聯絡幾位鄰長或里長？要包幾輛車？有多少人報名？什麼時候要造冊完成？誰負責造冊？如果當地還有更深山裡的村民要出來做篩檢，需要補助多少交通費或如何包車接送？篩檢活動的場地勘查、當天活動的動線規劃、需幾位醫護人員與義工、工作人員住宿需求等等，籌備細節相當繁瑣。

等到活動開始，篩檢過程中還有得忙，一旦發現來篩檢的民眾肝臟有異狀，在旁服務的諮詢義工，會隨時上前解惑或協助就醫指引。這也是為何肝基會每每出動保肝篩檢列車之前，總會跟當地或鄰近醫療院所做好聯繫的原因了，同時編列醫療協助費用。對肝基會來說，篩檢後的追蹤關懷、就醫治療都做到了，協助才算完整。

援助弱勢，補貼健保不給付的費用

肝基會的醫護志工團隊經常發現，好不容易將民眾或高風險者呼喚出來做篩檢之後，如果沒及時做好後續追蹤治療，尤其偏鄉部落，居民可能上山打獵或忙農事或出海捕撈，到時候想再去找人回來治療，簡直難上加難。為了確保需追蹤治療的篩檢者能獲得完善醫療，肝基會除了固定撥一筆錢給當地醫院之外（例如收一個個案兩千元，若不夠就自行補貼），同時編列醫療協助，貼補醫藥費，針對中低收入戶和弱勢肝病族群，提供交通費用與健保不給付的經濟協助，減輕病友負擔。

住在雙溪山區的吳伯伯，七十多歲，長年務農，身體一向硬朗，連感冒都很少發生。有一年，肝基會前往當地舉辦篩檢，在雙溪衛生所積極宣導下，吳伯伯做了生平第一次的醫療檢查。

沒想到，第一階段的抽血檢驗發現，他不僅患有B型肝炎、C型肝炎，肝臟發炎指數（GOT、GPT）飆高，B肝病毒量也是很高。

檢驗報告一出來，肝基會護理師立刻通知吳伯伯做進一步的腹部超音波檢查，發現肝臟內有近兩公分的腫瘤，即緊急協助轉診國泰醫院進行手術切除。務農維生的吳伯伯無法再以勞力賺取微薄收入，生計陷入困境，肝基會隨即啟動醫療補助計畫，補助項目包括往返醫院和住家的交通費及手術治療費用，共約兩萬多元。

三十年來，肝基會已經在全國各鄉鎮提供無數個「吳伯伯」這樣的援助，真實案例多到不勝枚舉。其中，有一樁個案令肝基會更是費盡心思，經評估後還提供生活協助長達一年多，地點在全臺灣最南端的屏東縣。有回，保肝篩檢列車開到屏東縣牡丹鄉時，正好遇到颱風來襲，天空像破個大洞般，暴雨直直落，擋風玻璃前的雨刷拚命刷好像也起不了作用，雨水模糊了前方視線，到處都在淹水，連小溝渠也成了汪洋。義工醫護團隊們沒有退卻，連臺北去的大醫師們也跟著捲起褲管，穿著拖鞋，踩在水深及小腿肚的積水裡，繼續在衛生所提供的場地展開篩檢工作。

米糧青菜送到家，接駁病患去看診

這次篩到一名原住民，正值壯年，確診肝癌。肝基會很快地啟動醫療協助計畫，準備幫他申請經濟補助時才發現竟然不符合資格。他以拾荒維生，住在一間破舊茅草屋，茅草屋在他名下，有房產就不能列入低收入戶，他的姊姊是眼盲，弟弟整天喝酒，他辛苦拾荒攢了一點錢就被弟弟拿去買酒喝，一家人狀況都不太好，日子拮据，該怎麼辦呢？

「我們如果給補助金，很可能會被他弟弟拿去喝酒喝光了，但他又不能不接受治療，」黃老師蹙眉輕嘆，邊說邊搖頭。

大家想到一個折衷辦法，恰好當時牡丹鄉衛生所主任每星期要去看診一次，就請住在高雄的義工先買好米糧、青菜等，拿給主任，由主任帶去衛生所，再由衛生所的護理人員送到這位原住民家中；當他需要回診義大醫院時，就自己從原鄉部落搭車到高雄車站，義工去車站載他去醫院，結束後再送他去車站，這時就把事先採買好的食物給他，至少生活飲食有著落。

為了食物新鮮，不敢買太多，才會以一星期為單位備餐。如此來來回回提供交通、生活等協助長達一年半左右，直到這位原住民病友過世，這場愛心接力才結束。

前進監獄，為受刑人篩檢

肝基會矢志消滅肝病死角，把沒有做篩檢的人一一揪出來，甚至連監獄也不放過，因為吸毒（針頭感染）而感染C肝的比率很高，早期罹患C肝只有干擾素可用，副作用大，很多病人沒能完成治療又散回到社會各角落，肝基會醫護義工團隊努力突破篩檢死角，前進監獄找出潛在肝病病人。

肝基會每年拓展篩檢業務，在臺灣本島、離島所有的偏鄉一一插旗，唯獨各地的監獄，因為沒有門路，只能留白。不過冥冥中似乎有安排，二〇〇五年，時任法務部長的施茂林先生，來到了許金川教授的門診，兩人一拍即合。

施部長聽到肝基會多年來為各地肝苦人舉辦篩檢，也想到了監獄裡的受刑人，提議：「何不來監獄篩檢？」許教授相當支持，兩人的起心動念是希望這些受刑人未來出獄重返社會與工作崗位時，需要有健康的身體。得到施部長的大力支持後，團隊便開始動員、聯繫，以桃園男子監獄做為監獄篩檢的第一站。

然而監獄畢竟是集中了許多罪犯之處，多數的人都會有點膽戰心驚，而獄方也為肝基會同仁安全著想，並未開放讓死刑犯、有暴力傾向、有愛滋病的獄友參與篩檢。為了準備好第一次的篩檢，團隊與監獄的個管師聯繫，在篩檢前先勘查場地，才發現監獄裡的環境與大多數人的想像相當不同，乾淨又整潔。

看到桃園男子監獄中有個大禮堂，肝基會執行總監黃老師辦活動的本性與熱情被激發。除了抽血篩檢外，她特別邀請有「三金歌王」美譽的知名男歌手殷正洋，與肝基會好友簡文秀前往表演唱歌，沒想到相當受歡迎，受刑人每一首歌都琅琅上口，甚至唱得比麥克風還大聲，聲音繚繞整個禮堂。

在監獄篩檢過程中發生一些趣事：有時檢驗人員怎麼都抽不到血，受刑人說：「我來！」，腳一抬，自己從腳底下抽血給檢驗人員，令檢驗人員目瞪口呆。

在第一次監獄篩檢結束後，這三年間，肝基會的腳步還前進到金門監獄、桃園女子監獄、綠島監獄、澎湖監獄、臺北看守所等地。篩檢了三一九六位受刑人。而這些受刑人中，吸毒入獄者眾多，吸毒者因共用針頭，在所有接受篩檢的人數中，有三七・六％罹患C型肝炎，所有的篩檢結果交給當地衛生所協助後續的追蹤。

結合宮廟，保平安也保肝

肝基會挖空心思找尋篩檢死角，看看還有哪些地方值得開拓。長年深入各地接觸鄉親的肝基會發現民間信仰的力量很強大，是許多善男信女生活重心之一，於是決定再度主動出擊。結合不同的宗教團體及宮廟，自二〇〇六年起，首度與高雄市代天宮合辦篩檢宣導，往後幾年陸續跟東港東隆宮、松山慈祐宮、木柵的指南宮、蘆洲湧蓮寺、艋舺的龍山寺攜手做篩檢。從臺灣頭到臺灣尾，保肝列車持續走遍全臺，一一消除肝病死角。

過程中，肝基會得到許許多多人的幫助。例如在二〇一九年十一月二日，保肝列車開往許金川教授的故鄉屏東東港鎮，來到當地香火鼎盛的信仰中心東隆宮廟埕前，免費替民眾抽血篩檢肝炎及肝癌。這場活動與屏東縣衛生局及東隆宮合作，所有篩檢費用完全由屏東鄉親和在地企業捐款襄助，鄉親們拿出愛心，用自己的力量照顧在地肝苦人，令人感動。

當天活動還請到最具代表性的臺灣保庇天后王彩樺小姐擔任保肝大使，屏東縣衛生局施丞貴局長、東隆宮伍水源董事長、前內政部陳威仁部長，也都親自蒞臨現場，共同呼籲大家挽袖驗B肝、C肝，相招來顧肝。川流不息的信眾加上踴躍前來篩檢的民眾們，讓現場氣氛相當熱絡，一個上午就篩檢了一七〇八人。

二〇二〇年，在聰泰科技、瑞昱半導體榮譽董事長葉博任先生居中牽線下，肝基會與臺北市艋舺龍山寺聯合舉辦「免費肝炎及肝癌大篩檢」活動，同時啟動「保肝健康認知問卷」，雖然正值COVID-19疫情，現場人潮仍絡繹不絕。問卷調查活動開始三個半小時後，即突破四五〇〇人

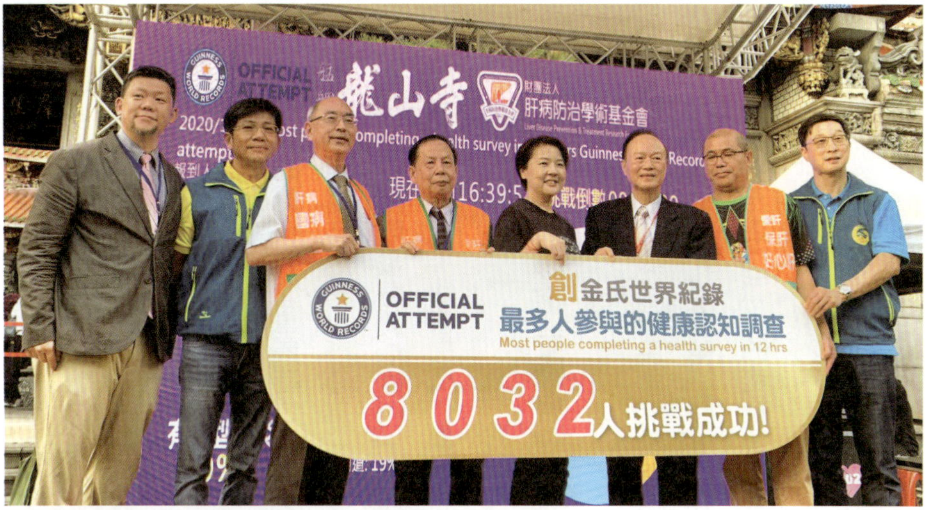
OFFICIAL ATTEMPT
龍山寺
財團法人 肝病防治學術基金會
OFFICIAL ATTEMPT
創金氏世界紀錄
最多人參與的健康認知調查
Most people completing a health survey in 12 hrs
8032人挑戰成功!

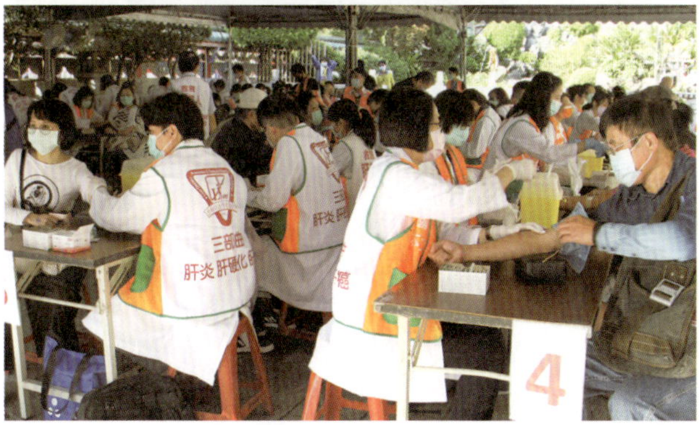

肝基會與艋舺龍山寺攜手合作的大型篩檢活動，結合宗教、醫療、科技，希望能拋磚引玉，不管哪一種信仰都能一起加入消除肝病的行列，讓臺灣成為沒有肝病的國度。

「金氏世界紀錄」門檻，活動從早上八點持續到下午兩點，在六個小時內有高達八○三二人完成保肝篩檢，創下金氏世界紀錄！被國際譽為主動保肝佳話，且展現企業社會責任，榮獲「二○二一亞洲企業社會責任獎（健康推廣獎）」，此保肝活動並刻入龍山寺的石碑上，永傳於世。

宮廟模式很成功，讓肝基會士氣大增，再接再厲往各地宮廟前進。許金川教授認為，肝病防治最後一哩路，要借助民間信仰力量，不只求心靈平安，更要實際照顧肝臟健康。

2 各界愛心人士幫大忙，一起救救「肝苦人」

肝基會的運作有個重要特色：「集眾人之力，行眾人之事。」每一次的保肝防治宣導活動，除了有專業醫護人員、行政及義工團隊之外，更有許許多多「無名英雄」默默藏身於活動內。這些無名英雄可能是某企業老闆、中高階主管、某政府機關首長或知名演藝人員，他們捐出寶貴時間、人力及金錢，成就一場場篩檢義診，救治無數病患。

深山部落的篩檢「盛會」

尤其是前往偏鄉或原民部落，路遠事雜，需要動員更多資源，總會有許多來自四面八方的愛心人士共襄盛舉。肝基會保肝列車曾於二〇一一年四月三十日前進知名的「梅之鄉」，也就是位於中央山脈和玉山山脈上的南投縣信義鄉。

信義鄉地勢陡峭，境內高山峻嶺，溪流蜿蜒，孕育豐富的自然生態與景觀，是玉山國家公園入口處，風景如畫，每逢梅果成熟時，吸引許多人來賞梅或品嘗各種梅製品。早年，部落居民較常飲酒，容易有酒精性肝炎，受制於交通不便、醫療資源缺乏，不容易及早發現肝病，等到發現時往往病情嚴重，難以救治。為了避免悲劇持續上演，來此大力宣導肝病防治及篩檢工作，更顯重要。

當年這趟南投縣信義鄉肝病篩檢活動，肝基會在規劃時別出心裁，特別邀請超偶歌手江明娟擔任代言人。她出生於信義鄉，她的哥哥曾在婚禮當天因飲酒過量引發猛爆性肝炎，新婚夜竟然躺在急診室病床上，讓穿著白紗的新娘在旁啜泣，看了令人鼻酸。還好，哥哥幸運被救回一命，但這段令人心驚的往事，深印在江明娟心底，難以忘懷。因此當肝基會同仁邀請時，她二話不說，爽朗應允。

篩檢前一天，照例，由黃老師領軍，帶著基金會同仁、醫護人員及義工們分批攜帶超音波儀器及抽血管等裝備上山。從臺北一路奔馳趕路，抵達山上時天色已暗，所有工作人員在信義國中教室打地鋪，克難睡一晚。隔天清晨五點，天光微亮，這批先遣部隊已早早起床，前往篩檢場地信義國中的活動中心進行準備工作，擦洗、清掃、場地布置、掛紅布條等等。

另一頭，來支援篩檢義診的埔榮醫院、埔基醫院及南投衛生局、信義鄉衛生所醫護人員也是一早天未亮就驅車上山，直奔信義國中活動中心與肝基會人員會合。信義鄉史強鄉長偕同夫人早早便盛裝親臨現場，迎接這一大群愛心團隊。事前宣導奏效，六點半不到，已經有許多當地鄉親陸續前來排隊等篩檢，隨著陽光漸漸露臉，人潮也逐漸湧現。

時任肝基會執行長許金川教授不僅親自出馬，還號召了許多貴賓一起來做義工，包括義大皇家酒店陳敏薰董事長、米堤飯店李麗裕董事長、好心肝義工團郭瑞惠會長等人，紛紛放下繁忙行程，親赴山區做公益；信義房屋股份有限公司、財團法人感恩社會福利基金會、統一超商也熱情贊助本次篩檢活動；另外還有企業捐贈物資，包括南僑化工股份有限公司贊助南僑水晶肥皂、山水米實業股份有限公司贊助有機白米。民生用品在當地很搶手，鄉親們做完篩檢拿到這些贈品時，個個笑逐顏開，無不歡喜。

史強鄉長當場捲起袖子，接受抽血篩檢，還不斷在現場走動，頻頻呼籲鄉親們要把握這難得的機會，只見現場扶老攜幼，反應相當熱烈。當天總計有四〇九位民眾接受抽血篩檢，其中有四十八名需要另做腹部超音波檢查，活動圓滿落幕。

與7-ELEVEN攜手，推動偏遠地區肝篩
澎恰恰創作保肝歌

肝是咱的寶貝
平常時伊無啥愛講話
一定著愛甲伊照顧好勢
健康快樂一生一世……

這是藝人澎恰恰義務為肝基會創作的保肝歌曲《快樂人生寶貝肝》，歌詞簡單明瞭，旋律輕快，僅花四十分鐘便完成創作。緣由是，肝基會在二〇〇六年四月左右，正緊鑼密鼓籌辦「輕鬆做肝檢，不會肝著急」活動，規劃時有人提議將保肝知識化成通俗歌曲，最好能讓眾人琅琅上口，在記者會上一併推出。這想法很棒，唯一的考量是活動迫在眉睫，去哪裡找人創作保肝歌曲呢？

很幸運地，肝基會資深義工、資深藝人石英先生出手幫忙，他推薦創作型實力歌手澎恰恰先生。記者會時間進入倒數，原本肝基會不太有把握能否成事，沒想到，一連絡上澎恰恰並表明來意之後，他爽快應允，願意兩肋插刀。他說，石英是帶他入門的師父，在石英換肝之後，他才知道肝臟平時沒有症狀，等到有感覺時都太晚了，因為這緣故，他樂於共襄盛舉。

果然是創作型實力唱將，從填詞到譜曲，竟只花了短短四十分鐘就大功告成。執行總監黃老師又驚又喜，連忙請支持肝病防治不遺餘力的警廣電台幫忙，當晚，澎恰恰便在錄音室錄製這首保肝歌《快樂人生寶貝肝》原唱版，他自彈自唱，全曲簡潔卻充滿真性情，令人感動。隔沒幾天，他帶著吉他突然出現在肝基會辦公室，原來他又創作出保肝歌第二部曲，特地來教唱，可說是打從心底情義相挺。

這場記者會形同鳴槍起跑，蓄勢待發。當天，肝基會宣布與推動公益不遺餘力的統一超商合作，連續五年，每年固定合作三個月，舉辦「輕鬆做肝檢，不會肝著急」募款活動，募款所得悉數用於推動全國肝病防治宣導及偏遠地區肝病篩檢之用。多年後回望，能與擁有數千個門市的統一超商聯手共推，的確有助於整合更多資源，肝基會因此全國知名度竄升，讓保肝列車由點而線到面，加速往全國各鄉鎮街頭巷弄擴展，堪稱是相當重要的關鍵合作。

時任統一超商資源整合群王文貴協理在記者會上表示，多年來，統一超商從鄉鎮到都會，努力在每條大街小巷中做大家的「好鄰居」，正因為分分秒秒和大家生活在一起，因此統一超商提出「公益生活、隨手行善」的理念，透過結帳後隨手捐出發票，既簡單又方便的行善方式，可幫助更多弱勢族群，重享生活溫暖。

許金川教授也在會中指出，臺灣肝癌的死亡率高，中南部地區比北部地區高，鄉村又比都市高，很多偏遠地區的肝癌患者拖到末期才到臺北就醫，可見偏遠地區肝病篩檢資源甚為缺乏，導致病患無法早期發現；更有一些偏遠地區的病患缺乏健康識能，不知道肝癌可循正規治療而痊癒，聽信傳言，選擇食用偏方草藥而延誤治療時機。為了要消除肝病，需往下扎根，肝基會採「鄉村包圍城市」策略，將肝病篩檢推廣至全國各角落。

別具意義的還有，當天出席記者會貴賓之一，立夫基金會董事長林穎曾女士親臨會場現身說法。她先生（陳立夫先生之子陳澤寵）在北京接受換肝手術失敗不幸往生，她化悲傷為力量，站出來呼籲民眾平時要有正確的保肝知識；她也坦言當時人在海外，不清楚臺灣有個肝病防治學術基金會，如果知道，她一定會打電話來求取專業諮詢，說不定可阻止一樁憾事發生。

「歐巴桑」免付費保肝專線誕生

肝基會初成立時即設立「保肝專線02-23825234」，尚無免付費專線，知名度也還沒打開，不是每個人都知道一旦有肝病問題有專線可諮詢解惑。加上當時長途電話費昂貴，中南部民眾每每打電話來諮詢，顧慮電話帳單，往往簡單幾句便匆匆結束，服務無法「完整到位」。也因此，如果能籌募到足夠經費設置免付費電話，讓全臺灣各地鄉親都能輕鬆獲得保肝資訊，成了肝基會同仁多年來的心願之一。

林穎曾女士在記者會上的真心感言，促使一樁美事發生。向來劍及履及的許金川教授隨即表示，只要能籌足經費，一定會在最短的時間內完成這項服務。

心存善念，天必佑之。這心願，很快便實現了。透過與統一超商攜手努力，肝基會募款狀況漸入佳境，二〇〇八年三月，「0800-000-583免費肝病諮詢專線」開辦了，是全國第一支非營利、純服務性質的免付費保肝專線，末三碼五八三，諧音同「歐巴桑」，方便民眾記憶。日後，無論市話或手機來話，電話費統統由肝基會買單。隔年，服務再進化，專線服務時間延長自早上八點三〇分至晚上九點，假日無休，只要民眾有需要，相隔再遙遠，一通電話，就能獲得由專業醫護人員提供，最正確且親切的保肝諮詢服務。

善心與愛心持續碰撞，燃起更大的火花，光芒萬丈，影響範圍無遠弗屆。一場又一場持續不斷的「救救肝苦人」公益募款活動，不論是發票捐或零錢捐，民眾響應熱烈。有些篩檢活動在超商門市舉行，由店長擔任第一線保肝義工，結合附近里長、衛生所的宣傳以及熟客的口耳相傳，宣傳效益加倍；有些活動則與其他機構或企業合作，將篩檢場地移往山區內的學校禮堂或社區活動中心，嘉惠更多偏遠鄉親。

肝基會把來自全國7-ELEVEN門市募集的所有愛心善款，全數用於全國各地偏鄉篩檢與衛教活動，聯袂合作才三年，累計服務人數就達三四五〇二人。也因為成果顯著，原本僅預計攜手五年，繼續展延下去，一年又一年，合作長達十四年之久。接著因COVID-19疫情暫停數年，直到二〇二四年，雙方重啟合作，持續把愛送往偏鄉山野。

效應如漣漪般擴散出去，與7-ELEVEN合作的往後數年內，許多企業也紛紛響應，陸續與肝基會攜手舉辦「愛肝保全家，愛心零錢捐——一人一元、消滅國病」、「愛肝發票隨手捐」、「疼惜你的肝——保肝好書義賣」等聯合公益活動。鼓勵民眾發揮愛心，幫助國人對抗肝病，讓更多人得以「愛肝、保肝、好心肝」。

保肝幕後重要推手，臺灣流通教父徐重仁

提到肝基會與統一超商成為多年合作盟友，故事可追溯到二十多年前，其中有位關鍵人物，前統一超商總經理徐重仁先生。

徐重仁先生不僅帶領統一超商坐穩零售龍頭寶座，更創立近五十家公司，持續帶領企業獲利，因而有「臺灣流通教父」稱譽。他身體一向健朗，早年因健康檢查而與肝基會結下深緣。

把員工當成家人，「讓與工作相關的所有人都幸福，」是徐重仁先生經營企業的重要信念，在他領軍下，統一超商很早就投入公益事業，服務顧客奉獻社會，「與大家共好」。海內外急難賑災，他從不落人後，行動思惟卻很不同。他說，對一個企業而言，當然可以直接捐個幾億給基金會，或者直接一大筆錢到海外幫忙某個地震海嘯受災地區，然而「透過零錢捐，尤其全國有五千多個點，只要再搭配大眾媒體廣為宣傳，讓大家知道如果要捐錢就去各地門市，隨手捐發票或捐零錢，這意義是，由社會大眾共同愛心捐，每個人一點點，積少成多，再把這個錢由合作對象例如基金會來運用，凝聚的力量更大，發揮的效益更廣，還能讓兩個機構的內部文化藉此交流。」甫從日本返返臺，徐重仁先生百忙中抽空受訪，為我們上了寶貴的一課。

可以想見，當年許多非營利團體無不挖空心思，努力爭取和統一超商舉辦零錢捐等公益合

作，苦於籌募款項的肝基會同仁也摩拳擦掌，躍躍欲試，但不知該如何爭取合作。正巧，有次，徐重仁先生回診，陪診的護理師謝宛娟把握機會探問，當場得到徐重仁總經理善意回應：「可以啊，妳們就寫一份提案企劃書來。」

太棒了！好消息傳回肝基會，眾人無不欣喜若狂。很快地，苦惱也跟著來了，因為「老實說，我們雖然做篩檢做那麼久了，可是我們沒有真正專業的行銷人員，也不知道怎麼寫一份合格的企劃提案，我們唯一的專業是醫療，」宛娟坦言當時同仁們面臨的窘狀。

令人詫異的是，沒多久，時任統一超商公關主管王文欣經理來基金會拜訪許金川教授，她想深入了解肝基會。「欸，是我們需要您們的幫忙，怎麼反而是您們來拜訪呢？」許教授甚受感動，開始對這家企業文化產生好奇，經常研讀徐重仁先生著作，從這些經營管理書中領略再三，至今念念不忘。而這兩家機構自此結下深厚情誼，成了彼此的堅定盟友。

擅長行銷的徐重仁總經理也經常面授機宜，提供肝基會各種寶貴意見與支持，他曾傳授「波浪理論」，成了肝基會持續推展社會運動的動力，掌握到該如何與社會、民眾溝通，傳播健康與愛心。

他強調：「要做生意，首先要了解你的顧客，了解他們怎麼過生活、有什麼想法，再思考他們需要什麼？我們可以提供什麼？」、「即使是非營利機構，但行銷重點類似，不管是產品開發、創新或廣告行銷，都要講求手法；必須像海浪般，在一個大波浪之後，緊接著幾個小波浪，如此大浪、小浪循環，源源不絕，才能讓影響持續，這便是和消費者持續溝通的最佳模式。」

就這樣，一筆一筆，手把手慢慢教、逐步調整，至少教了兩年多，對肝基會日後發展，影響相當深遠。

3 全民奮起捐愛心

肝基會能逐步成熟發展，實仰賴各界人士鼎力協助，有錢出錢、有力出力，有些是企業團體，而更多則來自小額捐款。

拾荒老人寄來一日所得

每一份來自各界善心人士的挹注，不論多寡，肝基會同仁們懷著「受滴水之恩，當湧泉相報」之心，將資源妥善運用，甚而寫成一篇篇報導，刊載在會刊上，永誌不忘。打開會刊第三期，略為泛黃的紙張上，仍清晰可見這則報導，標題是：「拾荒老人的五〇元」，原本這則故事在基金會同仁間流傳著，不知由來為何，這次編寫此書，訪問資深元老員工蔡幼華，才知道這份紀錄出自她之手。

有天，從負責財務的同事手中拿到這張捐款劃撥單，背面通信欄處寫著：「這張存款紙是在路上撿拾的，敝人平日依賴拾荒日收幾十元維持。今寄去五〇元作基金雖然無價值太少敬請勿見怪。敝人是一日一元運動，照現在的物價昇漲太厲害，五〇元之微少連家庭貧困的小孩都不願意

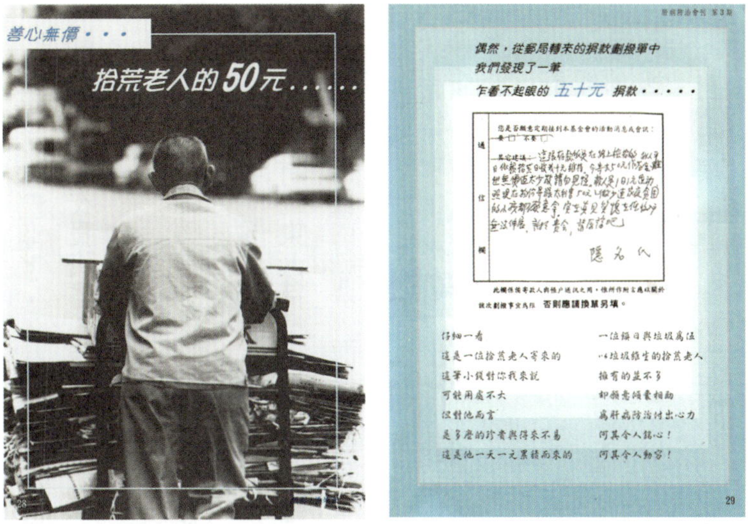

善心無價・・・

拾荒老人的50元……

肝病防治會刊 第3期

偶然，從郵局轉來的捐款劃撥單中
我們發現了一筆
乍看不起眼的 五十元 捐款・・・・・

隱名氏

此欄係備寄款人與帳戶通訊之用，惟所作附言應以關於
該次劃撥事項為限 否則應請換單另填。

仔細一看
這是一位拾荒老人寄來的
這筆小錢對你我來說
可能用處不大
但對他而言
是多麼的珍貴與得來不易
這是他一天一元累積而來的

一位鎮日與垃圾為伍
以垃圾維生的拾荒老人
擁有的並不多
卻願意傾囊相助
為肝病防治付出心力
何其令人窩心！
何其令人動容！

28　29

1997年7月出版的《肝病防治會刊》記載著一張50元的捐款劃撥單，署名「隱名氏」，一位拾荒老人將其所得捐出，為肝病防治付出心力。

拿，實在真見笑，愧在低收入戶無法伸展，謝謝貴會，請原諒吧。隱名氏。」

一看到這筆捐款，幼華感動莫名，特地為此製作兩頁版面，放在一九九七年的會刊內，以資紀念。她至今回想仍情緒高漲地說：「一日所得耶，天哪，多少人可以把自己的一日所得整個捐出來，實在是令我太感動了。」

總監黃老師後來也回憶補述這段，她記得很清楚，「在一九九六年，我們篩檢出一名罹患肝癌的年輕人，讓他及時接受手術治療而康復，他平常在拾荒的父親有天在撿垃圾時，撿到五〇元，竟然寄到基金會感謝我們。」數十年過去，許金川教授對這筆愛心捐贈仍感懷在心，念念不忘，他說，「基金會的成功靠的是這些默默支持我們的人。」

令幼華印象深刻的還有一次，那時她負責媒體企劃兼公關活動，事情多又雜，經常埋首工作，她的辦公座位在肝基會六樓大門進來第一個櫃台，這樣只要有人進來，她可以第一時間就瞧見，前往接待，避免怠慢來客。

這天，大門開了，一位榮民伯伯站在眼前，說要來捐款。幼華趕緊從座位上起身招呼，伯伯年紀很大，衣服陳舊，緩步走到幼華面前，再慢慢從口袋掏出一張張紙鈔，幾乎每張都皺巴巴的，全部掏出來，一張張仔細數了數，總共兩千八百元，小心翼翼捧給幼華，說要全部捐給肝基會，接著就準備轉身，沒打算多停留，他說還要搭公車回家，家在北投，有點遠。

可能是老伯伯的誠意太感動人了，幼華至今仍記得這位親切和藹的伯伯，她說：「我感覺他把他身上僅有的東西都拿出來了，全部捐給基金會。」善心無價，對肝基會同仁而言，榮民伯伯捐出的不止口袋內鈔票，而是那份良善之心，關懷公眾的大愛，令人感佩。

捐奠儀、捐婚禮禮金，捐「另一半」

許多人用一己之力持續照亮來時路，讓肝基會有更多能量往前拚衝，做篩檢防治，救助更多人。每份善心義舉背後都有個感人事蹟，有些是出於喜事，有些是化悲傷為力量的例子，有人捐出紅包，也有人捐白包，真是愛心滿人間。

資深醫藥記者詹建富先生捐出母親奠儀，即是一例。

他的母親身體一向健朗，突然有天食慾不振、體重減輕加上出現黃疸症狀，趕緊送醫救治，檢查後發現膽管長了腫瘤，且因為部位太接近肝臟門脈，不適合開刀，只能接受膽汁引流術的治療，未料，短短兩個月即不幸過世。詹建富是前民生報醫藥版資深記者，在醫療資訊傳播上認真耕耘十多年，平時為讀者提供正確翔實的醫療新聞，對推廣肝病知識的宣導防治更是不遺餘力，他萬萬沒想到，母親竟然會被病魔快速奪走性命。

詹家兄弟姊妹深感肝膽疾病帶來巨大危害，悲傷之餘，手足們一致決定將母親的奠儀捐贈出十萬元給肝基會，做為日後免費肝病篩檢的基金，期盼透過早期篩檢、早期治療，不再有人因肝膽疾病受苦甚而失去寶貴性命。

在眾多默默捐款中，也有因喜事而捐贈的暖心故事，例如前財政部長許嘉棟先生將兒子的婚禮禮金悉數捐出，此善舉在喜宴上傳為佳話。

曾任財政部長、中央銀行副總裁、中研院經濟研究所所長等職的許嘉棟先生，從一九九八年就受邀擔任肝基會榮譽顧問，他是許金川教授的高中同學，多次邀請許教授前往金融機構進行保肝演講，促成保肝宣導與募款範圍擴及至金融界，長期以一己之力，協助推動國人肝病篩檢防治。

許嘉棟先生總謙稱僅能為肝基會盡棉薄之力，其實他早就將夫人郭瑞惠女士「捐」給肝基會。郭女士個性開朗、樂於助人，受邀擔任義工會會長長達二十多年，她親力親為，號召義工協助篩檢及行政事務，如今基金會義工群已逾三〇〇人，功不可沒。郭瑞惠女士說：「許金川教授是我敬佩的拚命三郎，我公職出身的先生無法捐大錢，他除了把老婆捐出來，也常想還能為基金會做些什麼。」

許嘉棟夫婦其實已經做得很多了，竟然連下一代也跟上腳步，捐出婚禮禮金。二〇二〇年一

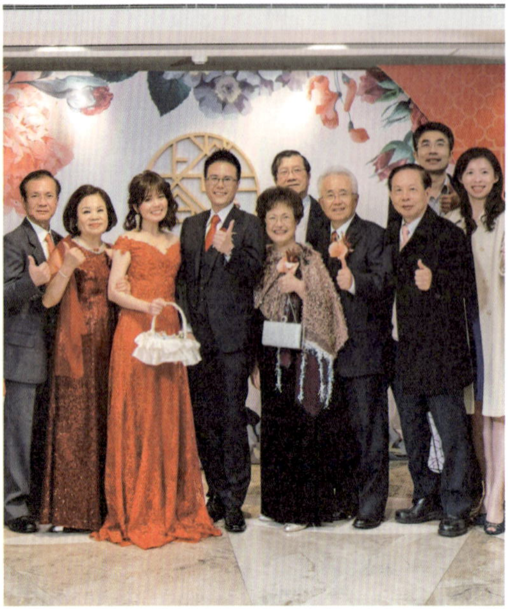

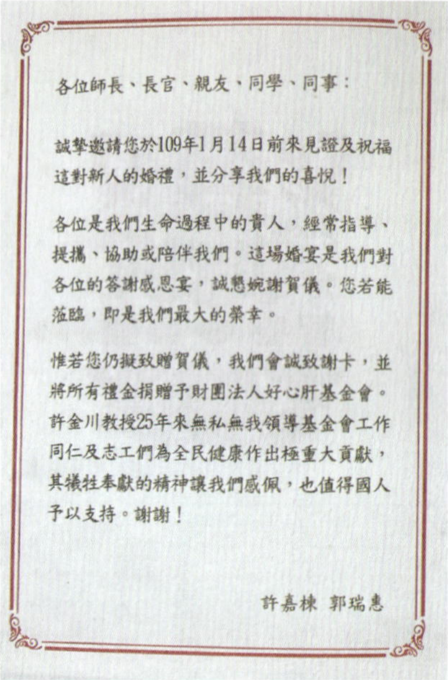

各位師長、長官、親友、同學、同事：

誠摯邀請您於109年1月14日前來見證及祝福這對新人的婚禮，並分享我們的喜悅！

各位是我們生命過程中的貴人，經常指導、提攜、協助或陪伴我們。這場婚宴是我們對各位的答謝感恩宴，誠懇婉謝賀儀。您若能蒞臨，即是我們最大的榮幸。

惟若您仍擬致贈賀儀，我們會誠致謝卡，並將所有禮金捐贈予財團法人好心肝基金會。許金川教授25年來無私無我領導基金會工作同仁及志工們為全民健康作出極重大貢獻，其犧牲奉獻的精神讓我們感佩，也值得國人予以支持。謝謝！

許嘉棟　郭瑞惠

肝基會榮譽顧問許嘉棟教授（前排右三）及義工會會長郭瑞惠女士（右四），將長公子許智睿與陳諺瑩小姐結婚禮金逾140萬元，全數捐贈支持肝病防治，公益善舉傳為佳話。

月中旬，許嘉棟夫婦長子許智睿先生迎娶新聞主播陳諺瑩小姐，這一家人都有著樂善好施之性情，他們將婚宴當天收到逾一四〇萬禮金全額轉捐基金會，並由許教授代表基金會向新人及雙方家長致上誠摯謝意。

早先，他們在喜宴邀請卡上附上緣由，並於婚宴上致詞時介紹基金會的貢獻與目標，獲得婚宴貴賓們的認同。許嘉棟先生表示：「邀約的貴賓都是有恩於我們的人，這場婚宴是我們對各位的答謝感恩宴，能蒞臨參與已感榮幸，因此婉謝賀儀。如果貴賓仍致贈賀儀，我們會將所有禮金捐贈予好心肝基金會，雖然金額有限，但眾志成城，結合貴賓的心意為肝病防治貢獻心力。」

透由一場婚宴，將所有親友對新人的祝賀凝聚成一樁大善行，投入公益，可說是集眾人之力，化小愛為大愛。

這般大愛，還包括了肝基會資深義工李麗華女士一家人，肝癌殘酷奪走了李麗華女士十二位親友生命，因此「下一個會不會是我？」的恐懼，一直是她內心揮之不去的夢魘。她深切體認身為肝癌家族的身心折磨，直到多年前的一場虛驚，幸而受到基金會團隊的悉心診治，至今她和先生及其他親友仍得以維持健康。她開始轉換心情，自己從肝癌夢魘中轉換過來，成為一位快樂義工，連她的兒子女兒也一起投入幫忙。有次麗華開畫展，她將畫作義賣金額全數捐給肝基會，甚而當兩個兒子及女兒結婚時，兒子女兒主動提議將結婚禮金捐贈基金會，這家人可說是「愛心家族」。

義工收發票對獎，點點滴滴救肝苦人

肝基會在全國各醫院、百貨公司、銀行、餐廳、購物中心、加油站、學校等處，放置「捐發票箱」提供民眾放入發票，這些發票需要有人收回來，並一張一張整理、兌獎，獎金全數用於基金會肝病防治工作。很多病友或病友家屬自願當義工，來基金會幫忙，當然也需要更多義工親自到各個點去收發票。

像是李麗華老師，每星期至少一兩天獨自搭公車從三重區一路收到板橋等地，收回二十個發票箱，再扛著一大袋發票回來，往返就是一整天。住在中部的麗華表弟最近也加入收發票義工行列，表弟說他的命是許金川教授救回來的，在臺大醫院順利換肝成功，目前已經回到正常工作與生活，一起用行動回饋肝基會團隊。

麗華就像承接收發票專案的召集人，認真思考如何統籌管理。她將全國各據點和各負責的義工名字製作成一大張表格，詳細記載誰在何時去哪裡收了多少張發票，用不同顏色區分張數、中獎金額、現金金額（有少許民眾會直接丟現金在發票箱內），經過她一筆筆核實後，再用不同顏色標註，表格細緻工整到眼力不好的人恐怕要使用放大鏡才清楚，最後將數字回報給肝基會財務人員。

從各地收回來的發票，需要義工幫忙整理、清算，肝基會辦公室內總有很多義工聚集一室，低頭默默整理著從一百多個據點收回來的成堆發票，其中有位「發票達人」謝媽媽，高齡八十多了，仍每天來「上班」，戴著眼鏡笑咪咪整理一張又一張的發票。

謝媽媽是肝基會資深義工，當年先生因肝癌過世，她感念住院期間受到許教授團隊的照顧，於是在先生百日後投入義工行列。她捐出自己的時間當義工，兩位女兒都在肝基會擔任護理師工作。臉上經常掛著慈祥笑容的謝媽媽每天晨起，將自己梳妝體面後，跟著女兒來肝基會，至今已十多年了，從沒缺席過，她說自己一天沒來就不心安，「我一直記著以前許金川教授對我先生的照顧，所以我是因為感恩而來，這裡是我第一個擔任義工的地方，也是我在丈夫離開之後的另一個家。」

別看謝媽媽年紀，她可是耳聰目明，面對著一百多個據點收回來的發票堆，除了專心埋頭清點，更「研發」出一套整理統計的流程。原本只用地點、月份來統計每疊發票、再過秤，就能推算出有多少張數，現在她更進步到增加了按照不同號碼尾數分類的作法，開獎時就先對尾數，這樣就能立刻知道哪些尾數要保留或去掉，「會更有效率。」

肝基會義工們來自四面八方，各有專業，經常互相交流，彼此像家人般感情很好，這當中，也有個關鍵義工，臺大護理學系老師、現任好心肝基金會義工服務總負責人黃貴薰副總監，她悉心安排所有義工的排班、人力配置以及教學訓練，讓將近三百位義工都能各得其所，貢獻己力。黃貴薰老師的先生朱宗信醫師本身是臺大醫院腎臟內科教授，他每天開車載妻子到基金會上班，且經年累月捐款支持肝基會，希望在保肝防治工作上盡份心力。

基金會執行長粘曉菁醫師曾打趣說，基金會這裡「收了很多被捐出來的先生、太太和小孩」。的確如此，有八十歲的義工堅持天天來門診中心當義工服務病人、有即將臨盆仍堅持做到星期五然後隔天去醫院生孩子的義工、有自己當「組頭」號召親朋好友分別去住家附近餐廳醫院便利商店收發票的義工，宮原眼科蘇丞斌建築師也對粘醫師說：「我太忙了沒空，我把老婆捐出來可以吧。」

各方支持不斷，善心義舉串起愛的漣漪

來自各方的善心持續不斷，當年以親切鄉土口音告訴人們「自然就是美」、更於日後締造自然美國際事業集團總裁的蔡燕萍女士，從一九九九年就以長期贊助方式，挹注肝基會研究基金，甚且慨然捐出她兩本心血之作《自然就是美——蔡燕萍談創業與經營》《蔡燕萍的護膚祕笈》版稅，支持相關肝病防治的醫學研究。

肝基會在創立初期能得到這番捐助，是一大鼓舞。時任執行長的許金川教授表示，難得的不

止是「金援」，更讓他們珍惜的是蔡女士的「情」，因為她不僅認同肝基會努力的方向，出錢出力，更願意從「根」做起，以「自然美」長期經營的企業精神，投注於肝病防治研究。

享譽國際的小提琴家林昭亮先生也為善不落人後，他特地回臺舉辦慈善募款音樂會，盼能喚起國人對肝病和糖尿病的認識。很少人知道，他十一歲那年就與父親永別，父親罹患食道癌，被病痛折騰、搏鬥多年後不敵病魔，對於被疾病奪走健康及全家幸福的苦，他有切身之痛。為此，他偕同知名音樂家邱玉蘭小姐、辛純純小姐、林士凱先生，於二〇〇五年十二月二十七日在臺北市新舞台舉辦一場慈善募款音樂會，同時協助肝病防治學術基金會和財團法人糖尿病關懷基金會，他希望用悠揚琴聲，撫慰許許多多受疾病所苦的心靈，並喚起國人對肝病及糖尿病的正確認知。

除了個人，有些企業對社會特別有一份使命感，希望能有所回饋。例如技嘉科技董事長葉培城先生，長年慷慨捐贈電腦給基金會使用，從肝基會成立至今所有能看到的電腦設備，全部是葉董事長所捐。因為他的父親早年有肝病，受到許教授悉心診治，基於感念救治父親之恩、讓愛能傳下去，因而以行動投入善舉。

現已歇業的臺北西華飯店，早年也曾大力贊助肝基會，全體同仁將預訂的公司周年慶生活動改以捐款方式呈現，別具意義。二〇〇五年十二月，臺北西華飯店正準備籌辦十五周年慶，在董事長劉文治先生及全體員工的決議下，同意將原本做為周年慶活動大筆經費的一千萬元，改以實際的愛心捐款行動挹注社會公益團體。而為了能幫許教授圓滿成立肝病健康中心的夢想，他率全體員工將這筆款項捐給肝基會，「基於取之於社會、用之於社會，期望能盡到對社會的責任，並喚醒大眾對肝病的重視。」

難能可貴的是，劉文治董事長決定在往後的五年，每年捐一百萬元做為肝病健康中心的維護費，藉此拋磚引玉，籌募更多肝病防治基金，為消滅國病而努力。時任肝基會執行長的許教授感動之餘，除致贈感謝狀，還頒發「保肝大使」聘書予劉董事長。

三十年來，感人肺腑的真實故事太多太多了，說不盡、道不完，一個又一個善心義舉串起了愛的漣漪，協助肝基會為消滅肝病而持續奮戰。如同許教授所言，肝基會能持續至今，靠的是眾多好友、各界人士始終不離不棄，用自己的方式，默默支持著，許多資深義工至今對肝基會仍充滿期許，他們希望許教授團隊能走得更遠、更久，「不忘初心」是眾人的叮嚀也是鼓勵。

4 讓生命從黑白變彩色

一個人走得快，集結一群人的力量卻可以走得更遠更久，更繽紛有光采。

許金川教授自三十年前從白色巨塔勇敢往外走，依憑著滿腔理念與憨直傻勁，帶領一群人走往社區、村里、高山、溪谷、海河港邊等各處「揭肝起義」，展開一場消滅肝病的全民運動。三十個年頭下來，肝基會開枝散葉，在全國各地設有分會，篩檢列車所到之處，也都有相互配合的醫療院所及醫護人員當後盾，共同成就一樁樁篩檢義診，救治無數生命。

許多被救治成功的病人，生命從此從黑白變彩色。不止於此，更多是病人變成義工，像點起盞盞明燈般，讓光與熱能持續傳下去，溫暖了無數人的心，也燃起更多希望，照亮人間美善。

換肝後，還能泳渡日月潭

經常可在肝基會舉辦的各種活動中，聽到人們熱情喊著「孫大哥」，循著招呼聲放眼望去，只見他身手矯健、體態挺拔，頭戴著棒球帽，身上揹著整套攝影器材在人群中穿梭，為活動留下一張張既真實又生動的紀錄。

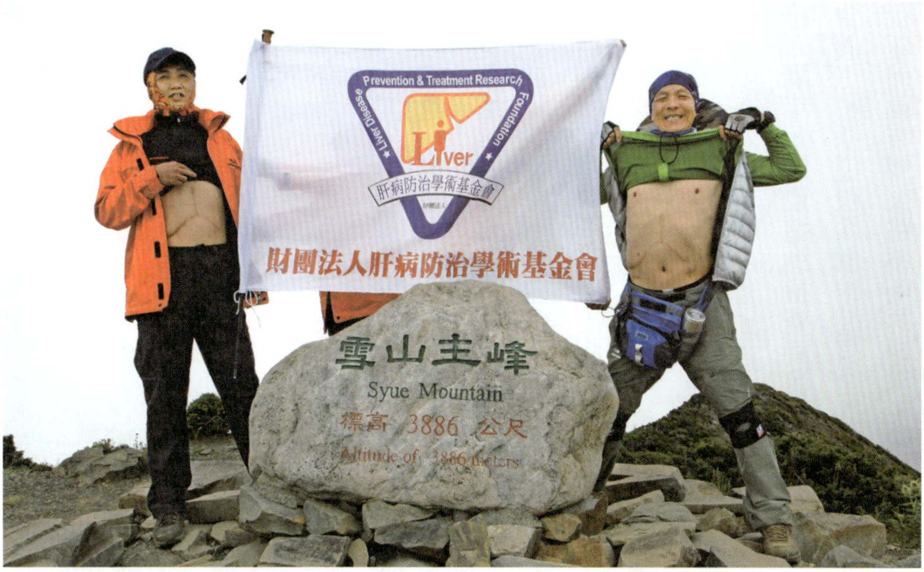

馬祖人孫道傑先生（右）是抗癌鬥士，換肝後還能泳渡日月潭，並與肝病病友們挑戰雪山攻頂成功，這也是臺灣首度有換肝病人登上雪山。他拉開衣服露出如同賓士汽車符號的換肝三道手術傷疤。

他是孫道傑先生，從小在馬祖北竿長大，二十六歲來臺灣開照相館，工作認真又勤奮，很快就積累足夠資金，陸續在臺北開了三家婚紗店，事業有成。三十八歲那年，因為抽血，孫道傑先生發現自己是B型肝炎帶原者。當時一般人對於B型肝炎認識不多，不清楚該如何正確防治，以避免走向肝炎、肝硬化、肝癌三部曲。尤其忙於事業的男士，心想頂多是定期去做健康檢查追蹤即可。

兩年後，孫道傑的哥哥罹患肝癌，哥哥是傑出工程師，不菸不酒，生活規律卻很投入工作，發病時才四十四歲，住在醫院接受治療。協助照料的他坦言，這是自己第一次驚覺癌症的可怕，五年後，哥哥不敵病魔，撒手人寰。猶記哥哥住院時，醫院護理人員說了一句話，孫道傑當場被觸動：「人的身體是一，其他都是〇。」這句話猶如一記警鐘，提醒他縱使賺了無數個「零」，前面的一垮了，後面有再多的〇，也無法成就千萬。

孫道傑有次參加許金川教授主持的衛生署（現已改制為衛生福利部）「家族性肝癌」研究計畫，才知道原來自己一家人都屬肝癌高危險群。隔沒多久，僅三十六歲的弟弟被診斷有肝癌，一發現就是末期，治療八個月即不幸離世。一連串的殘酷現實，孫道傑先生下定決心將如日中天的婚紗事業結束掉，從忙碌生活中脫身，他想認真成就那個「一」。真正提早退休時，他還不到五十歲。

身為肝癌高風險家族成員，孫道傑陪病過程中很認真吸收各種防癌保健知識，知道癌症是可以預防的。為了降低罹癌機率，他除了定期追蹤檢查，生活也轉為規律，早睡早起、飲食清淡、運動健身。他每天游泳一千公尺，整天神采奕奕，還加入肝基會當義工，各種活動都積極參與。曾是肝癌病患家屬的他很能感同身受，用心陪伴許多病友走過生命低谷，而他也善用原本攝影專業，為肝基會留下無數精采畫面。在參加肝病防治相關活動中，同時也累積了不少醫療新知，他曾自掏腰包購買肝基會出版的《怎樣照顧您的肝》一書三百本，贈送給遠在馬祖的鄉親們，只希望保肝愛肝的正確觀念能深入鄉親心中，讓馬祖的下一代能在沒有肝癌的陰影下，健康快樂成長。

就在看似人生一片坦途時，老天開了一個不好笑的玩笑。五十三歲那年，他發現得了鼻咽癌，隔年，定期追蹤檢查時發現肝臟有顆四．五公分的腫瘤，屬於原發性的肝癌。長期擔任肝基會義工，孫道傑像個準備齊全的戰士，即便要面對需切除四分之三的肝臟手術也勇敢迎戰，不接受任何偏方或來路不明的療法，即使日後再度復發，他依然以樂觀心境看待疾病，配合醫囑積極治療。

曾笑稱自己的肝臟經歷過「滿清十大酷刑」，他自承經歷鼻咽癌及肝癌，做過直線加速器治療一次、外科手術肝臟切除二次、電燒二次、栓塞七次、移植一次，十三次與死神擦身而過，「醫療過程雖然艱辛，但只要依照醫師指示，不吃中草藥偏方及過度加工的食品，不菸不酒，早睡早起，就能戰勝肝病。」

從病人家屬變成義工，從義工變成抗癌鬥士，抗癌過程中只要身體好轉，他仍持續投入公益，還邀請肝癌病友們前往他自行開闢的「快樂農場」踏青同樂，持續傳送愛與歡樂，精神實在令人感佩。更值得開心的是，他經歷換肝手術後身體依然健壯，成功泳渡日月潭，也成功攻頂雪山，基金會因此榮獲世界山岳醫學會表揚，臺灣醫療照顧可以做得這麼好，其正面積極能量鼓舞了許多肝病病人。

許多肝病病友樂於分享自身抗病歷程，即使已經痊癒也願意拋開個人隱私，不畏「被社會貼上標籤」，挺身而出，協助肝基會宣導正確保肝防治。例如曾任陸委會主任委員暨總統府副祕書長蘇起教授、立法委員高金素梅女士、義聯集團董事長林義守先生等等，對正處於抗病階段，心情容易低落、陷入憂愁的癌友們來說，猶如被點亮起一盞希望明燈，幫助非常大。

病友變成義工，幫助更多病人，彼此關懷，學習將災難轉為祝福，彷彿是一場場生命陪伴生命的至善盛宴，映照出臺灣最美的風景，相當激勵人心。宋瑞樓教授曾說：「幸好我們有大批的義工，沒有他們的存在，很多事情是不可能的，我對他們表示崇高的謝意。」

肝基會從二〇〇六年開始，定期舉辦肝癌病友及家屬支持團體，由基金會護理師及臺大社工師合力主持。依不同主題邀請心理師、營養師、宗教師、病友等進行分享，陪伴肝癌病友及家屬充分瞭解疾病，減少慌張恐懼，順利走過生命低谷。有時也會規劃短期旅遊，邀請大家走出戶外，在大自然中感受更多美好，有些人因此漸漸展露出久違的笑容。

別小看病友，換肝也能登百岳

「二〇一二年世界肝炎日，肝病防治學術基金會，好心肝病友雪山攻頂成功……」，斗大的白色字體映襯在紅色長布條上，在高山上飄揚，清晰可見。這是一場別開生面的肝病病友活動，由時任基金會副執行長粘曉菁醫師擔任領隊，帶著一群病友們首度攀登百岳——雪山，生命從黑白變彩色。

雪山屬於雪山山脈，標高三八八六公尺，地處雪霸國家公園境內，是全臺灣第二高峰，僅次於玉山山脈的玉山主峰（三九五二公尺）。攀爬雪山主東峰這條路線，對登山老手來說算入門等級，但對於肝病病友而言，挑戰不小；為了接受這嚴峻考驗，行前團員們早已相約爬了好幾次臺北郊山，個個精神抖擻，整裝待發。

啟程的時刻到了，眾人抵達武陵農場大水池登山口，這裡是攀登雪山的起點，也是挑戰人生新高峰的開始。

一切以平安為最高原則，基金會謹慎以對，組成一支陣容堅強的專業隨隊醫護團，出發前所有團員的身體狀況都經過專業評估，確保狀況無虞。

往海拔二四六三公尺的七卡山莊挺進，從白天走到夜幕低垂，夏日山區夜晚氣溫約攝氏十多度，空氣沁涼如水，天上的星星閃閃發亮，點點繁星串成一片星河。許多團員說，這是他們生平見過最璀璨的美景。

微光中，一行人整裝後再度出發，山路蜿蜒陡峭，第一次攻百岳的團員們氣喘吁吁，登山經驗豐富的許金川教授夫人洪淑娟醫師不斷提醒大家「慢慢走、不要說話、記得調氣、調節呼吸」，彼此陪伴下，再艱難的路程也能一一克服。隨著視野漸擴，遠方群山環繞，雲朵連綿無盡，大夥咬牙揮汗，往最後一哩路邁進。

終於，在體力幾乎耗盡的狀況下，七月十五日中午十一點半左右，拖著疲憊與沉重的腳步，團員們陸續登上雪山主峰，見證海拔三八八六公尺的奇蹟。病友孫道傑、黃煒傑、李春淑也一一抵達雪山主峰基石前，振臂歡呼：「我們做到了！攻上雪山了！」大家忍不住激動相擁、熱淚盈眶。

這是臺灣首度有換肝病人登上雪山，意義非凡。對他們而言，不僅在於締造紀錄，而是一場完成自我挑戰的壯舉，只要堅持下去，樂觀積極，依然可創造出生命無限的可能性。

攻頂雪山經過六年之後，在七二八世界肝炎日前夕，肝基會的紅布條再度飄揚在高山群峰，寫下嶄新紀錄。二〇一八年六月十二日清晨五點零三分，領隊洪淑娟醫師帶領病友無畏風雨、克服險峻地形，順利攀頂，成功挑戰臺灣第一高峰——玉山。此行三位換肝病友何佳洲、鄒寶霖、何清全先生忍不住情緒激動，當場拉開衣服，露出換肝的三道如同賓士汽車符號的手術傷疤，高聲吶喊：「有好心肝，人生是彩色的！」

是的，肝病並不可怕，只要能掌握先機，接受治療，都可恢復健康，再創巔峰人生。

5 馬祖——肝病防治成功典範

「拓荒」離島，協助馬祖肝癌防治

再往前追溯，早在肝基會正式登記成立之前，許金川教授等人便率先奔往離島進行肝癌研究調查，在馬祖地區推展肝病篩檢，成效顯著。隨著經驗累積，逐漸建立起一個篩檢模式，成為肝基會往各偏鄉離島推而廣之的範例。

許教授仍是年輕主治醫師時，門診經常有來自馬祖的病患，一發現便是晚期肝癌，腹部超音波影像下，肝腫瘤往往已長得很大顆了，難以救治。加上那時治療藥物還不成熟，即使能接受手術治療，預後也未必良好。病患及家屬既無助又悲傷，哀號、下跪求助的景象，不斷在診間重複出現。醫者仁心，許教授老早就想為當地民眾做點什麼。

許教授曾前往病患孫道傑先生的馬祖老家拜訪，無數年過去仍印象深刻，「我去他家看，嚇了一跳，他家前面後面左右鄰居，幾乎每家每戶都有B肝帶原，太普遍了。」

早年馬祖地區醫療資源匱乏，居民缺乏肝病防治概念，不知道B肝帶原需要定期追蹤檢查。孫道傑先生從小就以為有B肝帶原很正常，因為家裡前後左右鄰居每個人都有帶原，還以為這就

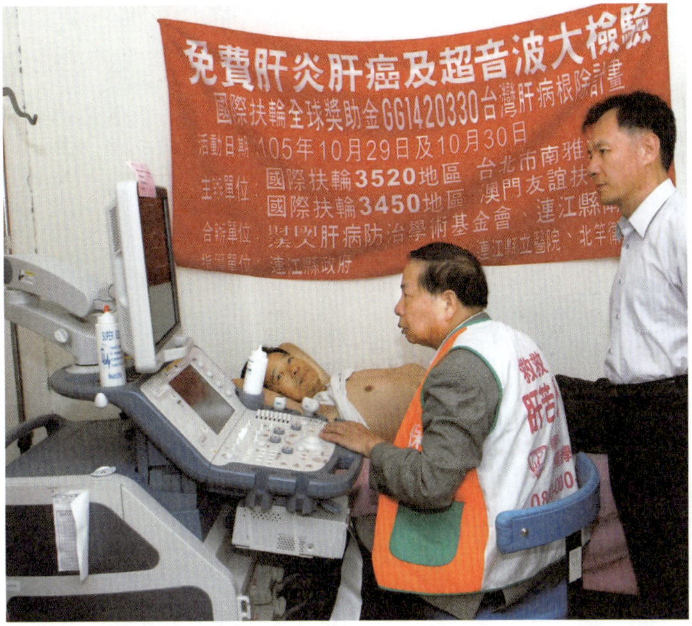

早在肝基會正式登記成立之前，即在馬祖地區推展肝病篩檢，逐漸建立起一個篩檢模式，成為肝基會往各偏鄉離島推而廣之的範例。圖為許金川教授為前任縣長楊綏生檢查，時任縣長劉增應（右一）在旁關心。

像是血型一樣，沒啥嚴重。沒想到長大後，家族裡很多長輩紛紛罹患肝癌，老家附近的長輩們也一個個因肝癌過世，他的哥哥弟弟也不幸因肝病而英年早逝，這才明白事態嚴重。本身也經歷肝病所苦的孫道傑先生進而投入保肝行列，成為肝基會資深義工。

扭轉馬祖人命運，一九九三年是關鍵的一年。

那年，劉增應醫師接下連江縣衛生局長一職，他是土生土長的馬祖人，自臺北醫學大學畢業後便返回家鄉行醫，長年從事第一線臨床工作。他深知當地醫療資源貧瘠，和臺灣本島差距甚大，總想著該如何改善家鄉醫療環境，尤其是早年馬祖地區居民B肝的盛行率和胃癌、肝癌的比率，比臺灣本島足足高出四倍至五倍，許多病例發生於四、五十歲壯年期，且往往一發現就中晚期了，對家庭社會造成極大衝擊。

也因為如此，劉增應醫師一接掌衛生局長，即積極邀請臺灣大學公衛學者呂宗學教授，針對馬祖離島居民做完整的健康需要評估，透過生命統計分析法，證實了馬祖胃癌及肝癌的死亡率高於臺灣本島。緊接著，連江縣衛生局與臺大流行病學研究所攜手合作，從前端篩檢做起，展開第一波「馬祖地區消化系癌篩檢及追蹤計畫」，再透過臺大流行病學研究所陳建仁教授引薦，由林肇堂教授及許金川教授團隊主導馬祖地區胃、肝癌防治計畫。

搭船搖晃十六個小時，終於看到陸地

那個年代，往返臺灣馬祖是極其辛苦的旅程。路途遙遠，早期的交通工具主要是海軍AP運補艦為主，每個月自臺灣運來軍糧、武器、彈藥等戰備物資，隨著戰地政務解除，往返運輸工具逐漸改善，才有比較好一點的客輪或船隻可選擇，例如「臺馬輪」。從基隆碼頭搭乘「臺馬輪」跨過黑水溝、橫越臺灣海峽，在汪洋大海中得經歷搖晃將近十六個小時，暈船嘔吐是家常便飯，萬一海象不佳，遇到大風強浪，恐怕得二十多個小時才能踏上馬祖陸地。日後，多了空中運輸可選擇，有小型十九人小飛機可搭，不過常常因天候因素取消飛行。

剛卸下連江縣縣長職務的劉增應醫師談起這些當年往事時，言談中滿是感恩，說沒幾句話就不斷「謝謝、謝謝」，他非常感謝並敬佩許教授當年的義助。

他記得很清楚，自己剛接任衛生局長前一年，馬祖剛解除戰地政務，當地環境或交通運輸等各方面條件欠佳，許教授團隊每次前往，光是攜帶超音波等醫療設備及相關用品就煞費周章，公務行李大包小包個個沉重，一行人浩浩蕩蕩經歷海洋長時漂流，搖得頭暈目眩總算踏上馬祖之後，還得再換搭小車或乘船接駁，前往其他鄰近小島展開篩檢調研工作。

「現在講起來很輕鬆，幾句話帶過，但這整個過程是非常辛苦的，尤其那時候馬祖剛解除戰地政務，算是在前線，一開始只有軍艦可搭，許教授不畏舟車勞頓，願意帶團隊來協助我們，照顧馬祖鄉親的健康，這個計畫從一九九三年到現在都還持續中，很不簡單啊，前陣子許教授還帶基金會團隊過來，跟我們討論下一波超音波篩檢計畫，我實在很感謝他，很敬佩他。」

時代的眼淚，戰備米成了馬祖居民的健康殺手？

可能臺灣本島的民眾不太清楚早年馬祖景況，為何B肝盛行率和罹患肝癌比例這麼高，肝癌死亡率更是臺灣本島的四至五倍，幾乎挨家挨戶或家族裡都有許多人被肝病折騰，甚至奪走性命，而且家族性肝癌病例特別多。

一九八四年，劉增應醫師從臺灣完成醫學訓練後便束裝返回馬祖行醫，他經常在門診發現很多中壯年有肝臟疾病卻不自知，最令他印象深刻的是有位年輕母親帶著幼兒來看診，才三十多歲，做超音波檢查，「一掃，就是肝癌，腫瘤十公分大，長的位置不太妙，估計生命只剩半年不到，實在很難過。」

一九四九年之後，國民政府遷臺，馬祖成了軍事重地，軍管期間，馬祖人每日吃的米糧都由軍方掌控做為戰備之用，既然是戰備，表示所有的米都必須囤積起來以備不時之需，囤積的方式是「推陳不出新」，老百姓「永遠都在吃舊米」。新米從臺灣本島運到馬祖後要先放入倉庫存起來，放到最裡面，再把舊米往前面堆存，依序發放給百姓吃。保存環境及條件也沒特別講究，往往米都放到發霉，恐怕都遭受黃麴毒素汙染了，馬祖百姓也只能照吃不誤。根據臺大流行病學研究所陳建仁教授團隊的研究發現，馬祖地區肝癌罹病率高，黃麴毒素的曝露劑量也高，這兩者之間有高度相關。

初抵馬祖，許金川教授團隊舉辦肝病篩檢義診及衛教講座，當地鄉親聽說有遠從臺北來的醫師，好奇又新奇，開始願意走出家門去量血壓、抽血做檢查，但多數居民仍持觀望，覺得沒病幹嘛去看醫師。這群滿腔熱血的臺大年輕醫師們不願在衛生所枯等，乾脆「主動出擊」，下鄉到各地篩檢義診，隨著肝基會保肝列車多次回到馬祖，深入各村落社區做肝病防治篩檢宣導，馬祖鄉親才漸漸有了疾病預防觀念。

早期馬祖是一個較為封閉的地區，在這邊做疾病調查研究相對有利，經過摸索、修正，逐漸建立起一個醫療篩檢模式。劉增應醫師解釋，一開始，大家知道這裡肝癌很嚴重，希望儘可能早期發現、早期治療，但還沒辦法尋找一個最好的方式介入。例如一開始用腫瘤標記胎兒蛋白去偵測，可惜那時測出發現敏感度不夠，直到許教授團隊到來，才知道原來超音波是很好的工具，對於高危險群的偵測，無論敏感性或特異性都非常高。經過多次討論，最後採取兩階段篩檢模式。

第一階段是，先抽血同時搭配問卷調查。如果發現有B型肝炎、C型肝炎、酒精性肝炎、肝硬化等肝功能異常，或有家族史、肝病疾病史，再針對這群高危險群進行第二階段篩檢，腹部超音波檢查。早期，整個馬祖地區只有一台超音波儀器，也只有劉增應醫師一人能執行超音波檢查，緩不濟急，所以每次許教授帶隊來到馬祖，通常會配置七、八位肝膽胃腸科醫師，同時攜帶三、四台超音波，協助做高危險群的肝病篩檢。

「當時許教授帶來的這些醫師不僅很專業，篩檢效率也很高，一次就攜帶好幾台超音波儀器，一年年下來，愈來愈能篩到小型肝癌，可以早期發現一些剛發病的鄉親，比如一、兩公分，」劉增應醫師說，原則上，三公分以下的肝癌經過切除，病人五年存活率都達九〇％以上，幾乎是可痊癒的。

也因為肝癌防治效果很好，劉增應醫師設法籌措經費，例如跟衛生署（現在衛生福利部）申請經費或找肝基會補助，逐一將肝癌、胃癌篩檢變成馬祖居民的常規項目。

馬祖鄉親對疾病預防觀念上有很大的突破，加上預防醫學介入，胃癌、肝癌逐漸獲得控制，以肝癌死亡率為例，二〇二二年馬祖地區肝癌死亡率每十萬人才僅十二人，臺灣本島則十七～十八人；全癌症死亡率馬祖地區每十萬人口八六・一，遠遠低於全國每十萬人口一一六・〇。

往昔對照之下，不論醫療設施或預防保健，今日馬祖真是不可同日而語。劉增應醫師念念不忘感謝肝基會，超過三十年的支持與陪伴，持續至今。

「馬祖是臺灣肝癌防治最成功的典範。」許教授演講時常說這句話。除了劉增應醫師對鄉親的愛心之外，馬祖居民由於地理環境，居民定期篩檢率高，追蹤容易，因此，早年去馬祖做肝癌篩檢，看到的都是末期肝癌，後來看到的都是一、二公分小肝癌。

有一次許教授在臺大醫院診間看到了一個來自馬祖的肝癌病人，肝癌很大，許教授嚇了一跳，問他：「你不是住馬祖？沒有定期檢查嗎？」這位病人回答：「我搬來臺灣一、二十年了！」原來如此，臺灣民眾「南漂」、「北漂」者，常忘了定期追蹤檢查是主因。

6 根除C肝

虎哥，干擾素治療C肝生不如死

C型肝炎成為人類醫學史上「第一個」能夠成功治癒的「慢性病毒感染症」，是非常了不起的成就，有一位指標性人物見證了C肝醫療的突破性進展。

人稱「虎哥」的林錦堂董事長，於一九九五年創立斯巴克集團，是臺灣清潔服務業的領導者，從火車、高鐵軌道及車廂內外，到總統府外牆，甚至是交通隧道的整體清潔，都由斯巴克包辦，專業備受肯定。

事業有成的他，因為加入南港扶輪社，跟著參與保肝篩檢活動而接觸到肝基會。由於自身為C肝病人，十分認同基金會，平時即義務協助好心肝門診中心的環境清潔消毒工作。有次好心肝服務中心地下一樓因糞水管破裂釀成水災，臭味四溢，虎哥二話不說立刻派出團隊前來清理。他們忍著惡臭深入「災區」賣力噴灑消毒藥劑，將浸泡於糞水中的雜物一一取出打包，花了大半天時間終於收拾好殘局；對於同仁們的辛勞，體恤部屬的虎哥也特地包紅包致謝。

在新冠肺炎疫情期間，虎哥也心繫好心肝病人的就醫環境，硬是排出時間、人力，每周帶領專業團隊至好心肝各樓層進行清潔消毒作業，提供病友安心、安全的就診環境。

此外，出身花蓮玉里鎮的他，念及家鄉醫療資源不足，許多鄉親因缺乏健康意識，從未檢查過自己有沒有B肝、C肝，因此，不只一次與南港扶輪社贊助玉里鎮保肝篩檢活動，以實際行動回饋鄉里。

他十三歲就因為急性肝炎發作，全身黃疸，被查出感染C肝。三十八歲時開始接受治療，從每天都要打一針的短效干擾素，到一周一針的長效型干擾素。前後兩次治療都宣告失敗，那些傳說中的副作用在他身上一一出現，開始用藥沒多久，他就瘦了十五公斤，還大量掉髮，「簡直就像在做化療。」

用藥期間他什麼東西都吃不下，即使勉強進食，各種酸甜苦辣的美食，到他嘴裡都只剩下酸味。更難忍受的是突如其來的發熱、發冷，有一次在浴室就曾痛到在地上打滾半小時，那狼狽的場景如今想來仍歷歷在目。

虎哥總結，干擾素治療的感受就是四個字：「生不如死。」即便如此，一心想與C肝奮戰的他仍不放棄。二〇一一年，他的主治醫師——臺大醫學院內科副教授，也是肝基會研究發展部副執行長陳健弘醫師告知他，美國及日本各有一種新藥正在研發中。終於，二〇一五年，這兩種新藥合而為一，在美國上市了。陳健弘醫師透過醫院向衛福部提出進口藥物的專案申請，虎哥成為當時國內首批率先用藥的C肝病人之一。

與干擾素要打針的經驗截然不同，這次，他只需要每天吃一顆藥，總共八十四顆，等於將近三個月就結束療程，且過程幾乎「無感」。他還記得，服完所有的藥，要回診看報告時，那種又期待又怕受傷害的心情。也許印證了「皇天不負苦心人」這句俗話，第一次的檢驗報告，C肝病毒測不到，肝功能的數值也是正常的，虎哥差點沒有喜極而泣，但是陳健弘醫師還不敢講得太肯定，只跟他說，「你現在肄業了。」第二年的追蹤依舊正常，陳醫師說：「現在是結業。」到了第三年，他終於等到醫師這句話：「你畢業了！」當下的心情，虎哥說：「不是開心可以形容的！」

當時，C肝藥物還處於「天價」階段，一顆就要美金一千元，換算下來整個療程需花費二百五十多萬臺幣。為了自己的健康，虎哥願意負擔這筆費用，然而，並非所有人都有這樣的經濟能力，怎麼辦呢？虎哥決心挺身而出為病人發聲。二〇一六年間，他與肝基會總執行長楊培銘教授，參與了好幾場公聽會、記者會，也上電視節目，替國內多達四十到六十萬名C肝病人請命，希望健保盡快給付，終於在第二年，健保署從善如流，將口服C肝新藥納入健保給付，嘉惠肝病病友。

「回想起來，那真的是我人生中最有意義的一件事。」虎哥說，這輩子能有機會參與公共事務，影響政策，進而促使藥廠降價、健保開始給付，拯救肝苦人，這是因為參與肝基會才有的機會，因此，他能夠回饋給基金會的，都只是小事。

二〇一八年六月，帶著戰勝C肝的雀躍心情，虎哥也與六位罹患B肝、C肝及換肝的病友，一起完成攀登臺灣第一高峰——玉山的創舉。此次活動凸顯了肝病並不可怕，只要早期發現，定期追蹤、接受治療，肝病病友還是可以與大家一樣恢復健康，甚至比許多人都還有體力，攀登生命高峰。

啟動地毯式篩檢，掃蕩C肝

基金會總執行長楊培銘教授於二〇一六年自臺大醫學院退休後，承擔起更多重任，通常篩檢活動由黃婉瓊總監負責全部作業流程，他也一起參與規劃且親自到現場執行。近年來，為了執行C肝高盛行區「微根除」計畫，他改採精準篩檢策略，設法找出潛在的C肝病人。

過去治療C型肝炎是傳統干擾素合併雷巴威林，副作用較大，很多病人難以承受，中斷治療。近年來口服抗病毒藥物問世，副作用輕微且療程短，治癒率高達九成以上，成效不錯。也因此，世界衛生組織倡議二〇三〇年根除C肝，臺灣隨即跟進，成立「國家消除C肝辦公室」，盼能提前於二〇二五年根除C肝。

執行這項計畫的主力將帥楊培銘教授指出，經過估算，約有二十五萬名C肝病人須治療，至今已完治十四萬餘人，換句話說，還有約十一萬人尚未接受治療，可能連自己都不知道有感染，需要靠篩檢將這些民眾找出來。

這可不是一件容易的事。

楊培銘教授表示，C肝盛行率南北差異極大，臺北市僅約一%左右，雲嘉南等中部沿海縣市則高達七~一〇%。在中南部尤其山區原鄉做肝篩，難度很高，絕非打個電話或傳簡訊給誘因就會出來做篩檢的都會型態，「有些居民連讓你抽血都不願意，有些病人我們找出來了，請他來治療也不肯，有些則說沒空啦要下田採收等等。很多人家裡沒電話，打半天終於有人接了卻直接掛掉。電訪不順利，白天去家訪找不到人，拜託當地鎮長或衛生所騎摩托車到處找也不容易找，可能去忙農事或出外打零工了……」

掃蕩C肝村，「攻下」阿里山鄉，「進軍」苗栗

針對C肝高盛行區（C肝村），C肝的消除特別艱困，但即使如此，在地方衛生主管單位合力協助下，肝基會仍然做到了。前提是要花時間與當地居民先「搏感情」。

經肝基會嘉義分會執行長暨嘉義基督教醫院健康管理中心主任陳啟益醫師牽線，自二〇一六年一月開始，肝基會與嘉義縣衛生局合作，規劃兩年內連結社區內的C肝個案，提供必要的就醫轉診協助。因為根據肝基會與嘉義縣衛生局合作的篩檢資料（二〇一四～二〇一六年）分析發現，嘉義縣整體C肝陽性比率為十一．九％，遠高於臺灣地區的四～五％，其中又以六腳鄉、義竹鄉、東石鄉、阿里山鄉的篩出率最高。為了突破現狀，肝基會以嘉義縣為出發點。

浩浩蕩蕩，大隊人馬前往阿里山達邦村（特富野）山地原鄉，二〇二三年三月十九日這次，已經是肝基會第六度前往。在黃婉瓊總監、陳啟益醫師帶領下，數十位工作人員攜帶大包小包各種篩檢裝備風塵僕僕上山，連知名主持人陳斐娟小姐也百忙中抽空，隨隊上山主持衛教講座。嘉基醫護團隊以國臺語雙聲帶，用淺顯易懂的方式為民眾進行肝病防治宣導。

達邦村是鄒族九大部落裡最大的村落，原本預計服務兩百位民眾，因為鄉親熱情參與，最後有二七三人接受檢查，揪出一位腎腫瘤，七人有性質不明的肝腫瘤。肝基會將篩檢有疑慮的民眾

再安排進一步追蹤，嘉基則考慮設置特別門診，讓下山一趟十分不便的村民可便利就醫，並由肝基會補助健保未給付的醫療費用，減輕村民經濟負擔。

不要覺得兩百多人這數字很少，跟早期肝基會篩檢活動動輒千人是完全無法相提並論的，能在偏鄉呼喚出一個個篩檢民眾，背後「運作」的時間動輒數月。

多年前，阿里山鄉居民們對做肝篩根本意興闌珊，當地有位住持，因為信仰關係全力反對，連帶寺廟附近的居民也不肯出來抽血。阿里山鄉衛生所張所長，就三天兩頭去找寺廟住持喝茶聊天，閒話家常搏感情，數週數月後，慢慢打動住持的「執念」，最後住持同意信眾去接受抽血檢查，而他本人則始終拒絕。託張所長的福，黃婉瓊總監即刻啟動保肝列車，肝基會團隊連續好幾年都上山舉辦篩檢防治活動，每次做一點、做一點，「類地毯式」的篩檢模式，從茫茫人海中揪出一個又一個C肝患者，並且「即篩即治」，一找到病人就趕緊轉介到當地醫院治療，持續追蹤緊盯，生怕病人又溜掉了。

就這樣，皇天不負苦心人，二〇二〇年嘉義縣衛生局宣布，阿里山鄉已從C肝高盛行區名單中除名，篩檢率達到九六・五%，成為全國第二個C肝微根除地區。

好消息振奮了肝基會上上下下，大夥卻又趕緊收拾行囊，往苗栗縣原鄉前進，因為苗栗苑裡鎮也是全臺C肝高風險鄉鎮之一，其中的內區更是高盛行區。在楊培銘教授、黃婉瓊總監率隊下，跟苗栗縣衛生局聯手合作，工作人員持續採地毯式篩檢模式，在內區十個里中，先挑出石鎮里和蕉埔里，結合醫政和社政，動員在地資源。從鎮長、議員、里長及衛生所、在地醫療（苑裡李綜合醫院），無不卯足全力積極宣導與參與。走遍大街小巷，總算將尚未接受過B、C肝篩檢的名單確認且造冊之後，再由衛生所同仁個別以電話聯絡，確定在籍在戶且願意接受抽血篩檢者，再個別以不同的方式幫居民完成抽血檢查。至今，已揪出百餘位C肝病人並接受治療，期待也能很快從C肝高盛行率名單中除名。

C肝治療好了，怎麼還會跑出肝癌？

能逐步達成C肝微根除當然值得喝采，但可別以為從此便能高枕無憂。

C肝治療藥物剛問世時很昂貴，當時很多病友為了買藥接受治療，動輒賣房、借貸等等，一人生病全家遭殃。直到二〇一七年有條件納入健保給付，情況才漸漸好轉。愈來愈多C肝病人能接受新藥治療，療程短，效果佳，以為從此跟肝病說再見，沒料到，一段時日後檢查，竟然又跑出肝癌。

怎麼會這樣呢？前華陶窯窯主陳文輝就是一個例子。

陳文輝是位文人、詩人及民主鬥士，一九八四年他與教花藝的太太一起在苗栗創立了華陶窯，結合了陶、景、詩詞及佳餚，成為當地一個獨特的觀光景點。他為人豪爽、好客，在一、二十年前，曾多次邀約基金會義工前往參觀旅遊，也與基金會總監等人成為好友。

陳文輝在五十幾歲就因為肝功能指數異常而發現感染了C型肝炎，從此就在中部一家醫院定期回診。二〇〇六年底，他六十二歲那一年，超音波檢查發現肝臟右葉長了一個二．二公分的腫瘤。在第二年初，經臺大外科李伯皇教授切除肝腫瘤，病理切片證實是肝癌，而且肝臟有了第三期的纖維化。為了避免肝臟進一步惡化，他接受了內科許金川教授的建議，開始使用干擾素治療，自二〇〇七年五月開始了長達半年之久的療程。這中間，他形容如墜入地獄深淵，折騰得他生不如死！情緒大壞，甚至幾度想飲藥自盡，一了百了！

好不容易挨過了可怕的治療期，他的C肝病毒也終於消失不見了。他又恢復了像一條龍，人又豁達起來，同時他不忘記定期回診做抽血及超音波檢查。

想不到C肝治療成功後的第五年，二〇一二年時，他的右肝另一處又長了一個二・二公分的腫瘤。這一次，他接受了栓塞治療，很順利，也很成功。

二〇二三年，也就是他C肝治療成功之後的第十六年，肝癌的夢魘又來了，這次長了二顆，一個二・五公分，一個三・五公分。這次做了栓塞及電燒，但不幸併發了肝膿瘍，住院兩個多月才順利出院。但很不幸地，在二〇二三年底，他在睡夢中往生了。

為何C肝治療成功了，反而長出肝癌來？因為治療C肝的藥物只是把體內的C肝病毒消滅，肝臟不會再因C肝病毒而發炎壞死，但原本的肝臟硬化不會逆轉，「肝硬化每年會有百分之五長出肝癌，」許金川教授沉吟了一下，換個例子說明，「很多C肝病人的肝有硬化，代表肝臟已經發生質變，就像泥土已經變質容易長雜草，你把蟲害消滅，可是土地的破壞已經造成，無法挽回。」

即便根除C肝的全口服藥物已成常規使用，「終究還是出現太晚了，」經他推測，如果要明顯減少C肝引起的肝硬化和肝癌患者，至少還要等到十～二十年後。

第三部

全國愛心響應

廣結善緣，

集眾人愛心與智慧，

一起為消滅肝病而努力！

肝基會成立，雖然董事會成員有幾位具醫學專業的醫師，但要推廣基金會宗旨，達到消滅肝病的使命，就不是平時在診間看病或在辦公室寫研究論文的醫師之專長了。那時擔任執行長的許金川教授苦思尋計該如何突破這瓶頸之餘，他想起以前耳熟能詳的國父遺囑，其中有段寫道：「余致力國民革命，凡四十年，其目的在求中國之自由平等。積四十年之經驗，深知欲達到此目的，必須喚起民眾及聯合世界上以平等待我之民族，共同奮鬥……」

有如暮鼓晨鐘般點醒了許教授，要學國父的精神，去宣導、去廣結善緣，同時認知到必須借助義工及各領域傑出人士的智慧與力量。

首先，基金會有幾位熱心的董事或顧問、傑出的企業人士，他們紛紛成了許教授一一請教及學習的對象。其次，行醫數十年的許教授結識了不少病友及其家屬，這些人感同身受，樂於為消滅肝病而一起努力，成了基金會的最佳義工夥伴。此外，隨著基金會的知名度逐漸打開，各行各業也陸續加入了保肝行列，例如扶輪社及便利超商等，甚至「臺灣肝病醫學之父」宋瑞樓教授的後代子孫，也一起出錢出力，發揮更大的力量。

1 病友、老同學、好心肝之友、企業，紛紛加入保肝行列

由於在臺灣得肝病的人實在太多，因肝病而過世者更比比皆是，肝病家屬哀傷逾恆，一樁樁的悲劇，奪走無數家庭幸福。因此，以消滅肝病為使命的肝基會一成立，立刻引起許多民眾的注意與認同，且紛紛以不同方式來加入保肝行列。

父執輩多人死於肝癌，趙瑜玲誓報殺父之仇

目前從事文化藝術設計工作的趙瑜玲，本身也是肝癌家族的病患家屬。她父親是親友口中的模範父親、標準丈夫，縱橫商場卻不菸不酒且絕少應酬，卻在盛年之際因腹部不適，就醫證實罹患肝癌，頓時全家面臨巨大變化，最後父親英年早逝。

當時瑜玲才高中，在北一女中就讀，與臺大醫院咫尺相望，母親白天在醫院照顧父親，晚上回家照顧么兒，瑜玲放學後就直接去臺大醫院跟母親換班，由她負責照顧父親，整整一年多，經歷父親兩次手術、一次血管攝影，瑜玲斷斷續續在醫院住了一年，整個高三生涯幾乎可說是以院為家，當時的醫護人員稱她「未唸臺大，先住臺大」。

天妒英才，最後父親不敵病魔，過世時僅四十五歲，這讓瑜玲在父親過世後的幾年內，依然深陷在「天理何在」的疑懼與怨嘆中。

數年後，同樣專心於家庭與事業的伯父、叔父也罹患肝癌，瑜玲廣泛爬梳醫療資訊後才逐漸明白，父親和他的哥哥弟弟自小生活物質匱乏，經常食用發霉或不潔的食物，為他們的病種下禍根。

年輕就喪父，那種殘酷的記憶一直留在她腦海中，她誓言一定要為老爸復仇，擊敗這個凶手。

父親過世的八年左右，那時她大學畢業沒多久，有一天，她在臺大醫院碰到一個身影，那不就是以前幫她爸爸看過病的許金川教授嗎？

當時肝基會創立不久，亟需人才，許教授知道她有藝術的天分，文筆也好，網羅她加入基金會，她負責會刊編輯工作。幾年之後她步入婚姻，與先生合開一家文化藝術公司，即使工作忙碌，只要基金會需要協助，她總是義不容辭地挺身相助。

更令人感動的是，父親去世之後，母親一直孀居。每次遇到瑜玲，許教授總會關心問候幾句，包括經濟問題。想不到半年前，她突然告訴許教授，說她母親要捐款給基金會。這讓許教授內心激動不已，丈夫逝世已經二十多年了，怎麼還會想到捐助基金會？因肝癌而孀居的母親，與因肝癌而喪父的女兒，那幅人間悲劇畫面，不斷浮現在許教授的腦海裡，且持續迴盪。這大概是瑜玲口中所謂的「報殺父之仇」與母親心中「報殺夫之恨」的一種表現方式吧！

初中同學拔刀相助，消滅國病一起來

美吾華集團創辦人李成家董事長為成功的創業家，是第一屆青年創業楷模，榮獲十大傑出青年，五連任國策顧問。他與許金川教授情誼逾一甲子，是屏東東港同鄉也是初中同學，從背著書包相伴騎單車上學的中學生，到成為彼此人生中最重要的知己。

自肝基會三十年前草創至今，李董事長手把手地協助老同學實踐肝病防治的理想，一路走來從未間歇，是基金會的貴人，受邀擔任榮譽顧問。即使在創業有成後，李董事長仍不忘初衷，用他的成功經驗回饋社會，與老友一起作戰、消滅國病。

從東港到南州這段數公里的椰林大道上，兩個中學生，背著書包，每天清晨一起騎著腳踏車，需花四十分鐘到一小時才抵達學校。日復一日，路遠卻不喊苦，這成了他們人生中最初的磨練，也因此建立起情同兄弟、共患難的革命情感。二十八歲即創業有成的李董事長，毫不藏私地將他多年成功的企業經營經驗及獨門要訣，傳授給同學許金川教授。

有著豐富的創業實戰經驗，李成家董事長提醒老友，基金會不以營利為目的，但與一般企業一樣需要經營，所遇到的經營困難點也差不多，而基金會最困難之處就是「籌募善款」。李董事長很熱心，他除了像個軍師般提供領導者經驗，也不遺餘力協助傳遞肝病防治理念給企業界朋友，號召有愛心的人士共襄盛舉。他明白，對這位憨厚老實的老友而言，開口求人是最難的，也因此，多年來，睿智又暖心的李董為了幫基金會募款，經常自掏腰包宴請企業家，協助老友許教授宣揚愛肝護肝理念，進而帶動許多愛心企業人士響應，加入肝病防治行列。

每當基金會面臨營運上的挑戰，李董事長總是主動伸出援手，全力支持、提供具體經營建議，並積極參與其中，他毫不猶豫地將自己的寶貴經驗、財富與人脈資源分享給基金會，成了基金會最堅強的後盾。

許教授常心懷感激地說，李董事長是他出社會的老師。李成家董事長則謙虛稱自己只是扮演橋梁角色，一心想將基金會的專業、愛心、誠心傳遞出去。當他將企業經營寶貴經驗集結出版《人生處處是機會》一書時，第一個想到的就是將版稅捐給「肝病防治學術基金會」，也是帶頭將版稅捐作肝病防治的第一位作者。

一路見證肝病防治之路，李董事長深知萬事起頭難，他陪伴基金會走過初期篳路藍縷的辛苦，從一無所有、募款、篩檢，延伸至落實感動醫療服務，特別是醫病信任關係的建立更是不易，基金會本著初衷，腳踏實地埋首努力堅持了三十年之久。他認為，成功不是偶然，而是長期累積，依憑著這些一步一腳印辛苦建立的根基，並以正向的觀念迎接改變，即會發現處處都是機會，各方貴人也自然到來。這些年來，他以自己的行動證明了慈善並不僅僅是捐款，更是一種責任和情感的表達，為肝病防治事業貢獻一己之力，他深信在眾人努力下，消滅肝病將指日可待。

除了李成家董事長之外，還有土地銀行前副總經理阮劍平以及陳少甫先生等，都是許教授的初中同學，這些年來也都熱心相挺，助基金會一臂之力。此外，另一後來讀警官學校的初中同學蘇俊源先生，在基金會成立之初，也曾帶著基金會同仁到全國各地演講，協助推廣基金會的理念。

高中同學也出手了

許金川教授畢業於臺南一中，當年臺南一中是以姓氏筆畫編班，姓「許」的座位依次相連，朝夕相處，感情特別好。萬萬沒想到幾十年前的「許家班」，居然成了基金會推動的最大助力之一。其中，曾經擔任財政部長及中央銀行副總裁的許嘉棟先生，更是從基金會成立以來就受邀擔任榮譽顧問，默默地協助基金會，他自己不僅「下海」拔刀相助，也把妻子郭瑞惠女士「捐出來」擔任義工會會長。還不止於此，十多年前更把女兒從別處找來協助基金會業務推廣，最近連他的媳婦電視名主持人陳諺瑩也來當義工，協助基金會主持肝病演講及許多活動。

許文彬律師也是「許家班」成員之一，他對古文及國文課本倒背如流，國文造詣無人可及，多年來他受邀擔任基金會的義務法律顧問，更是基金會活動宣傳的最佳代言人。他每周都會用心良苦將許教授在報章媒體上的保肝衛教文章，加以剪輯發布在社交軟體群組，多年來未曾一日中斷。基金會遇到有關法律問題時，他也是義不容辭、劍及履及，無私貢獻他的專業與智慧，讓基金會可以不受外界影響。

此外，許教授還有一位從事化工貿易的高中同學許耕華，年輕時就幽默風趣，嘴角露出苦苦的笑容，因此綽號「苦瓜」，事業有成之餘，多年來也是默默贊助支持基金會，令人感動。

張宏嘉董事長三十年的體悟與感受

現為豐群企業集團董事長的張宏嘉先生，是基金會「資深」董事，這段結緣的故事要從一九九六、一九九七年說起。

當時張宏嘉的父親張國安先生，因為罹患胰臟癌，經友人介紹至臺大醫院就醫，醫療小組的主治醫師即是許金川教授。「那是我初次接觸許P（醫院裡對教授的暱稱），那時的他話不多，看起來也很嚴肅，但是讓人很有安全感。父親有他照顧，讓人安心不少。」即使至今，胰臟癌依然是極為凶險的疾病，更何況是三十年前。張國安先生從一九九六年十月發現罹患胰臟癌，到一九九七年四月過世，僅約半年，令人惋惜。

父親過世後，張宏嘉先生接手父親創辦的豐群企業集團，埋首忙碌於事業。有天，他突然接到許教授的電話，詢問他是否願意幫忙基金會，擔任董事。張宏嘉先生一方面覺得這是很有意義的事情，二方面想到父親生前也參與不少非營利基金會的事務，應承接父親熱心公益的精神，於是二話不說，欣然答應。

當時基金會成立才第三年，由臺灣肝病醫學之父宋瑞樓教授擔任董事長，許金川教授擔任執行長。張宏嘉董事長回憶，因為參與董事會才有機會見識到宋瑞樓教授的風範，「他真是一位人格高尚的長者，真心為病人奉獻所有。」在他帶領下，基金會很早就設定了非常明確的目標，就是要救助肝病患者，要消滅肝炎病毒及各種肝病；這樣的使命，出發點完全是為了公眾利益，全然地大公無私，「這非常令我感動。」

尤其，宋瑞樓教授以其中研院院士的學術高度，在國際學術界享有盛名；他的視野廣闊，具有世界觀，也帶動了基金會，使基金會的高度能夠顯現。

想起宋教授還在世的那段日子，張宏嘉董事長眼神發亮，崇拜之情溢於言表：「那段時間，我每次都很期待開會可以見到宋教授，他的一言一行，對我的為人處世影響十分深遠，是我最尊敬的長者。」

「許P有位好老師，我也非常榮幸能有機會跟老師共事，」在張宏嘉董事長的觀察中，許教授也繼承了宋瑞樓教授完全為了病人無私奉獻的精神，別人看許教授一年三百六十五天，天天專注於臨床醫療與肝病防治，幾乎沒有自己的生活，是莫大的犧牲，「可是他自己卻不覺得這是犧牲。」正是因為這種對自己的犧牲也不以為意的境界，帶領基金會走到如今的規模。

而就在張宏嘉董事長一面努力拓展企業版圖、一面盡己所能參與公益之餘，一件令他感觸甚深的事發生了。他的母親肚子痛、發燒多日，他多次想帶母親就醫，總被不喜歡上醫院的母親回絕：「你爸爸當年進了醫院以後就沒出來了。」但有天看母親實在太痛苦，顧不得她反對，堅持把她帶上車送到醫院急診，醫師一看，盲腸已經發炎破掉了，立刻安排緊急手術。而就在開腹手術當下，醫師又發現她已經有肝硬化。原來，張宏嘉董事長的母親不知何時染上了C型肝炎，卻從不知道，因此也沒有追蹤，這讓當時已經擔任基金會董事的張宏嘉十分難過感慨，也更加體認到肝病危害國人之烈。

「後來母親告訴我，『謝謝你救了我。』因為我強迫她一定要去醫院，她總算接受去醫院是正確的決定。因為她以前是抗拒的，」張宏嘉董事長說，當時也多虧許P的照顧，母親才能夠多活好幾年，可惜的是那時C型肝炎不像現在有根治藥物，「那時如果有藥，問題就簡單多了！」從母親罹患肝硬化，他也體認到，「肝病不能只有防，也必須要治；防是手段，治好是目的。」張宏嘉董事長更加堅定自己參與肝基會是非常有意義的事。

回顧與基金會一起走過的三十年歲月，「三十年前，絕對想像不到基金會能夠走到今天的格局，那背後付出的心血不是一般人能夠想像，也很少有基金會能夠做到。一開始是宋教授的感召、許P的行動力執行，接著許多社會愛心的力量一一加入，這是團隊合作的高度展現。不是我幫基金會什麼，而是我從基金會學習到許多，」張宏嘉董事長謙稱。

事實上，張宏嘉董事長每每出席基金會董事會時，常以他在企業界的觀點，提供一些不同面向的建議，他也經常參與基金會的篩檢活動，默默在現場四處「巡視」，看看還有哪些地方若改進會更好。學機械出身的他，對於細節的掌握十分在乎。

對於基金會未來的期許，張宏嘉董事長認為，「基金會未來的方向應該是『活』的。」因為時代在變，人事、環境、觀念……各種變化持續不斷，基金會也必須與時俱進。但別忘記永遠要設下一個「更高的目標」，也許窮盡畢生努力都難以達到的高度，但這個目標就像指北針一般，可引領眾人持續朝此方向前進。

張宏嘉董事長指出，基金會與企業經營其實也有相似之處，宛如處在斜坡上，「不進則退」。因此，無時無刻均須持續努力，一不努力就會下滑；也要不斷反思基金會的核心價值和最有競爭力之處，找出核心價值，才能彰顯存在的重要性；而找出最強的競爭力，且持續變強，就能服務更多人，達到消滅肝病、造福人群的初衷。

同鄉，是病友也是家屬的陳少宏董事無私奉獻

年近八十的企業界人士陳少宏先生是肝基會的董事，他是肝病病人，也是肝癌病人家屬。他的父親四十四歲就因太晚發現得到肝癌，早年醫療無法開刀，短短時間便撒手人寰。

二十六年前，他母親八十四歲時在某醫院健檢發現有五公分的肝癌，完全沒有症狀，當時並不了解肝病，也沒有得到很完整的解釋，全家聽聞後相當沮喪，轉而求診於臺大醫院許金川教授，在醫師親切且詳細解說下，降低內心惶恐，並安排積極治療，由李伯皇教授主刀，九年後才數次復發，因高齡未再動刀而以栓塞治療，雖然未能痊癒，但在臺大醫院醫療團隊的細心照顧下，維持著幸福快樂的生活，一直到高齡百歲時，才因肺炎辭世，而不是因肝癌往生。家屬對於醫療團隊，充滿感恩之心。

陳少宏先生本人是B肝帶原者，曾肝膿瘍住院，因父母親肝癌而逝的陰影，讓他多少有些擔心害怕，但基於長期對臺大醫療團隊的信賴，仍定期追蹤，遵照醫師囑咐，積極治療。有次因腸絞痛急診，在危急關鍵之際，全然交託給臺大醫療團隊診治，經過及時手術搶救，保住一條命，至今回想深感慶幸與感恩，他認為醫病關係就是需要如此的信心。

由於本身是肝病家屬及病人，對於病人的痛苦感同身受，更因深刻地受到許教授及團隊成員、志工等的無私奉獻精神所感召，起心動念長年捐款給肝基會並贊助設備等，同時，也找一些朋友協助出錢出力，一起為肝病防治盡心力，他總是謙虛地說：「這只是略盡綿薄之力，只是盡自己能力所及做有意義的事。」

長年持續投注愛心，陳少宏先生兩、三年前擔任肝基會董事，實際參與基金會的運作，很驚訝基金會做得比政府還徹底。像是到偏鄉篩檢，有些居民是排斥的，基金會用盡各種方法，千方百計把這些居民請出家門來篩檢，為的就是救人一命，拯救一個個家庭，幫助真正需要幫助的人。他認為這是非常難以想像的，他也因此明白為何有這麼多義工前仆後繼熱情投入保肝大業，讓人感受到這個社會是有愛的。

陳少宏先生認為，肝病防治就是需要廣大民間愛心源源不絕地投入參與，才能永續，大家齊心協力幫助「不以營利為目的」的組織，消滅肝病不只是夢想，而是已經在做的事情，也是肝基會存在的初衷，希望肝病不再是個威脅！

漫長十七年肝病歷劫重生，楊先生全家當義工

現年七十八歲的企業家楊先生是B肝帶原者，六十一歲那年首次發現肝癌，歷經手術切除、肝癌復發、肝昏迷、換肝等艱辛歷程，換肝至今將屆十年，挺過漫漫十七年肝病歷劫重生，滿懷感恩之心，這十多年來持續愛心捐助善款及捐贈多項醫療儀器，為的是幫助更多的人。陪伴他走過這段生命幽谷的兒子，多年來發願擔任好心肝義工，以家屬的同理心服務病友，一家人以實際行動為肝病防治奉獻心力。

楊先生的母系家族皆有B肝，是典型的肝病家族。外公因肝硬化而逝，母親七十歲時因肝硬化造成食道靜脈曲張吐血，一年多後離世。他的哥哥及弟弟，也因B肝進展至肝硬化、肝癌，兩

位都在六十多歲辭世。肝癌夢魘籠罩著這個家族。

楊先生雖為B肝帶原者，早年未定期追蹤，二〇〇五年因肝功能及甲型胎兒蛋白異常，至臺大許金川教授門診就醫，當時影像檢查未發現異樣，竟演變為慢性B型肝炎急性發作，於是開始服用B肝抗病毒藥物，六個月後，發生了變化。

在一次例行腹部超音波檢查時，發現肝實質病變，經電腦斷層及磁振造影檢查確認有三公分的肝癌。家族肝病的陰影，雖多少有心理準備，但面臨醫師宣判時，他與許多病友一樣害怕喟嘆：「怎麼會是我？」當時他擔任公司董事長，事業繁忙，應酬場合難免飲酒。經許教授轉診外科李伯皇教授手術切除，經歷這一番病變，他力行禁酒並調整生活飲食。

四年多後，經歷兩次的肝癌復發，期間又因食道靜脈瘤出血引發肝昏迷入院治療。憶起這段痛苦的折磨，也想起母親辭世前同樣的苦境，楊先生先是哽咽，隱忍幾秒後不禁潸然淚下：「每天吐血，水也喝不了，太痛苦了！還有辦法救嗎？」他幾度想放棄，經許教授及謝宛娟護理師一再鼓勵，他把握住唯一的生機，進行肝移植手術。

總算度過換肝手術大關，活了下來，但因服用抗排斥藥，抵抗力較差，術後八個月左右，有天突然吸氣困難，經過重重檢查發現是肺部隱球菌感染，所幸在好心肝及臺大醫院醫療團隊悉心治療下，度過了換肝後的第二個難關。

經過多年穩定的重生歲月，力行晨起調息及日行萬步，遵從醫囑定期追蹤檢查，深深體悟健康才是唯一。接連的肝苦歷程，對病友之苦感同身受，楊先生十多年來以回饋心念，加入肝基會志工行列，與扶輪社社友們一同推廣肝病防治。他謙虛地說，受到許多貴人相助才能有今天，盡

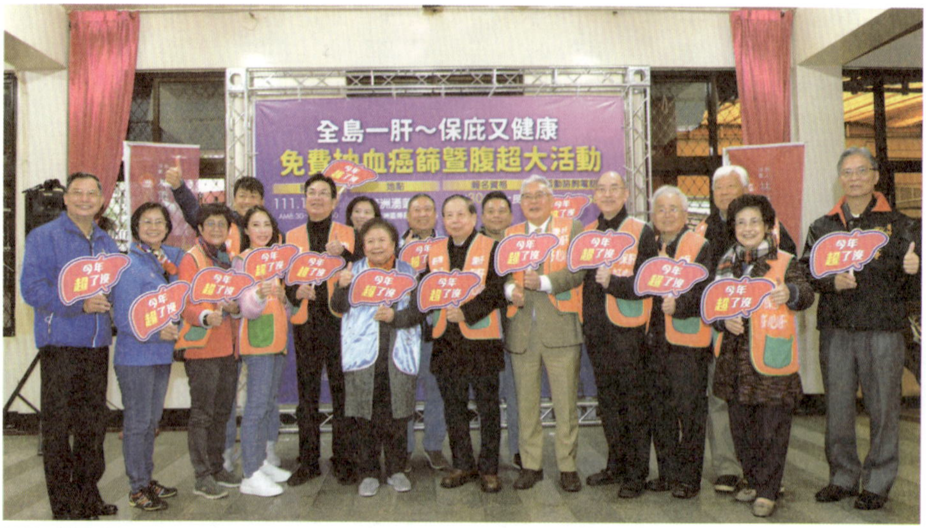

蘆洲湧蓮寺是新北市重要的信仰中心，長年致力慈善公益，2022年於湧蓮寺舉辦免費抽血癌篩暨腹超大活動，造福上千位蘆洲鄉親。

己之力，再結合眾人之力，早日實現消滅肝病的使命，才能解決眾多病人之苦，這也是他換肝重生的願想。

父親肝癌過世，湧蓮寺主委慨捐善款做肝篩

香火鼎盛的蘆洲湧蓮寺，黃金打造觀世音菩薩像，耀眼佛光普照大眾，信徒遍及全臺，更是新北市重要的信仰中心。為發揚佛祖慈悲濟世之善舉，寺方長年致力慈善公益，近年響應肝基會「今年超了沒？」捐助大筆善款。二〇二二年於湧蓮寺舉辦免費抽血癌篩暨腹超大活動，造福上千位蘆洲鄉親，善念緣起於陳宏昌主任委員一段身為肝癌病人家屬、也是C肝病友的切身之痛！

總統府資政陳宏昌先生出身新北蘆洲政治世家，父親陳萬富先生曾任臺北縣議會議長和蘆洲鄉鄉長，為大臺北商幫三重幫的重要成員之一。陳萬

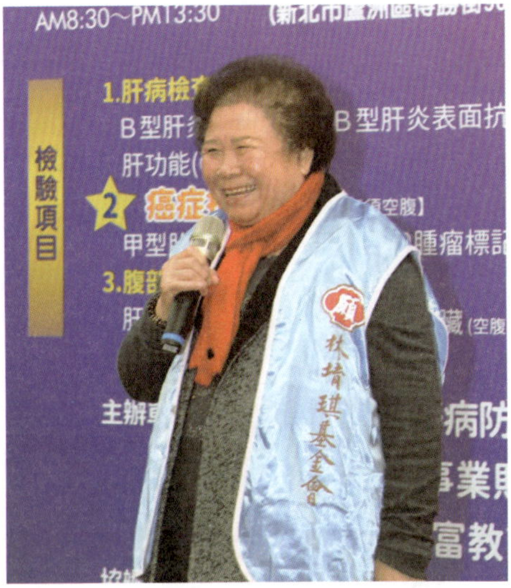

宏國集團大家長林謝罕見女士談起林堉琪先生：「我先生生前常說要好好待人，有弱勢族群需要幫忙，我們義不容辭。」

富先生在一九九六年被診斷出肝癌，後因肝癌擴散，五年後不幸離世，為家族之憾。兒子陳宏昌先生承繼事業，為感念父親成立陳萬富教育基金會，關懷弱勢推廣文化教育。

除了身為肝癌病人家屬，陳宏昌主委本身也是肝病病人，對病友之苦特別感同身受。他在湧蓮寺的肝病篩檢現場，跟鄉親們道出一段心路歷程，二十幾年前參選拜票時牙痛不適，卻因看牙感染C肝，還引發猛爆性肝炎，指數達五、六千，他憶起這段痛苦：「當時整個人快要不行了！連躺在床上起身要拿衛生紙都動不了！」當時C肝治療只能施打干擾素，副作用之大令人痛不欲生。如今因醫學進步，前些年才有C肝口服抗病毒藥物問世，陳主委以病友心境有感而發地說：「C肝口服新藥如今有健保給付，感謝肝基會團隊的努力，也是政府的德政。」

陳宏昌主委在了解肝基會為消滅肝病所做的努力，深受感動，一家人帶著現金親臨基金會捐出百萬善款，大企業家的公益行動力令人感佩！

一同響應贊助湧蓮寺肝篩活動的，還有同為親戚的宏國關係事業及林堉琪先生紀念基金會，宏國集團大家長林謝罕見女士談起林堉琪先生：「我先生生前常說要好好待人，惦念著這句話，我們成立基金會，有弱勢族群需要幫忙，我們義不容辭。」

而林堉琪先生的胞弟為宏泰企業機構創辦人林堉璘先生，他及後代家人秉持思源初衷，實踐企業家回饋社會的心意，設立獎金高達新臺幣三千萬元之「堉璘台灣奉獻獎」，鼓勵並支持長期為臺灣無私奉獻者。肝基會團隊於二〇二二年獲此殊榮，挹注大筆善款，讓肝基會得以啟動下一個三十年的保肝大業！

走過換肝路，慈祐宮祕書牽線宮廟辦肝篩

農曆三月二十三日是天上聖母聖誕，人稱「媽祖生」，每年此時前後，各地媽祖廟宇都會盛大舉辦鑾駕出巡遶境祝壽盛事。二〇二二年四月十六日（農曆三月十六）媽祖聖誕前夕，臺北市松山慈祐宮廣場有一場免費保肝篩檢慈善盛事，媽祖守護著臺灣，就像慈母呵護著孩子，這場公益義診本著媽祖濟世救苦的慈悲精神，眷顧人人平安健康。

聖母法相和藹，居中鎮坐於慈祐宮正殿神龕，背飾祥雲金龍，千里眼、順風耳將軍於殿前護衛，香煙裊裊終年不斷。巍峨聳立於松山車站北側的松山慈祐宮，為臺北市的重要信仰中心。不僅致力於宗教活動，並積極參與地方社會公益志業，包括冬令救濟活動、慈善賑災、闡揚孝道並發送學生獎助

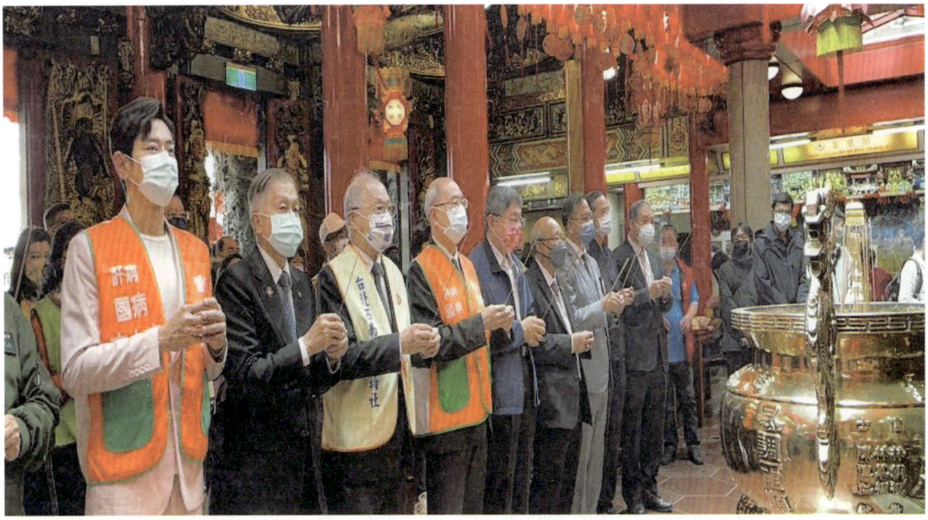

結合國際扶輪3523地區臺灣肝病根除計畫善款，2022年4月16日於臺北市松山慈祐宮廣場舉辦免費保肝篩檢活動。

學金、照顧弱勢群體。尤其董事長陳玉峰先生樂善好施，他體認到除了信仰之外，照顧信眾的身體健康也非常重要，為了諸多善男信女著想，每年捐贈許多醫療設備給各大醫院，更是不遺餘力，希望民眾就醫時能實際得到幫助，善心義舉不勝枚舉。

經扶輪社社友引薦，慈祐宮與肝基會開啟善緣，加上肝基會總監黃婉瓊老師是對面松山國小退休教師，更拉近了這一線慈善因緣。經了解認同肝基會濟世拯救肝苦人的精神，慈祐宮董事會通過捐贈多功能腹部超音波儀器一台，作為肝病篩檢之用。董事長陳玉峰先生於董事會議號召，親自與區公所區長協調，並邀請時任臺北市長的柯文哲先生蒞臨，結合國際扶輪三五二三地區肝病篩檢社區聯合服務全球獎助金，由臺北永康扶輪社申請執行臺灣肝病根除計畫的善款，促成這一場肝病篩檢公益活動。隔年，慈祐宮董事會支持響應「今年超了沒?」，為長時間辛苦工作的員工及理監事眷屬，舉辦兩場腹部超音波檢查。

在篩檢活動幕後穿針引線大力奔走的慈祐宮祕

書林麗華女士，是走過一段肝苦路的換肝病友。現年六十七歲的麗華，沒有B肝、C肝，原本沒什麼症狀，五十幾歲時因健檢發現肝指數異常，診斷為膽道性肝硬化，屬於自體免疫性肝炎，因免疫系統攻擊肝臟及膽管而導致發炎。經追蹤治療控制相安無事數年，六年前至南部勘查進香路線，回臺北當晚突發高燒，緊急送醫急診，在醫院住了四十五天。

時值農曆過年，想家的麗華決定返家團聚過年，未料才兩天，大年初二一早突因肝昏迷在家昏厥，家人緊急聯絡陳玉峰董事長，送至長期贊助結緣的三軍總醫院急救，醫師說要救命唯有換肝一途。孝順的一兒一女趕到醫院皆表達捐肝救母意願，經過數小時的血液配對，由三十二歲的兒子捐肝給母親，半夜十二時進行肝臟移植手術。兒子身上劃了大刀，住院將近一個月，麗華相當心疼，還好年輕人恢復得既快又好，心肝寶貝捐的「好新肝」移植到媽媽身上，至今度過六個寒暑，母子均安，麗華感念地說是「媽祖保佑」。

換肝重新恢復健康，已在慈祐宮服務四十載、身為董事長得力助手的麗華，身影依舊穿梭在宮內各角落操持大小事，尤其每年農曆年前到三月媽祖聖誕將近的四個月，是慈祐宮最為繁忙之時，麗華忙碌之餘也謹記醫囑勿太勞累，可要顧好兒子捐的「孝心肝」。

當肝基會與慈祐宮接洽舉辦保肝篩檢，身為肝病病友的麗華相當支持，歷劫重生，深刻體會病人及照顧者所承受的極大痛苦與壓力。她認為，很感恩有社會愛心幫忙推廣肝病篩檢，只要早期發現、早期治療，就可免走她經歷的那段艱苦治療之路，也不會造成家人的負擔。

陳玉峰董事長相當肯定肝病篩檢的意義，因為太多人對身體狀況抱持鴕鳥心態，以為沒症狀就代表沒事。他也認為宗教廟宇要推動醫療慈善，最主要是董監事們要有共識，而慈祐宮在醫療公益深耕已久，不僅是善男信女的心靈寄託，還要能將各方善款回饋給需要幫助的人，保平安、保健康，才能使許許多多民眾都能蒙受天上聖母慈悲為懷的照顧。

愛妻肝癌病逝，捐百萬奠儀助偏鄉肝篩

二〇一三年暮春，肝基會保肝列車駛進新北市幾處偏鄉，幫三千三百多位鄉民免費做保肝篩檢，用行動守護鄉民健康。在這善舉的背後，是肝癌患者及其家屬無私的付出，是一段化悲痛為大愛的感人故事。

十一年多過去了，憶起結褵近五十年的妻子張鄭敏子女士，曾任新北市商業會理事長、國際扶輪三四九〇地區前總監張信先生，眼神滿溢著思念，往事歷歷恍如昨日，難以忘懷。

張鄭敏子女士患有C型肝炎，當時不知要定期檢查，直到有次夫妻倆前往花蓮參與扶輪社活動時，太太忽感腹痛，當地就醫未查出原因，回臺北後檢查發現有肝腫瘤，所幸腫瘤還不到一公分，手術切除之後五年間穩定定期追蹤，這期間夫唱婦隨經常參與扶輪社各項活動，留下許多美好的回憶。

然而在一次例行追蹤時，又發現一顆腫瘤，歷經治療穩定控制了好一段時間，但後來腫瘤復發愈發頻繁，雖予治療仍有惡化趨勢，二〇一二年十月底難敵病魔辭世，享年七〇。在她病痛期間，先生和三個兒子輪流照顧著她，家人之間相愛相扶，伴她走完最後一段路。

在長達十年的抗癌艱辛歷程中，張先生和妻子感受到肝病的嚴重性，於是更積極投入公益，

經常連袂參與肝基會活動，為肝病防治盡心力。張先生說妻子雖然怕痛，仍堅強地挨過一次又一次的治療，勇敢面對疾病的折磨，讓他非常心疼，因此深刻體會肝病病人及家人之苦。

張信先生說，妻子一直是他的靠山，默默支持著他的事業，讓他有能力能回饋社會，也感恩許金川教授及醫療團隊對太太視病猶親的照顧。因此，他毅然決定捐出百萬元奠儀，贊助支持新北市偏鄉免費保肝篩檢，希望妻子這份溫暖遺愛，能幫助更多家庭免於肝病之苦。

在那個年代，得了C型肝炎是無法治療的，特效藥物的缺乏讓許多人不得不面對肝病帶來的恐懼和痛苦。對於張信先生來說，這不僅僅是一個個數字或統計，更是他身邊親朋好友的真實命運，是他不忍目睹的悲劇。

然而，正是這樣的現實讓他更加堅定了消滅肝病的決心。他不斷地出錢出力，號召扶輪人共同參與保肝行動，希望能夠讓更多人免於肝病苦痛。

感受肝病之苦，鄧淑貞、鄧傳馨姊弟攜手行善

肝病對國人為禍甚鉅，鄧淑貞和鄧傳馨姊弟對此可說是深受其害、刻骨銘心。鄧淑貞的先生因B肝帶原引發猛爆性肝炎，從出現症狀到病逝僅短短一個月，離世時才五十歲；而鄧傳馨本身是C型肝炎病人，籠罩在不知何時會引發肝硬化及肝癌的陰霾中，這股無形的沉重壓力一直纏繞他心頭。

姊弟倆出身苗栗通霄鎮的客家農村家庭，受到上一代言教身教的影響，事業有成後不忘回饋

社會，積極行善。他們以父母的名義在許多學校成立學生清寒獎助學金，提攜了許多弱勢學子；也在中國大陸各地捐助希望小學，讓失學少年重返校園，為下一代的教育扎根；也因為對「肝苦」體會甚深，姊弟倆經常捐款贊助肝基會，亦曾擔任基金會董事。

一九六一年出生的鄧傳馨，除了是科技業董座，也是知名的藝術收藏家。藝術開拓了他的人生視野，他還透過畫作慈善拍賣，將所得款項用於慈善，形成了真善美的良性循環。這樣一位成功的企業家、慈善家與藝術愛好者，卻曾經被C型肝炎折磨到不成人形。

鄧傳馨回憶，年輕時體檢發現「肝功能異常」，進一步檢查後才知有C肝，於是開始在許金川教授的門診追蹤。每次回診都會檢驗肝功能和病毒量，數值時高時低。「記得是二〇〇九年四月，許P看了報告後說，要開始治療了！」當時鄧傳馨剛考上政大ＥＭＢＡ，正猶豫治療的副作用會不會影響學業，許教授推了一把：「既然今天來了，就開始治療吧！」

鄧傳馨每周打一針干擾素，並服用雷巴威林，傳說中的副作用也一一浮現。掉髮讓他原本濃密的頭髮變得稀疏；雷巴威林引起貧血，血色素下降，伴隨食慾不振、精神萎靡、全身無力、頭暈等症狀，還需定期注射鐵劑。但他仍堅持一邊治療一邊讀書，壓力過大曾導致他罹患顏面神經麻痺，一邊的嘴角都歪斜了。

飽受副作用折磨的他，終於迎來好消息。他的C肝病毒基因型屬於相對好治的型別，治療後的第一個月就已經檢測不到C肝病毒。二〇〇九年九月，他在巨大壓力下完成ＥＭＢＡ先修學程，許教授也恭喜他C肝半年療程治療成功了！「那時心中的喜悅真是難以形容！真的非常感激許教授與門診護理師宛娟鼓勵我勇敢接受治療。」

因為弟弟於許教授門診治療C肝的緣故，鄧淑貞因而接觸到肝基會，也牽動起昔日的一段往事。她的先生是B肝帶原者，二〇〇〇年時在中國大陸打拚事業，因容易感到疲倦尋求中草藥治療，沒想到症狀加劇。她趕緊陪同先生回台就醫，因不熟悉醫療，經歷一番波折才從診所轉至臺大醫院，當時由楊培銘教授擔任主治醫師，這時先生已轉為猛爆性肝炎，全身黃疸且出現肝昏迷現象，住進加護病房。雖然一度考慮換肝，但為時已晚。先生從出現急性肝炎到離世，前後不到一個月，享年五十歲。

「肝病實在太嚴重了！」事隔多年，篤信佛教的鄧淑貞已慢慢走出傷痛，心境也有所轉化，她說先生是此生身體「破舊」不能用了，只是「換個房子」，邁向另一段生命旅程。不過這段就醫經歷也讓她深刻體會到病人的徬徨無助，當病人走投無路時，格外需要明燈指引，因此，她對於許教授「以病人為中心」的理念深表認同，也親身感受到好心肝的醫護人員對待病人的親切關懷。

「好心肝的醫師不僅是名醫也是良醫，轉診也做得很好，可讓病人少走很多冤枉路，得到正確的醫治。」鄧淑貞認為醫療是可以永續的，因而捐助了大筆款項購置醫療儀器，盼協助基金會早日成立肝病醫療中心。「取之十方，用之十方；只要能夠利益眾生，我都願意護持。」

鄧傳馨則說，因來自苗栗鄉下，深知許多鄉下居民缺乏健康檢查觀念，加上醫療資源也不及都會區充足，而基金會長年推動免費肝炎肝癌篩檢，並宣導正確的醫療知識，為消除城鄉醫療差距而盡一份力，這些作為都讓他非常感動。

父母的言傳身教對他們姊弟的影響十分深遠。「父母常告訴我們說，人生的成就往往離不開貴人的幫助，因此，回饋社會是我們應盡的責任。」他們的曾曾祖母還曾捐地給政府蓋學校，就是他們小學念的「烏眉國小」，可說家族流傳著行善基因。姊弟倆與肝基會這段因為「肝苦」而牽出來的緣分，也因此成為善心的傳遞，雋永而芬芳。

綜藝大姐大張小燕鼎力相助

肝基會能逐步成熟發展，實仰賴各界人士鼎力協助，有錢出錢、有力出力，有些是企業團體，而更多則來自小額捐款。曾任7-ELEVEN總經理的徐重仁先生曾告訴基金會同仁：「非營利組織若要良好運作，小額捐款很重要，細水長流，即可涓滴成河。」而小額捐款若要能持續下去，活動宣傳就很重要，透過報章雜誌、電視媒體、網路等等各方面去做推廣，效益才會大。綜藝大姊大張小燕女士就是宣傳肝病防治的重要義工之一。

張小燕女士曾是肝癌病患家屬，深知保肝防治的重要性，是肝基會大義工，經常出席各種保肝宣導活動，肝基會每年的周年活動也都親臨會場祝賀，甚至親自為周年紀念影片錄製旁白，只要肝基會有需要，她無役不與。

小燕姐的先生彭國華多年前被檢查出有肝炎，很快轉成肝癌。許金川教授印象很深刻，當時張小燕女士來臺大醫院找他時，許教授親自為彭國華先生做超音波檢查，找到三公分的腫瘤，「我當時以為可以救，畢竟腫瘤三公分不算太大，手術切除即可，」於是他將彭國華先生轉給外科李伯皇教授，李伯皇教授親自主刀，手術相當成功，腫瘤順利切除，出院返家後彭國華先生也

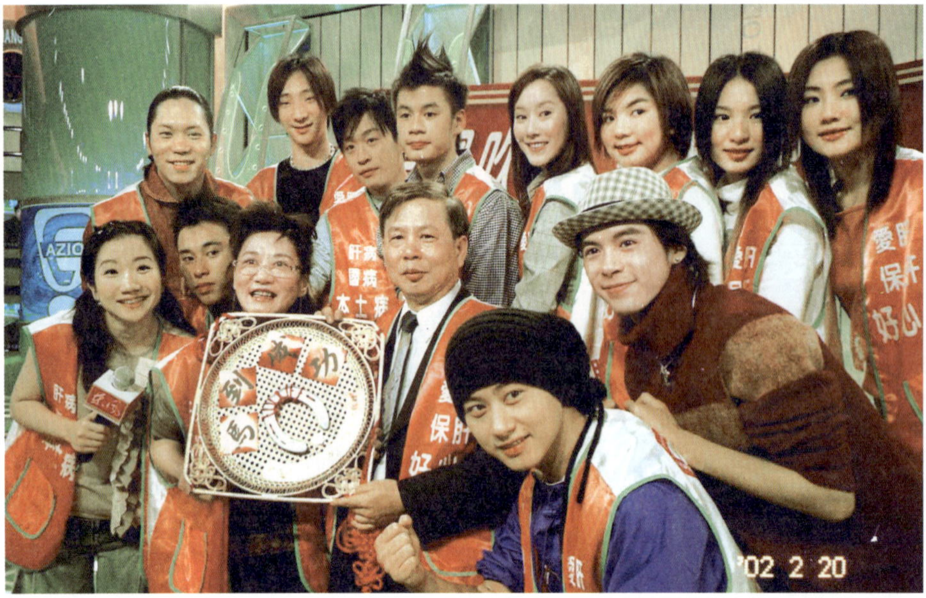

張小燕女士（前排右四）曾是肝癌病患家屬，也是肝基會大義工，多年來持續引領許多藝人站出來為保肝宣導盡心盡力。

慢慢回復正常生活。

萬萬沒想到，彭國華先生一年半後竟又復發，癌細胞快速轉移到全身各處，病況急轉直下，在臺大醫院住院長達半年。許教授天天去查房探望，看到小燕姐天天親自在病房照料，內心柔軟慈悲卻仍堅強扛起一切，可以看出她和先生的情感相當深厚，令人動容。整整半年，小燕姐完全沒離開臺大醫院，當時連媒體也風聞而來，守在醫院外想拍攝畫面，最後是小燕姐出來對媒體說了幾句相當感性的話，媒體才默默地散去。

身為彭國華先生的主治醫師，許教授至今想到當年小燕姐為夫守候病房寸步不離、逐漸形銷骨立的黯然神情，仍感到心疼與震撼。遺憾的是，彭國華先生終究不敵病魔，撒手人寰，中年喪偶的小燕姐花了很長時間才慢慢走出哀痛，最後更是化悲痛為力量，持續引領許多藝人站出來為保肝宣導盡心盡力。

自此，小燕姐成了肝基會的超級大義工，她親自參與各大保肝宣導活動，連帶她的無數子弟兵也跟著一一成為義工，幫忙代言、主持節目或邀請許教授上節目談保肝等等。她對肝基會的恩澤，許教授沒有一天忘懷，對她有著無比感恩。

綜藝界大姐大張小燕女士如「粽子頭」般給了最關鍵的協助，號召無數演藝人員加入保肝愛心行列，例如知名藝人澎恰恰、王彩樺、郭子乾、張惠妹、陶喆等人，張惠妹的經紀人陳鎮川先生也常在幕後穿針引線，大力協助。隨著知名度漸開，肝基會在摸索中逐步學習將宣傳觸角伸往各領域，除了製作刊物、發表衛教文章，也積極找名人代言、邀請藝人拍宣傳影片，上綜藝節目宣傳「救救肝苦人」公益活動。第一次拍片時，邀請了李遠哲先生、唐美雲女士、簡文秀教授、邱淑媞女士及郭子乾、張惠妹、蕭敬騰等歌手，每個人進攝影棚錄一個小時，再將這七位串成一支宣導影片、一張大合照，不論上哪個專訪節目或報章媒體宣傳時搭配使用，更能延續宣傳效益。

在協助肝基會宣導的過程中可以看到，各專業領域都有很多善心人士願意站出來力挺、代言，捐錢捐愛心，讓肝基會日益茁壯。早年擔任肝基會媒體企劃的蔡幼華也說，承蒙當年小燕姐的牽線，讓她有機會帶著許金川教授上廣播節目認識了于美人、侯昌明等知名藝人，也得到時任米開蘭廣告公司吳錦江副總協助，「我印象很深刻，他幫我們設計基金會的ＬＯＧＯ（商標），我們才知道原來要懂得製作形象廣告，同時也讓我們懂得去爭取電視廣播的公益時段及捷運燈箱公益版面。那時候很多人說我們基金會很有錢，到處買廣告，其實我們都沒花過錢，都努力設法去爭取公益時段播出。」

肝基會逐漸累積人脈，社會知名度逐漸增高，對於推動肝病防治工作幫助很大。像是知名主播方念華的看板人物節目，前後已製播三集，前所未有。以前基金會習慣默默做篩檢，不太懂得如何宣傳，縱使有媒體報導也只是短暫訊息，幾秒就過去了，如果能多學一點行銷、連結人脈來加強媒體宣傳。像是接受電視台深度專訪時，懇求主播同意能在受訪者小圓桌上放置「救救肝苦人」活動宣導立架，一個小時的節目下來，就能加深閱聽人印象。

夫婿罹肝癌，最美麗好心肝大使：白嘉莉

夫婿黃雙安先生生前罹患肝癌，為了醫治肝病，白嘉莉小姐長達十五年陪伴先生輾轉遠赴美國，寸步不離守護摯愛。

「身為肝病病人的家屬，我衷心提醒大家一定要出來做篩檢，尤其是腹部超音波檢查，才能及早發現問題。」有「最美麗的主持人」稱譽的白嘉莉小姐，熱心投身公益，成為最美麗的好心肝大使，為家鄉臺灣貢獻溫暖。

白嘉莉小姐在一九七〇年代主持過《群星會》、《喜相逢》、《銀河璇宮》等家喻戶曉的節目，優雅氣質形象深植人心，如今年過七十風采依舊。她在演藝生涯如日中天之時，遠嫁印尼企業家黃雙安先生，從萬眾矚目的巨星隱身為賢內助，展開人生另一篇章。

二〇〇三年十一月，夫妻在一次訪美行程順道安排到全球醫療聞名的梅約醫院（Mayo Clinic）做健康檢查，黃雙安先生因此意外發現肝癌。白嘉莉小姐回憶，當天八點抽血，醫師在

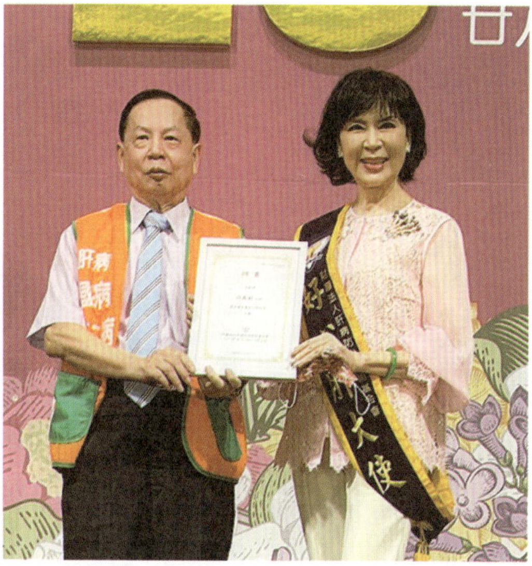

有最美麗的主持人美譽的白嘉莉小姐，熱心投身公益，成為最美麗的好心肝大使，為家鄉臺灣貢獻溫暖。

九點就看到驗血報告，說：「Mr. Uray，你的肝有問題，要介紹你去看一位肝臟科專家，另外再做一些檢查。」第二天檢查後，醫師告知有三個肝腫瘤，要馬上動手術。白嘉莉小姐感到事態嚴重，同時也困惑著：「雙安的身體一直在新加坡由一位名醫檢查治療，除了勸他減肥，並沒有說過有什麼大礙，為什麼在這裡就找出腫瘤，而且還是三個？」

醫師以電燒手術處置，手術時間不長，傷口也小，術後體力恢復得也快，兩天後就出院，一星期後就回到工作崗位。「我們原本不知道他有肝病，醫師說我先生很幸運，如果未在此時發現，可能只剩六個月的生命。」罹癌後兩年，黃先生的肝臟又發現腫瘤，再做一次電燒手術，醫師一再提醒不能大意，一定要定期追蹤。

接下來十多年，白嘉莉小姐陪伴先生每半年奔波赴美國追蹤，「當年要先從印尼飛行六小時到香港，隔天轉機，從香港飛十三小時到洛杉磯，停留一晚再接第二天的班機飛行五小時到明尼蘇達州，再租車開兩小時路程才抵達梅約醫院，還得克服時差問題！」她說，當時若知道臺灣的肝病醫療如此先進，若能早點認識許教授及肝基會，就不用飛越半個地球求醫，先生也不至於病逝他鄉。

鶼鰈情深親力照顧摯愛，陪伴定期追蹤下，黃雙安先生的肝臟未再出現變化。二〇一八年九月底照往例至梅約醫院做健康檢查，在做完檢查即將回印尼時，黃先生因急性肺炎驟然辭世，而非肝病。四十一年磨出真情摯愛，白嘉莉小姐說：「在一路陪伴先生的過程中，我瞭解了一些肝病知識，在肝臟檢查中，腹部超音波扮演很重要的角色。我知道肝照顧得好，早點發現問題，要解決不是什麼難題，所以我想呼籲大家，每人每年一定要做一次腹部超音波檢查。」

白嘉莉小姐是經由臺灣的好朋友王大鈞醫師認識好心肝基金會，王醫師是許教授的大學同學，一直默默幫助基金會。白小姐因而了解到臺灣肝病權威許金川教授從一九七八年就利用超音波從事肝癌早期發現的研究，因此挽救了許多人的生命，令她感到相當欽佩。

令白小姐倍感親切的是，好心肝診所與她熟悉的梅約醫院一樣有頂尖的醫療團隊及先進設備，同樣地視病猶親，感受相當溫馨。更特別的是，好心肝診所從天花板、醫療器材以至地板等等，全都是由善心人士捐助的，這與梅約醫院全由私人捐贈是相似的。「臺灣有這麼多好心人，真的很了不起！我也應該無條件、有義務地為肝病防治盡一份心力，」白小姐感動地說。

夫妻倆多年來默默投入公益與慈善關懷，白嘉莉小姐將這份行善心意延續奉獻給故鄉臺灣，投入肝病防治拍攝公益影片，她特別分享一段經典的話給臺灣朋友們：「人生最重要的就是要有一個好身體，可以投入你的事業，享受你的人生；就算一時失意，還是要有一個好身體做為奮鬥的本錢，苦盡『肝』來，東山再起。健康不是第一，而是唯一！」

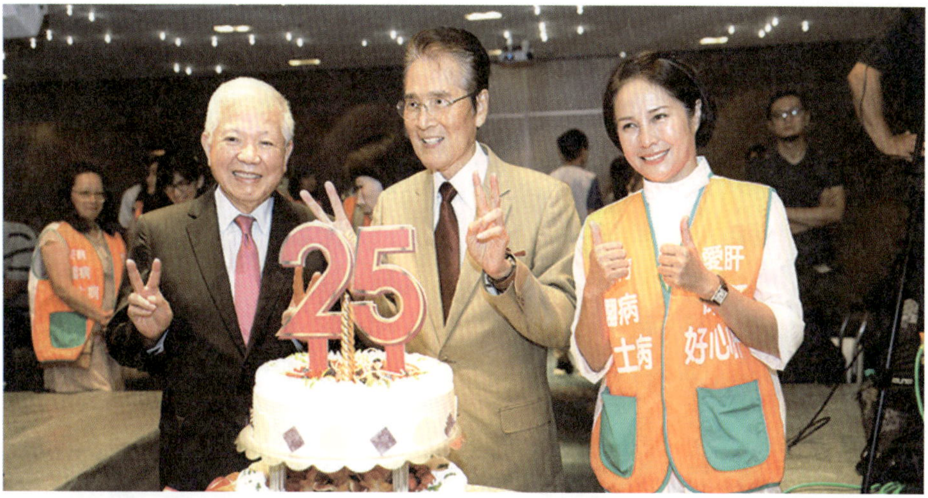

肝基會25周年慶祝會上，創會基金捐助人何壽川先生（左一）、藝人石英先生（中）、立委高金素梅女士（右二）以病友身分出席盛會。

立委、肝基會義工高金素梅，高智慧救了自己

從演藝人員轉戰立委同時也是肝基會義工，表現相當傑出的高金素梅女士每每站在立法院質詢台上，總是言詞犀利、勇於為原住民發聲，專業問政、事前認真準備資料，令人欽佩。每年基金會周年慶，她總是排除萬難，親自出席獻唱又捐款，讓人見識到她的無私奉獻。許金川教授與她相識多年，他常說：「高金素梅的智慧，救了她自己。」

高金素梅坦言就讀高中時就知道自己有B型肝炎，但跟一般人一樣沒在意。一九九九年，那段時間她經常覺得胃脹不舒服，到某醫院就診，醫師聽她說胃不舒服就幫她做了胃鏡檢查，檢查結果沒有什麼大礙，醫師開了胃藥就要請她回去，就在臨走前那一刻，她突然想到幾十年前跟她同樣是歌手的薛岳，當初也是胃痛就醫，後來居然發現是肝癌。於是她主動要求醫師幫她做腹部超音波，想不到一檢查竟然發現

她的肝臟長了一顆四公分大的腫瘤。隨後在長庚醫院做了肝癌切除手術，順利出院。至今二十多年過去了，身體健康狀況仍維持良好。

許教授表示，由於肝臟內部沒有痛覺神經，因此長了肝癌通常是不知不覺的，除非肝癌太大，人才會慢慢消瘦，或肝癌破掉了肚子才會痛，或肝癌剛好長在肝表面，刺激了肝表面的痛覺神經，此時才會引起肚子痛。也因此，許教授常常在對民眾演講誇讚高金素梅是「她的智慧救了她自己！」

透過這段自己生病經歷，高金素梅立委也因此認識了肝基會，始知基金會經常深入偏鄉及原鄉，提供免費的保肝篩檢和超音波檢查，且長年展開大大小小場次的公益演講，以提高民眾對B型、C型肝炎的健康認知，實際救助肝苦人，高金素梅立委感動之餘，也成了肝基會義工，長期護持基金會。

高金素梅立委用行動支持，在基金會的周年慶活動上，她經常親臨現場給予祝福，除了獻唱、捐款，更大方分享自己的抗癌經驗，希望國人每個人都能健康，不受肝病之苦。

高金素梅立委微笑說著，她對於肝基會所提供的服務與發展感到欣慰，尤其是對於偏鄉或原鄉地區的關注，未來，她期待有更多善心人士和企業能伸出援手，改善這些地區的醫療環境。回顧過往抗病經驗，高金素梅立委以勇敢且冷靜的態度面對疾病，並以感恩的心過好每一天，為大眾做了最好的示範，她常說：「生命不在於長度，而在於它的厚度。生病的考驗讓自己學會了反省和承諾，要用生命做有意義的事，讓社會發光發亮。」她認為，每個人都有自己的角色和可奉獻之處，她期盼眾人之愛能持續匯流至肝基會，為社會做出更多貢獻。

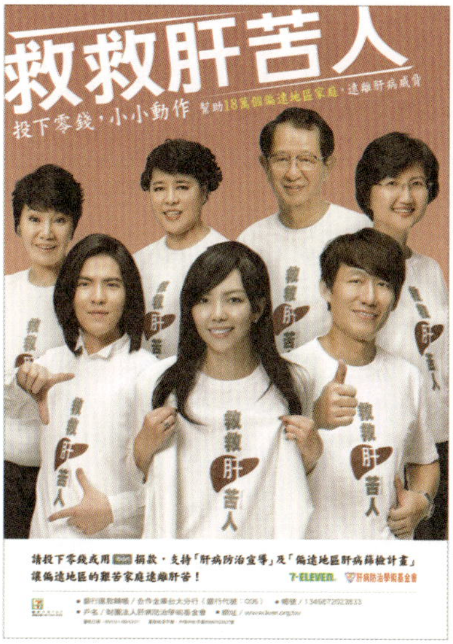

與7-ELEVEN合作募集全民愛心善款「救救肝苦人」，延續14年之久。

便利超商發揮力量，一起救助「肝苦人」

說起來，遠在臺北的肝基會能走出「天龍國」，將服務據點往外擴散至全國各鄉鎮村里，逐漸打開知名度，實有賴於許許多多愛心人士鼎力襄助，這當中，遍布全國各鄉鎮各角落的便利超商給了關鍵性的協助。

其中，全家便利商店創辦人潘進丁先生是許金川教授的同鄉也是舊識，而OK便利商店的老闆張宏嘉先生也是基金會的資深董事。由於認同基金會公益救人、消滅肝病的使命，便先後參與收集發票或零錢捐等善款活動贊助基金會，救助肝苦人。

而7-ELEVEN便利商店更持續捐助零錢捐長達十四年之久（中間由於COVID-19疫情中斷，二〇二四年又重新恢復），十多年間透過「救救肝苦人」的活動，基金會得以走遍全國各角落偏鄉離島，免費幫二十四萬位民眾做肝炎肝癌篩檢，救助了許許多多的國人及其家庭。

2

國際扶輪力量 推動「臺灣肝病根除計畫」

向國父學成功之道，其中的關鍵點是國父遺言所述的「聯合世界上以平等待我之民族」，許金川教授徹底運用，他總與人為善，廣交朋友，經常向各賢達專業人士請益，只要有助於幫病人解決問題，就拿回基金會活用，不斷精進；在聯合各民族的過程中，數不完的企業組織團體都成了肝基會的恩人，提供許多協助，其中有兩個組織更是讓肝基會保肝列車如虎添翼，將篩檢防治推廣到全國各鄉鎮、山巔海角。

這兩大「護法」，其中一個就是上述的統一超商7-ELEVEN門市，另一個則是全國各區扶輪社，扶輪社友們不僅個個是社會各界菁英，更長期熱心公益、關懷社會，出錢又出力，活動愈辦愈有看頭，甚至連國際扶輪也來鼎力襄助。

排除萬難，送愛到山地離島

肝基會成立沒多久，一九九六年左右，保肝列車即開拔駛往全國各地偏遠地區。每次篩檢完，肝基會工作人員會很仔細地統計數字、金額，將成果整理成一份報告，內容翔實，公開透

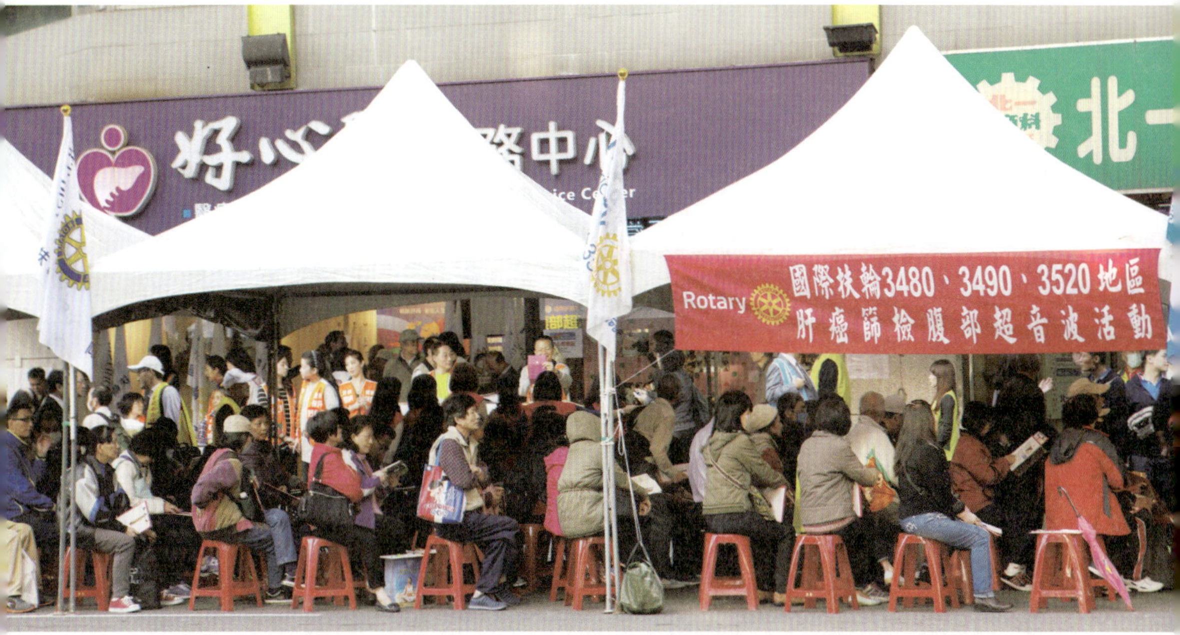
Rotary
國際扶輪3480、3490、3520地區
肝癌篩檢腹部超音波活動

肝基會結合國際扶輪舉辦千人免費超音波檢查，以喚起國人對肝病防治的關注，及早發現，及早治療。

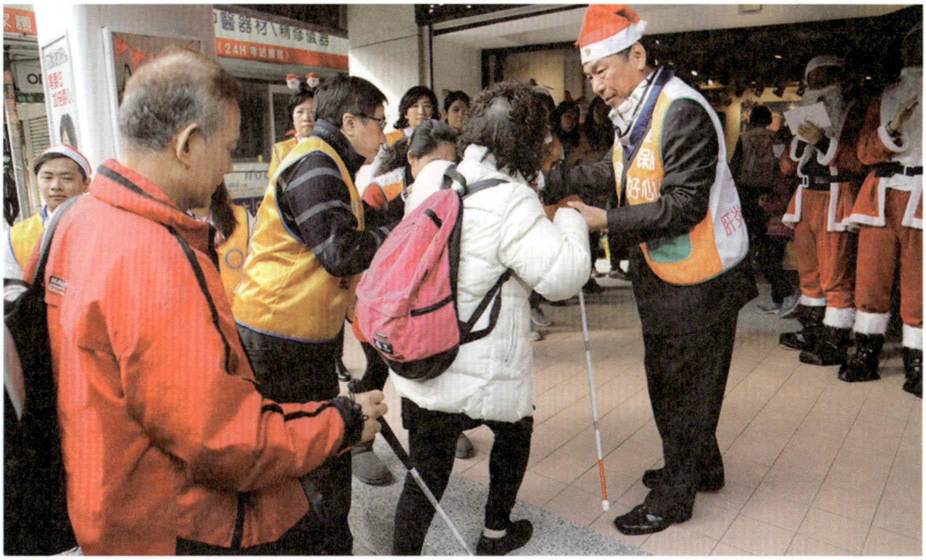

扶輪傳愛，數度為弱勢及身障朋友聚辦保肝篩檢活動。

明，逐漸獲得捐款人的信賴，日後願意合作的單位也就愈來愈多。曾擔任敦化扶輪社社長的林博義董事長就說過，肝基會的帳目清清楚楚，分毫不差，企業最喜歡找這樣的非營利組織合作了，令人放心。

隨著外界信賴與日俱增，肝基會活動規模愈來愈大，全國各地的扶輪社也陸續加入保肝行列。二〇〇三年，肝基會和七個扶輪社共同發起「撒愛到山地離島地區——贈送好心肝健康護照」活動，將七萬本好心肝健康護照贈送到全國十五個縣四十七個山地離島地區。活動中還有位神祕嘉賓——高金素梅立法委員出現，她分享自己如何力抗肝癌的經驗，呼籲每個原住民朋友們都能透過這本健康護照好好認識肝病，懂得及早預防、及早接受治療。

對山地離島的關注有其必要。早年，臺灣民眾對肝病知識嚴重匱乏，不止平地居民，山地原住民更是嚴峻，原鄉部落的原住民B肝、C肝帶原率高，再加上酒精性肝病，原住民平均壽命比一般人少了十歲左右，有些地區的原民罹患C肝的比率甚至比B肝來得高，族群的健康成為一大隱憂，一個個統計數字具體得令人膽戰心驚，促使肝基會即便資源有限、交通艱難，也要克服萬難將保肝篩檢列車持續開往山地離島，守護居民健康。

本身是肝病病友，曾歷經五次栓塞、一次電燒，最後透過換肝手術而「重生」的林博義先生深知肝病之苦，他重生後的歲月幾乎都用來投入肝病防治宣導，出錢出力協助一場又一場的篩檢活動。他從二〇〇〇年起就帶頭捐款，募足款項後交給肝基會承辦篩檢活動，他擔任華泰銀行董事長期間，連續八年推動每家華泰分行每年舉辦小型肝篩，當上敦化扶輪社社長之後，那更是以「洪荒之力」來協助，他想陪著許金川教授「消滅肝病」。

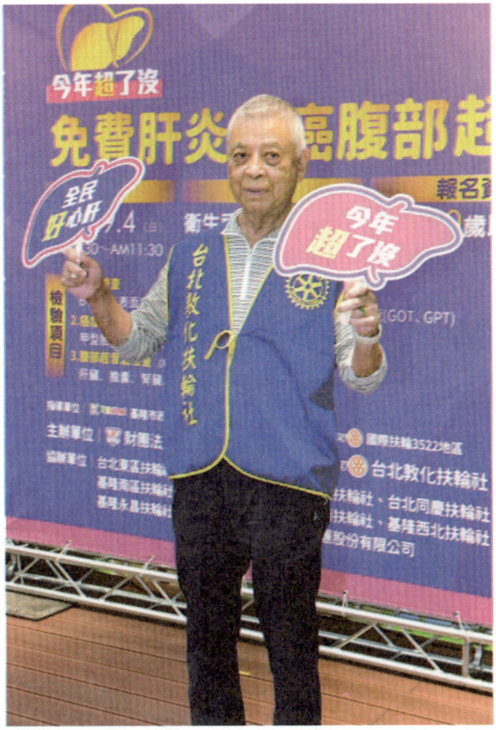

華泰銀行前董事長林博義先生歷經電燒、栓塞、換肝等治療肝苦路，為肝基會終身義工，熱心參與保肝公益活動。

好幾次，他跟各區扶輪社友們聊天互動時，總有人來問他為何老是把肝篩當作重點，畢竟各區扶輪社每場公益演講活動主題多元，很少重複聚焦在單一主題上。他的中年抗病過程當然成了最佳談資，慢慢地，其他扶輪社偶爾也來找肝基會合作肝篩，把愛心撒落各偏鄉離島。善於觀察分析的林博義董事長發現，全臺灣幾百個扶輪社如果各做各的，東做一個、西做一個，成不了什麼具體的貢獻，還不如大家一起來訂共同目標，早期國際扶輪就曾大力協助全球消滅小兒麻痺計畫，愛心無限，但臺灣醫療進步，小兒麻痺早已絕跡，扶輪之愛延伸至消滅國病——肝病，充分展現匯聚國人之愛拯救肝苦人，於是有了「臺灣肝病根除計畫」。

募集五十萬美元，國際扶輪也來幫臺灣

是啊，如果扶輪人過去可以協助消滅全世界小兒麻痺，為何不自救，幫助國人全面「下架」肝病呢？

二〇一四年，全國扶輪地區召開總監會議，與會的七位總監達成共識，決定全臺灣各地區都成立「肝病防治委員會」，由南雅扶輪社及扶輪顧問陳思明、簡天廷以及陳宣諭、林博義等主責推動，並於翌年開始全力執行臺灣肝病根除計畫，同時去跟國際扶輪社申請經費，通常可申請到的經費不一，如果順利的話，最高可申請到五十萬美元。

為了向國際扶輪總部提出「臺灣肝病根除計畫」，林博義偕同扶輪社友們來到肝基會開會，和粘曉菁執行長及黃婉瓊總監等人一起絞盡腦汁寫企劃案，原則上，這計畫的申請者是扶輪社，若申請順利，再交由肝基會執行。所有人的目標一致：要拿下國際扶輪美金五十萬元全球獎助金。

這件事沒想像中容易，國際扶輪採「對捐制」，國際扶輪給多少，就看國內扶輪社友們募集多少，所以如果要衝到最高獎助美金五十萬元，一定要得到全臺灣扶輪社友的共識與支持，至少二十五萬美元，國際扶輪才會撥同等款項二十五萬美元執行該計畫。

在眾人辛苦努力下，總算有了佳音，二〇一五年底，國際扶輪三五二〇地區和基金會合作正式向國際扶輪總部提出「臺灣肝病根除計畫」，成功申請到最高金額五十萬美元的全球獎助金，繼消滅小兒麻痺計畫之後第二個成功申請案，執行計畫案包含在臺灣偏鄉舉辦十場免費肝病篩檢（含抽血及腹部超音波）、十場民眾衛教講座、八場醫事人員講習等，計畫執行預計一年半。

扶輪社友林博義、簡天廷、陳宣諭及肝基會粘曉菁執行長等人，四處奔波演講，扶輪社的例會演講規模從六人至六百人，幾乎走遍全臺七成以上的扶輪社，一一傳達肝病防治理念，就是為了凝聚消滅肝病的共識。

計畫實施前後，基金會儼然做了一場實質且成功的「醫療外交」。國際扶輪指派全球督察 Dr. Axel 到臺灣視察計畫執行及查訪實施地點，基金會同仁與扶輪社社員全程陪同，去了各個偏鄉，和基層衛生單位互動，拜會政府部門，也親自接觸第一線的醫護人員、面談病友，了解偏鄉肝炎帶原及追蹤治療現況等等。

首場活動從宜蘭冬山、蘇澳、南澳偏鄉起跑後，一路到台東太麻里、金峰、大武鄉及新店區溪州部落等，進行全面性的免費保肝篩檢。那段時間正值盛夏，臺灣高溫炎熱，儘管如此，各區扶輪人仍熱烈響應，攜家帶眷出來當義工，引導篩檢秩序，忙碌的身影在現場不斷穿梭，個個揮汗如雨，衣衫都被汗水浸濕了，依然始終以親切和藹的態度服務偏鄉民眾，協助完成肝炎及肝癌的抽血篩檢及腹部超音波檢查。扶輪人說，看到民眾篩檢時笑容燦爛、篩檢完頻頻道謝的真情流露時，更加覺得活動很有意義，能守護偏鄉健康，即使辛苦也很值得啊。

整個計畫圓滿結束。偏鄉的篩檢人次從原先預估的七千人，竟暴增至九千多人，反應熱烈，遠出乎預期，振奮了所有人的心。篩檢人數達九六四一人，篩檢出一六八〇位B肝、C肝病友，由肝基會轉介到醫療院所進一步追蹤治療，拯救許多肝苦人及家庭。三五二〇地區肝病防治委員會主委簡天廷先生感性說出，肝病一日不消滅，扶輪人的參與一日不會停止。

回顧這場國際盛事，臺灣有七個扶輪地區共同響應，國外地區包括日本、澳門等國際扶輪也

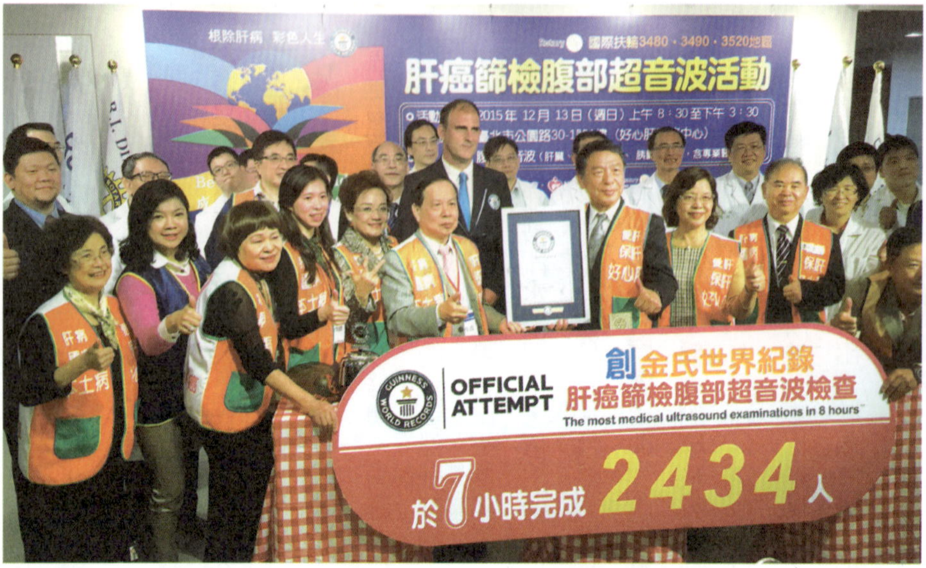
根除肝病 彩色人生
國際扶輪3480、3490、3520地區
肝癌篩檢腹部超音波活動
OFFICIAL ATTEMPT
創金氏世界紀錄
肝癌篩檢腹部超音波檢查
The most medical ultrasound examinations in 8 hours
於7小時完成2434人

肝基會結合國際扶輪愛心力量，多次舉辦肝癌篩檢活動，並創下金氏世界紀錄。

共襄盛舉，扶輪顧問陳思明先生還自費出國募款，總計獲得八個國家及十七個扶輪地區支持。而在計畫實施前後，受國際扶輪指派來台的全球督察 Dr. Axel 離開臺灣前也不吝「按讚」，他馬不停蹄拜會各界人士，政府官員，包括當時的國健署邱淑媞署長，也親自訪談多位醫師專家，更加了解臺灣肝病治療的新進展。此外，他也在肝基會陪同下到偏鄉和基層衛生單位、醫師及病友當面交流，了解偏鄉肝炎帶原及追蹤治療的情況，這些深入訪談都為 Dr. Axel 留下深刻印象，他對基金會投入肝病防治、矢志消滅肝病的使命相當感動，也對扶輪社友在計畫活動中的努力與付出，頻頻稱許。

破金氏世界紀錄，七小時完成二四三四人「腹超」檢查

在各界善心協助下，根除肝病有如一場全民運動，於臺灣各城鎮遍地開花，大小型篩檢活動

不斷，一場比一場還聲勢浩大。

二〇一四年底好心肝門診中心成立一周年時，基金會在好心肝服務中心舉辦「千人免費腹部超音波」肝癌篩檢活動，來自全臺近五十位肝膽胃腸專科醫師來當「一日義工」，支援篩檢及醫療諮詢；接下來，扶輪人還要陪著基金會挑戰「金氏世界紀錄」呢！

促成國際扶輪「臺灣根除肝病計畫」後，擔任扶輪地區肝病防治推廣委員會顧問的林博義先生，及其他扶輪人又「突發奇想」，想挑戰金氏世界紀錄，「我們去跟許金川教授討論，他欣然同意。」對許教授團隊來說，舉辦大型篩檢活動能否創紀錄是其次，藉此話題引來各界關注、吸引更多民眾來做檢查，找出潛伏的肝腫瘤病友及早就醫，才是目標。

之前有過相關紀錄的，在印度，半天內有五二九人接受心臟超音波檢查，這回，扶輪社打算超越歷史紀錄，設定目標七個小時內完成千人超音波檢查。

二〇一五年十二月十三日，肝基會結合國際扶輪三四八〇・三四九〇・三五二〇地區愛心義舉，合辦「千人免費腹部超音波肝癌大檢驗」，邀集全臺近五十位優秀的肝膽胃腸科專醫師擔任一日義工，這些醫師幾乎是許教授的學生，遍布全臺各地，平時極為忙碌的醫師願意犧牲假期，特地北上為肝病防治貢獻己力。這個大活動現場配置了二十台超音波儀器，發動五百多名護理人員、扶輪社友及義工一起參與。

人潮幾乎將好心肝服務中心擠爆，長長的人龍往馬路蔓延出去，民眾依著義工指引，排隊等候。搶到「頭香」的七十三歲李老先生很興奮，他說自己從沒做過腹部超音波檢查，從廣播上聽到免費篩檢的消息，擔心排不到，乾脆半夜搭客運從台中趕來，凌晨兩點多就到好心肝服務中心守候，檢查後發現還好只有輕微脂肪肝，開開心心搭車回家了。還有一位陳先生之前參加過肝基會篩檢，得知又有大檢驗活動，特地一大清晨帶著高齡近九十的父母來做檢查。

活動在上午八點半開跑，不到五分鐘，二千五百個號碼牌就發放一空，七小時內完成二四三四人腹部超音波檢查，遠從英國來的世界紀錄鑑證官 John Garland 全程參與，並宣布創下金氏世界紀錄，全場歡聲雷動。

創下紀錄固然令人開心，卻也因此揪出很多潛在病人，值得關切。以這場大型篩檢結果來看，基金會總執行長楊培銘教授表示，檢查出有四位肝硬化、六位高度懷疑肝癌，另有四十一位屬於性質不明的肝腫瘤，需要再進一步檢查確認，良性肝臟血管瘤有九十二位、腹部腫瘤二位、脾臟腫瘤二位、腎臟腫瘤二十五位、膽管擴張三位，這表示在醫療資源充沛的大臺北地區，仍有許多民眾因忙碌而疏忽肝臟健康，值得關注。

善念請託幫運將「超」一下，救人一命

在這場盛大的千人篩檢活動角落，有個觸動人心的溫馨小故事，即使無法如「創下金氏世界紀錄」一般引起媒體矚目，仍值得一書。

冬陽在靜謐的寒冷中悄然升起，為這日清晨帶來一絲暖意，許多民眾當天清晨兩點多就陸續前來排隊，人龍從公園路繞行襄陽路、南陽街、信陽街再繞回來，排成兩圈人牆，短短五分鐘，預定限額的兩千五百個號碼牌就發放一空。過沒多久，一位中年男子往裡頭張望躊躇。

這場「免費千人腹部超音波肝癌大檢驗」活動贊助者之一，台北長安扶輪社創社社長盧明珠女士身穿扶輪背心，在門口招呼受檢民眾，這天她的角色是服務義工。那位男子怯怯地問：「小姐，請問這個檢查要錢嗎？我想知道我的肝好不好……。」盧女士聞到口臭撲鼻而來，眼前男子一臉疲憊病容，心想也許他的身體真的有問題。

但已報名額滿，怎麼辦呢？熱心善良的盧女士心想救人要緊，權宜之計就是向內部工作人員請求通融，她只好說：「這是我的遠親，氣色看起來不太好，可以拜託幫他『超』一下嗎？」

醫師幫他做檢查，果然狀況嚴重需要送急診。他的家庭經濟拮据，開計程車維持生計，送急診前，盧女士還細心地交代他要把唯一的生財之物計程車鎖好。後來，惦念著還是不放心，她親自跑了兩趟急診室，第一次塞了五萬元到這位運將口袋，想想怕他不夠用，第二次又塞了五萬元，補助他的醫療費用以及幾日無法開車賺錢的補貼，如有剩的還能留作家用。運將感激地說：「我該如何還妳錢呢？」盧女士語氣溫和、親切回應：「不用還啦，你如果經過好心肝，就向好心肝答謝救命之恩！」

過一段時間之後，盧女士接到一則手機訊息——「救命恩人，謝謝您，我現在很健康！」當下惻隱之心所激發的善念，竟因此救了一條人命，她感到相當欣慰，謙遜地說這位運將與好心肝有緣相逢，是他的福氣。

出身基督教良好家世的盧明珠女士，自小父母親就以聖經金句「福杯滿溢」教導她，有多的就要分享給別人，養成她樂觀正向、樂善好施的人生觀。二十年前她創立台北長安扶輪社，後來又創辦滙泰長安慈善基金會，緣滿天下，女兒也接棒積極投入公益，所謂相由心生，她眉開眼笑的面貌映照出為善最樂的心懷。

發揚扶輪傳愛的精神，盧女士與扶輪社社友經常贊助參與肝基會肝病篩檢活動，好幾次自掏「私房錢」捐助，並認捐行動超音波等醫療儀器，她總是謙虛地說：「做善事我最愛，可以讓我每天哈哈笑！我真的是發自內心要謝謝肝基會，讓我們有機會幫助他人。」她希望社會愛心能源源不絕，讓肝基會能救助更多需要的人。

用愛護「礙」，服務弱勢

一般民眾疏於檢查，很多人甚至大半輩子從沒被「超（音波）」過。那想想，如果是生長於危脆家庭、弱勢族群或行動不便的人呢，更需要有人來守護他們的健康。向來，只要發現有該做而政府未做的，肝基會總主動透過募集社會愛心攬起來做，關懷弱勢這件事也一樣，跑第一。

早在二〇〇五年，肝基會就和臺北市政府、國際扶輪三五二〇地區的五個分區扶輪社舉辦「世界B肝週」大型活動，湧入四千多位民眾參與。那次的篩檢特別加強服務原住民及新移民（外籍配偶），除了設有專屬服務區，更設置外語通譯人員駐站服務，連聲樂家簡文秀老師、金曲歌王殷正洋等人也蒞臨現場獻唱，知名藝人石英、王識賢、葉歡、高欣欣等人也為保肝愛肝站台，現場洋溢歡樂氣氛。之後，基金會更多次舉辦弱勢肝篩，曾前往嘉義縣新港衛生所，為新港鄰近地區B肝、C肝帶原的身心障礙朋友做套餐式完整的保肝篩檢，包括抽血及腹部超音波檢查，那次活動連時任嘉義縣長張花冠女士也到場呼籲、共同打擊肝病。

高羽國際公司董事長、本身也是基金會董事的何曉亮先生，長年投入醫療公益志業，他認為無論貧富貴賤，健康是基本人權，應該將資源妥善運用，設法讓每一個人都能得到預防醫學的保護，避免疾病發生。在他擔任華中扶輪社社長時就有了長遠規畫，特別將贊助火力集中在弱勢民眾，從二〇一五年耶誕節前夕開始，持續到現在已達十年，愛心照亮了無數黑暗角落。

溫馨耶誕節即將到來，何曉亮先生媒合肝基會與扶輪社友們，發起一場「弱勢團體祝福平安肝篩」活動，特別為燒燙傷、顏面損傷、視障朋友們準備了一份溫馨禮物──免費的肝病篩檢。活動前先透過社會局提供名單、聯絡有意願接受篩檢的民眾，確認意願後還要安排交通接送，這些民眾多半住在偏遠地區，需要接送服務。「我們扶輪社的朋友開著車，把民眾一個個接來好心肝門診中心，檢查結束後再送他們回去，」回想這次活動，他欣慰地說那次扶輪義工們不僅當司機，還裝扮成聖誕老公公的模樣，散播歡樂散播愛。

翌年夏天，篩檢禮物持續往南部送，這回，肝基會來到嘉義基督教醫院，邀請包括嘉義市脊髓損傷協會、盲人協進會、聾啞福利協會、啟智協會等八個在地身心障礙團體參加，總計有一〇九位二十歲以上身心障礙朋友來做免費肝篩。考量身障人士行動不便，肝基會和嘉義市政府特別規畫復康巴士專車往來接送，也在醫院一樓大廳安排無障礙平面空間，搭建起適合身障輪椅進出的超音波診間，方便民眾抽完血後即可直接做腹部超音波檢查，提供既貼心又溫馨的一條龍便捷服務。

時任嘉義市長涂醒哲先生本身是醫師、也曾從事肝病防治工作，深知肝篩的重要性，當天他親自到現場迎接搭乘復康巴士到院的身障朋友，幫忙推輪椅，協助身障朋友抽血檢查。令人感動的還有，身為嘉義在地人的藝人澎恰恰先生，特別在百忙中由北部返回故鄉，以行動支持這場別具意義的活動。現場有位張冬蕙女士，她是肝基會創會初期的長期義工，也是涂醒哲市長的遠房姑姑，她於活動結束後捐了一筆善款，期盼肝基會能持續舉辦如此有意義的活動，讓愛傳下去。

果然，愛心漣漪不斷，企業界人士也紛紛響應，中國信託慈善基金會於二〇一七年和肝基會、臺大雲林分院合力舉辦弱勢篩檢，為雲林縣一二〇位身心障礙者完成免費肝炎及肝癌篩檢、腹部超音波及血液常規檢查，持續「用愛護礙」。

弱勢篩檢持續進行了好幾年之後，扶輪社與肝基會討論，好心肝不止「心」跟「肝」，希望提供弱勢民眾（中低收入戶與身心障礙者）整體的健康照顧，所以自二〇二一年起，歲末贈禮不再稱為「肝篩」，因為服務項目擴大了，「活動定位成健康檢查。」

從肝篩到健康檢查，愛心服務愈做愈精準到位。華中扶輪社持續和肝基會合作，二〇二一年十一月十三日上午，在臺北市士林區葫東區民活動中心，為社子地區五個里（葫蘆、葫東、社園、永倫、社子里）三十歲以上中低收入戶民眾做免費的肝病、血液常規、癌症指數檢查，同時加做腹部超音波檢查，受到當地民眾好評。籌備活動過程中，肝基會工作人員聽到當時里長伯說出一句話，令所有人更加堅定務必要圓滿完成這次任務，里長伯說：「社子地區算是臺北市的偏鄉！」

為弱勢團體服務的列車一旦啟動，便不會輕易停止。未來，扶輪社期盼有更多善心人士加入，深入耕耘，關照弱勢民眾的全方位健康，希望「我們一起展望的世界裡，人們團結合作、採取行動，在自身、社區及全球各地創造持恆的改變。」這是扶輪社的願景，更是行動綱領。

各區扶輪社接連投入肝病防治愛心行列，例如敦化扶輪社麥寬成董事長從一開始就支持保肝篩檢，並首提企業保肝篩檢；政愛扶輪社則率先將保肝使命列入創社宗旨，每年申請國際金額做肝病篩檢。扶輪人以實際行動支持肝病防治，愛心接力綿延不絕。

3 愛的傳承，宋教授後代也齊力相助

宋瑞樓教授就像醫界的孔子般，誨人不倦，作育英才無數，其子弟兵開枝散葉，個個繳出漂亮成績單，連他的後代子孫也受到感召。

今台電子公司總裁宋文彬先生是宋教授的侄子，與肝基會的結緣卻是繞了一大圈，緣起於「看牙」。

宋文彬先生說，年輕時就知道伯父宋瑞樓教授創辦了肝基會，做肝病防治宣導，當時未深究詳情，只記得逢年過節或生日，家人包紅包打金子送禮給伯父，他一拿到就捐給肝基會，覺得伯父很有愛心，卻始終沒深入接觸；直到有次與友人閒聊之間，宋文彬先生說起看牙經驗不太好時，朋友大力推薦他去找一位很棒的牙醫師——洪淑娟醫師看診，也是許金川教授的夫人，於是在她手中串起宋文彬先生與肝基會的深厚緣分。

往來牙科診所看診久了，彼此成為好友，無話不談，舉凡肚子不太舒服、胃酸逆流等大大小小健康問題，熱情的洪淑娟醫師儼然是宋文彬先生的專屬家庭醫師，經常提供良方解藥，幫助很大。同樣的症狀出現多次後，洪醫師建議他應該去做個全身健康檢查，話才剛說完，有著俠女般義氣的洪醫師立刻一個轉身，拿起電話直接打給許教授，很快就安排宋文彬先生前往好心肝做健檢。

安排與接待都相當有效率，做完健康檢查後，許教授親自接待解說。「我們一見如故，相談甚歡，」宋文彬先生笑說可能是倆人生肖同屬豬吧，「豬氣相投」，也可能是因為許教授是伯父的得意門生吧！

許教授帶著宋先生導覽基金會各樓層，在這座不起眼的老舊建築裡，眼前所見是一點一滴匯聚而成的社會愛心成果；來到藏身於寬敞地下一樓內的宋瑞樓教授紀念館，見到熟悉的伯父宋瑞樓教授肖像，宋文彬先生虔敬鞠躬致敬，環繞四周細讀宋教授生平及臺灣肝炎聖戰先驅的事蹟，既佩服又感動，激發他想延續伯父理念的善念。此後陸續收到基金會發行的會刊，看到董事及顧問名單，正巧有數位是舊識好友，於是發願有朝一日也加入基金會團隊，貢獻一份心力。

倆人從此成為好友，許教授很感恩妻子洪淑娟醫師促成，得以結識這位成功的企業家，他經常向宋先生請教如何經營管理。沒多久，在許教授盛情邀請下，宋先生成為肝基會及好心肝基金會董事，盡其所能捐助大筆善款資助肝病醫療公益事業，包括篩檢、醫療儀器、研究等等各層面，灌注一股強大愛心力量。

宋家後代購回宋教授故居，保肝篩檢重現風華

宋文彬先生多年來投入醫療的善舉，他的四位兄弟（宋文恭先生、宋文寧先生、宋文洲先生、宋文嶽先生）也受到感召，宋家兄弟齊心奉獻公益不遺餘力。十七年前，宋文彬先生與宋文

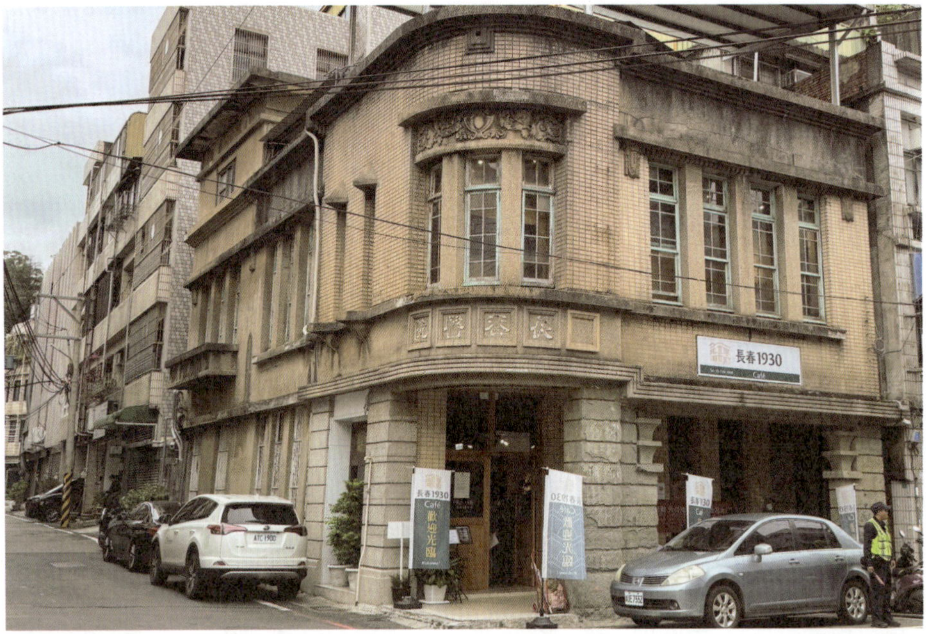

百年長春醫院以1930 Café修復重現，首場醫療義診活動，響應肝基會推廣「今年超了沒？」保肝篩檢，造福竹東鄉親。

洲先生以來台祖之名創辦宋展河基金會，致力獎助文教體育活動，首次推廣醫療教育公益，就是與肝基會攜手合作，響應基金會近年發起推廣的「今年超了沒？」保肝篩檢活動。

二〇二三年十二月三日，基金會保肝列車開往竹東展開肝病義診，提供當地民眾免費的抽血篩檢暨腹部超音波檢查。這次活動很特別，篩檢地點是宋瑞樓教授成長的故居，昔日的竹東長春醫院，百年古蹟經多年修復後，如今以「長春1930 Café」重現，增添濃濃文青味。

才剛入冬，微微細雨挾著新竹著名的風，冷風吹拂過臉頰，身體打了幾個哆嗦。寒風抵擋不了民眾熱情，這天早上，有一百多位民眾陸續前來做免費的保肝篩檢，人潮匯集讓這幢百年老屋瞬間溫暖了起來。老屋矗立在新竹縣竹東鎮老街區一個轉角處，典雅的洋樓古建築格外引人注目，外牆雖已斑駁仍可清楚辨識出「長春醫院」四字。這是竹東第一家私人醫院，宋瑞樓教授從小在這裡長大，耳濡目染，傳承自父親宋燕貽醫師「以病人為中心」的行醫風範影響，日後成就不凡的仁醫典範。

長春醫院是竹東人的共同記憶，一九〇九年由宋燕貽與宋燕翔醫師兩兄弟開設，宋燕翔醫師即宋文彬先生的祖父。這棟建築輾轉數度易主，建物猶存但人事已非，因緣際會，宋燕翔醫師的五個孫子宋文彬等五兄弟，於二〇一八年合力從前屋主手中購回，以父親之名成立的高榮公司購置取回，並主動向新竹縣文化局提出文資保存申請，進行修復，經新竹縣政府公告指定為縣定古蹟。

建物剛修復好初次開放，便與肝基會攜手舉辦首場免費的篩檢活動，意義非凡，透過醫療公益接續家族時代精神，彷彿讓長春醫院從歷史洪流中又重新活了回來。

百年老屋重啟大門，許多竹東鄉親首次走進這棟典雅建築內，篩檢活動現場既歡樂又充滿懷舊氛圍。伯仲文教基金會吳伯雄董事長親臨現場，他的姊夫是宋瑞樓教授，他回想起自己第一次走進長春醫院時才九歲，隨著送親團陪姊姊吳芳英女士嫁進宋家深宅，「當時看到姊姊變成宋家的人，捨不得啊，偷偷哭，一轉眼，七十幾年匆匆，今年我八十五歲了，舊地重遊，倍感親切。」

首度來到恩師宋瑞樓教授出生、成長的故居，許金川教授百感交集，想到恩師對他的提拔教導，更大力支持他並應允擔任肝病防治學術基金會創會董事長，這裡頭有多麼深的期許啊。「我第一次來到老師的出生地，今年正是宋教授逝世十年，宋教授往生後，我接任董事長，實際上是非常惶恐的，因為要把臺灣的肝病消滅，這個責任非常重大。」

「他把宋瑞樓教授的志向貫徹到底，非常全力以赴，」宋文彬先生說得直白又懇切。

這場溫馨的保肝篩檢活動，除了延續昔日宋氏家族為鄉親醫療服務的精神之外，更象徵著師生世代傳承，意義深遠，也啟動竹東「超」起來的保肝運動。宋家先祖愛留子孫，公益善緣一線牽，濟世救人善行綿延不絕。

4 愛心發酵，形成「好心救好肝」成功模式

保肝聖戰，全國遍地開花

肝基會自一九九六年第一場在臺大醫院舉辦的大型肝篩宣導活動之後，即啟動保肝列車，至今列車從未停歇，年年深入全國各鄉鎮、社區、廟口、漁港、農村、小島等地，持續做著政府沒能做的事。同時也帶動其他肝病相關團體成立，由北到南紛紛跟進，與肝基會一起投入這場臺灣肝炎聖戰，包括由簡榮南教授領導的基隆市肝病防治協會，在基隆地區展開篩檢防治服務；高醫張文宇教授帶領學生成立台灣肝臟學術文教基金會，在高屏地區進行篩檢防治等工作，盧勝男教授成立的高雄市肝病防治協會也在南部地區進行肝病篩檢及治療服務；有些地方政府也相當積極，例如彰化縣衛生局葉彥伯局長即長期投入地方肝病篩檢防治；肝基會總執行長楊培銘教授應聘擔任衛福部肝癌及肝炎防治委員，他一直代表肝基會力促政府落實全民B肝、C肝普篩。

經過肝基會數十年的耕耘及臺灣整個醫學界的努力及倡議下，讓社會各界愈來愈重視B肝、C肝篩檢。皇天不負苦心人，終於在二〇二〇年，國民健康署啟動「類普篩」機制，讓國人四十五至七十九歲一生有一次免費接受B肝、C肝篩檢，大幅提升篩檢涵蓋率，造福國人。

社會各界愛心加持，肝基會屢屢獲獎受肯定

默默在保肝大業上耕耘了三十年，肝基會屢屢獲獎，實際上是承蒙社會各界善心人士齊力奉獻，才得以將愛心發揮為幫助眾多病友的力量。

肝基會創會董事長宋瑞樓教授，於二〇〇一年獲頒「總統科學獎」最高榮譽，二〇一一年獲頒「醫療奉獻獎特殊貢獻獎」。難能可貴的是，肝基會於二〇一七年榮獲「醫療奉獻獎團體獎」殊榮，由董事長許金川教授及總執行長楊培銘教授代表基金會受獎，當時頒獎人是時任行政院長也是醫師的賴清德先生，他說，肝基會能得到臺灣最崇高的醫療獎項，「不是因為他們的病人最多、錢賺最多，而是因為他們最有愛心。」二〇二二年許金川教授獲頒「醫療奉獻獎個人獎」，一個團體連獲三座醫療奉獻獎，創下史無前例的紀錄。

連義工團隊也做出成績，獲得臺北市衛生局「第一〇四年度保健志願服務志工團隊楷模獎」。

肝基會於二〇一六年榮獲衛福部國民健康署「健康促進獎團體獎」，同年並獲「國家品質標章獎SNQ」。與艋舺龍山寺、瑞昱半導體、聰泰科技共同榮獲「二〇二一年亞洲企業社會責任獎」。二〇二三年榮獲「第六屆堉璘台灣奉獻獎」、「亞太永續行動獎」、「台灣永續行動獎」。

值得一提的是，「堉璘台灣奉獻獎」設立的目的是期許找到「致力解決臺灣社會問題、默默推動臺灣進步」的傑出奉獻者。遴選委員的評語相當貼切：「肝基會將肝病防治以系統性的擴散震盪，從專業研究影響醫療系統，從醫療系統影響社福系統，更從社福系統帶動社會大眾認知，

充分展現人人都可無私奉獻的渲染力以及深遠流長的影響力。」

這段話說明了肝基會從沒忘記創會董事長宋瑞樓教授的叮嚀，始終把「致力於解決病人之苦」放在首位，成立好心肝門診中心之後，更是努力落實優質醫療，默默進行一場醫療改革。而三十年來開往全國各地的保肝篩檢列車，除了建立了基本的流行病學資料，更促成政府願意寬列經費做肝病篩檢，逐步開放B、C肝藥物健保給付，對政策及社會產生了影響力。

許金川教授，百萬、千萬獎金全部捐做公益

事實上，許金川教授獲頒幾次個人獎項，但他總視為團體獲獎，每次領到鉅額獎金，一毛不取直接捐做公益。二〇一七年獲「第二屆蔡萬才台灣貢獻獎」，將一千萬獎金全數捐為肝病防治之用。為了感念恩師宋瑞樓教授，二〇一九年榮獲「吳尊賢愛心獎」時，當場將獎金一百萬元全數轉捐予「宋瑞樓教授學術基金會」及連文彬教授「跨世紀醫療促進基金會」以鼓勵醫學研究，期待能救治更多病人，金錢對他來說更像是愛心代幣，愈給出去，反而得到愈多，滿滿的愛往基金會匯集。

獨特臺灣經驗，吸引國內外醫界前來取經

非政府、非營利組織打拚三十年的肝病防治成績，形成獨特的臺灣經驗，引起國際醫藥界的

矚目。

例如國際知名藥廠的計畫獎助贊助支持，二〇〇九年獲BMS Foundation臺灣C肝防治計畫，總計二十五萬美元的支持。以及兩次獲吉立亞醫藥——亞太ALL4LIVER獎助計畫推廣B肝防治，這項支持亞太區肝臟健康計畫，使肝基會能擴大服務規模，終結肝癌代代相傳厄運。

國外醫學界也紛紛來到肝基會取經，美國杜克大學涂碧桂教授及林倩蓉教授曾兩度邀請美國衛福部官員及學者參訪肝基會，以了解臺灣肝病防治現況及NPO（非營利）組織扮演的角色。

二〇一四年，許金川教授和粘曉菁執行長代表臺灣前往歐洲公衛論壇，站上世界舞台分享肝病防治經驗，一個非營利、非政府組織的基金會做「政府還做不到，企業還不想做的事」，成為全世界疾病防治的典範。

二〇一六年，美國科羅拉多州、維吉尼亞州、堪薩斯州、華盛頓州、伊利諾州等五大州衛生部長，及杜克大學兩位教授來訪，並與許教授和粘曉菁執行長，就臺灣和美國的肝病防治經驗交流。二〇二三年，康乃狄克州衛生部長、馬里蘭州衛生部長、紐約市兒童服務署前署長、全美醫療保健首長協會總執行長、奧勒岡州社會福利部部長及杜克大學兩位教授蒞臨交流，並讚許肝基會在臺灣的肝病防治成功模式，可作為其他國家典範。

為學習臺灣肝病防治成功經驗，緬甸醫療相關團體曾三度參訪肝基會。緬甸肝病防治基金會主席及執行長特別在二〇二四年三月至肝基會參訪交流，對於臺灣民間能做得這麼好，由衷表示佩服與感動，希望能將到訪所汲取的臺灣經驗，帶回緬甸造福當地肝病病友。也曾有一位緬甸公立醫院醫師受邀出席臺灣醫療科技展時，特別至肝基會參訪，對非政府組織肝病防治成效印象深刻，並深受醫者仁心所感動，當場自掏腰包捐助善款，表達他的愛心支持。

這場臺灣肝炎聖戰，從肝基會出發，愛心不間斷地投入，產生震盪擴散效應，影響力不僅通往臺灣各角落並擴及國際，聖戰終有打贏的一天！

肝基會愛心模式，帶動醫界接續創立基金會，造福國人

肝基會匯聚愛心推動肝病防治，隨著時間的推移，社會認同效應愈來愈大，愛心模式逐漸傳播開來。不僅吸引了愈來愈多的醫院和醫師們加入肝病防治行列，各醫院也紛紛向肝基會取經學習，促使了各個領域的醫學基金會的誕生，集結熱心醫者與社會愛心力量，其信念都是為了讓國人能夠擁有健康的生活。

肝基會成立後約三年，臺灣肝臟手術權威、臺大醫學院外科李伯皇教授於一九九七年創立「消化器官移植基金會」；同年，臺大乳房外科張金堅教授與黃俊升教授創立「乳癌防治基金會」，國家衛生研究院賴基銘教授成立「台灣癌症基金會」。投身兒童肝癌貢獻卓著的臺大醫學院小兒科張美惠教授，於二〇〇〇年創立「兒童肝膽疾病防治基金會」。二〇〇二年，「癌症希望協會」成立了，執行長蘇連瓔是護理師出身也是癌友家屬，打造支持癌友及家庭的服務平台，後更名為「癌症希望基金會」。二〇〇八年，臺大腫瘤醫學部成佳憲教授成立「癌症防治基金會」。當肺癌躍居國人癌症死因首位，成為新國病，由臺大胸腔外科陳晉興教授發起的「肺病防治基金會」於二〇一四年應運而生。

曾經有某協會的祕書長向肝基會請教：「基金會如何才能做得好？」許金川教授以過來人的經驗告訴他們：「願有多大，力量就有多大！」各領域的醫學基金會有各自的使命，但解決病人之苦、造福國人健康的初心是一致的，這股風起雲湧的愛心力量在臺灣持續發酵，悄然地改變著臺灣的醫療格局，也為國人的健康福祉注入了源源不斷的動力和希望。

第四部

解決病人的痛苦！宣導・治療・研究

肝基會的宗旨，
除了宣導肝病防治知識，
還有創新醫療，
即研究肝病治療方法。

「看到病人的痛苦，我們要想辦法解決！」這是基金會創會董事長宋瑞樓教授，對學生一再的耳提面命，這些諄諄教誨早已刻骨銘心地刻印在每一位醫學生的腦海裡。

若欲解決病人的痛苦，得從三個面向著手。第一個就是要灌輸正確的保肝知識；第二個是好好看病人，用心看病人，要視病猶親；第三則是要去研究，把不可能治療的病，化為可能。

為了根本解決病人的痛苦，宋教授與他的門生於一九九四年創立了「肝病防治學術基金會」，從事肝病防治宣導及研究；之後又於二〇〇六年創立了「全民健康基金會」，從事全方位的健康教育與研究。

要醫好病人首先要「視病猶親」、「把病人當成自己家人」，這樣病人才能受到最好的照顧，也是肝基會精神的延續。因此繼全民健康基金會之後，宋教授與許教授等人又於二〇一二年創立了「好心肝基金會」。在基金會底下設「好心肝診所」，這是一個完全由國人愛心奉獻所打造的診所，不以營利為目的，把病人當成自己的家人，成立十二年以來，獲得病人及社會一致的肯定，形成一個用愛心打造的全新醫療模式。

1 宣導演講，傳遞正確保肝知識

為了傳遞正確的保肝知識，基金會自成立以來除了啟動「肝病防治列車」全國走透透，幫民眾免費做肝病篩檢外，並想盡各種辦法及管道，將正確的保肝知識傳播出去，讓民眾不再因為無知而延誤了治療的契機。

許金川教授擅長以幽默風趣的口吻傳遞肝病知識。他常說以前在醫學院念書時，每次上課，老師會把燈光關掉，邊放投影片邊講課，燈一暗，他就開始打瞌睡，這讓他覺得上課很痛苦，成績也不好，因此他發誓以後當老師上課一定不要讓學生打瞌睡。

化艱深為有趣，絞盡腦汁製造「笑」果

對學生講專業醫學知識還可以，但是要把艱深的醫療知識化為民眾可以理解又有趣又可吸收，就沒有那麼容易了。

也因此，許金川教授看了十幾本有關演講的書，也觀看了許多名嘴及政治人物選舉時的演講，包括前美國總統雷根、歐巴馬、川普及前德國總理希特勒等人的演說，還有宗教大師的演講

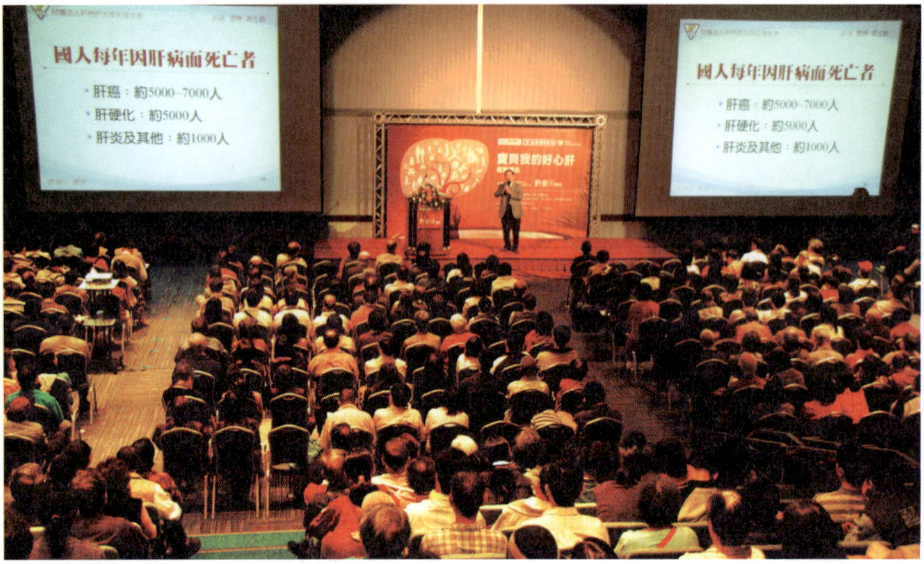
國人每年因肝病而死亡者
肝癌：約5000~7000人
肝硬化：約5000人
肝炎及其他：約1000人
寶貝我的好心肝

為傳遞正確保肝知識，許金川教授想盡辦法把艱深的醫學知識化為有趣，經常吸引聽眾哄堂大笑，因而易於理解吸收。

及佈道儀式的要領。甚至參加告別式時還把禮儀師主持儀式的說話技巧暗自學起來。聽到好友講有趣的笑話，他就隨手記下來，作為日後演講及寫文章之用，其目的只有一個，就是讓聽眾不要打瞌睡又能達到宣導的「笑」果。

過去肝基會肝病防治列車在偏鄉篩檢時，常會安排許教授對民眾演講，此外，隨著扶輪社加入保肝行列，他也到各個扶輪社演講，人數從最初的十多人到最多的幾百人。

但許教授也有出糗的經驗，有次回到故鄉演講，場地是在戶外搭的帳篷，基金會同仁傍晚去看現場不錯，想不到隔天因陽光照射之故，許教授竟看不見幻燈片的字，演講的效果自然大打折扣，充滿了挫折感。事後他才學會除了演講地點之選擇外，鄉下篩檢場合的演講應該請代言人來站台更為適合，也不用幻燈片，也因此許多藝人包括陳淑麗、王彩樺等許多知名藝人都成了偏遠地區、宣傳或開記者會

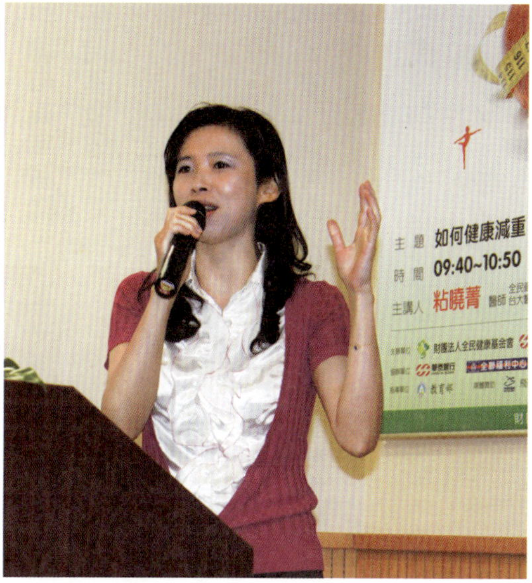
主題 如何健康減重
時間 09:40~10:50
主講人 粘曉菁 醫師
財團法人全民健康基金會

多年來，粘曉菁醫師於各種場合、篩檢現場，宣導正確健康知識。

的代言人。

歷經二十多年磨練，尤其每年基金會周年慶重頭戲，事前許教授總是絞盡腦汁、膽汁做足準備，讓內容生動有趣，因此總能引起台下掌聲如雷、哄堂大笑，充分達到宣傳基金會宗旨的效果。

後起之秀，執行長接班

大概十多年前開始，執行長粘曉菁醫師成為基金會的代言人。外貌甜美、口才辨給，尤其十多年前扶輪社開始加入肝病防治的宣導工作之後，扶輪社的演講幾乎都是由她包辦。

為了取得全臺各地的扶輪社支持，凝聚共識，粘曉菁執行長成了「跑攤藝人」四處演講。她國台英三語流暢，演講時可視簡報圖表或預先埋好的「笑點」，自動切換語言，讓台下聽眾捧腹大笑，在幽默風趣中把保肝知識牢牢記住，結果愈講愈受歡迎，邀約演講不斷。而她為了「保肝大業」也把自己豁出去了，只要有人邀請，不論六個人或六百人的場子，來者不拒，再遠也親自出馬，演講多到早已滾瓜爛熟，知道觀眾會在簡報內容的第幾分第幾秒拍手，接著要在哪個時點講什麼笑話、出現什麼梗圖……。

光是二〇一四～二〇一五年期間，她大大小小的演講就高達數百場。常常疲於奔命，早上在新北市某處演講，下午又趕到彰化、南投，最高紀錄一天有五個演講，南北奔波，演講費用全數捐給基金會。

被基金會暱稱「林爸爸」的華泰銀行董事長林博義從昔日董座變為「司機」，載粘醫師東奔西跑，林董的自家車搖身一變成了粘醫師的保母車。粘醫師憑著過人體力，接下一場又一場的扶輪社演講，「我一演講完坐進車內就脫下高跟鞋，累到只想往後仰，林爸爸還問我要不要吃便當，他已經幫我把飲料跟午餐都準備好了。」

其實在演講過程中林爸爸也沒閒著，每當粘醫師講完肝病專業這塊的內容之後，總會留段時間，請林爸爸分享親身抗病經驗，掀起他的衣服，露出他肚子上的刀痕。原來他有B肝、有C肝、有肝硬化、有肝癌，有開過刀、有做過栓塞、有做過電燒、也有換過肝，幾乎教科書上描述的肝病他都有。他情感澎湃、現身說法，深深打動了每個人的心，能在短短幾分鐘內「賺人熱淚」，有一次，他短講五分鐘，台下立刻有扶輪社友站起來，當場捐出六十萬元，指定提供肝病防治用途。

粘醫師接續老師許金川教授使命，她像個傳教士般，四處宣講肝病防治的重要性，逐漸取得全臺各區扶輪社友們的支持與肯定。

報章雜誌寫專欄，寫到報社關門

除了演講之外，另一個宣傳方法就是在報章雜誌寫專欄，這又是另一種挑戰。對醫師而言，寫醫學文章是醫師的專業，但如要把醫學知識轉為淺顯易懂的文字，讓一般人可以理解，就不大容易了。

許金川教授回憶當年往事，他很感謝當年在中時晚報任職的林奴純小姐，基金會成立不久，她自告奮勇要幫許教授寫稿。許教授只需唸出他想寫的，她就將內容打成文字，甚至有一次她到日本出差，也由國外用越洋電話連線（那時還沒網路）完成聽打任務。這個善意讓許教授一直銘記在心，之後她也變成基金會的長期義工。

寫啊寫，許教授寫了十年左右，由於大環境使然，中時晚報熄燈關門。筆耕不輟的許教授轉而移師到聯合晚報，想不到寫了幾年後，聯晚也收起來了。只好再轉移到聯合報，說起此段因緣，許教授深深感謝基金會的資深義工林博義先生，當年林先生是華泰銀行董事長，主動提議由銀行贊助購買版面提供基金會宣傳之用，時至今日，竟也已過了十多年，同時，許教授也念念不忘感謝聯合報多年來的配合與支持。

除了聯合報之外，自由時報也提供一塊版面給許教授發表文章，名為「愛肝加油站專欄」，每周一次。這源自於當年自由時報創辦人林榮三先生與董事長吳阿明先生的慷慨善意，雖然他們已不在人世，但這份恩情仍令許教授及基金會永誌難忘，感激在心。

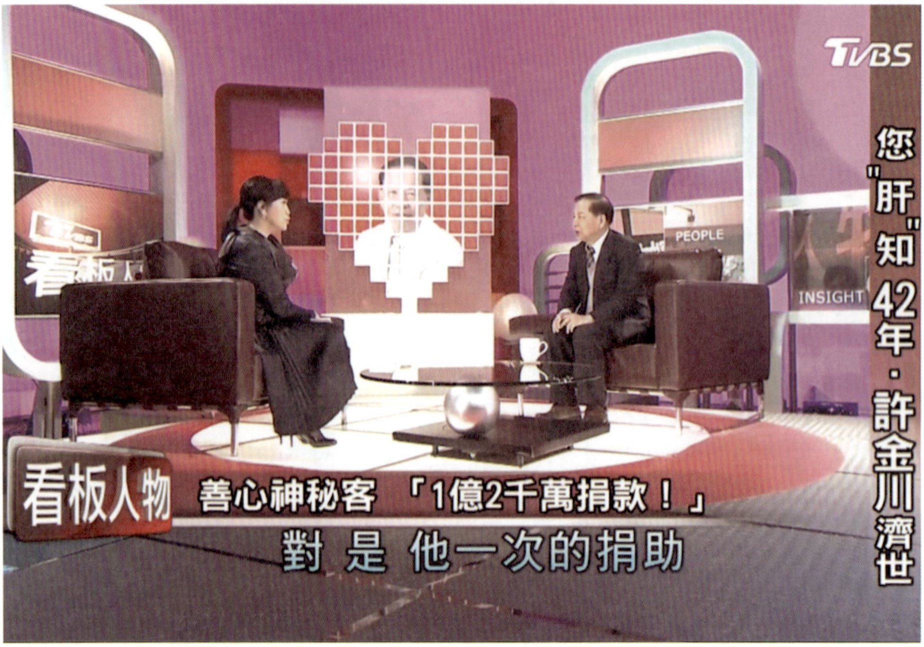
TVBS
您"肝"知42年‧許金川濟世
PEOPLE
INSIGHT
看板人物
善心神秘客 「1億2千萬捐款！」
對 是 他一次的捐助

許金川教授上電視節目接受訪談，宣導肝病防治知識與基金會理念。

除了平面媒體，各大電台、電視台也不吝大方挪出重要時段協助基金會。許教授提到，早年警察廣播電臺、中廣、正聲廣播電台，莫不大力協助基金會的各項保肝宣導活動。他記憶猶新，基金會成立不久即受台北之音邀請，那次是知名主持人葉樹姍主持的節目，聽眾相當多，對肝病宣導幫助甚大。日後，她也成為宋瑞樓教授家族成員的一員，持續為基金會貢獻她的智慧與熱情。

定期出版會刊、小手冊

早年肝基會出版了《肝病防治會刊》（後來改名《好心肝雜誌》），二〇〇六年起，隨著全民健康基金會的成立，又發行了《好健康雜誌》。為求慎重，每期雜誌付梓前，都由基金會的幾位教授親自把

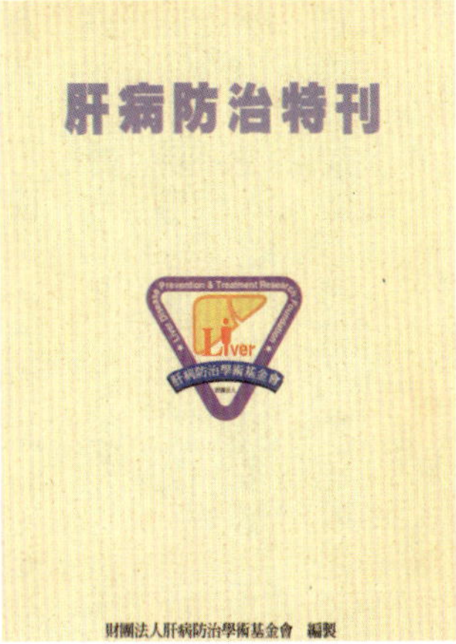

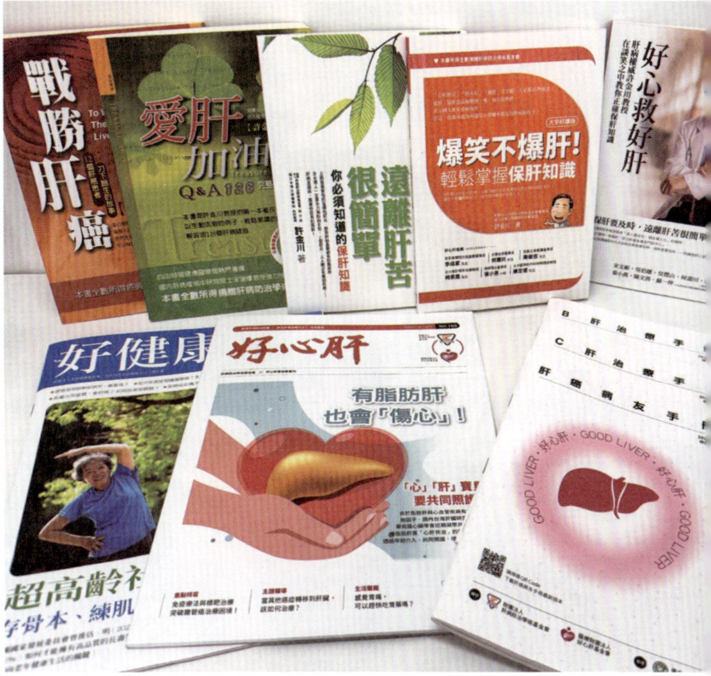

（上）1995年5月25日肝基會發行的第一本刊物《肝病防治特刊》出版，期許肝病防治觀念隨之散播到社會的每個角落。

（右）宣導正確肝病防治知識為肝基會宗旨之一，由愛心人士助印各種出版品。

關，逐字審閱，堪稱國內最貼近民眾且兼具專業醫學新知的雜誌，紙本發行量極大，每期約六萬多本，頗為廣大讀者所垂愛。

這些雜誌每期的出版印刷所費不貲，幸而都有善心人士贊助出版，免費提供民眾閱讀。同時，基金會也不定期出版肝病治療相關小手冊，提供最新的治療新知。

此外，基金會也將許金川教授多年來在報章網路以「笑話談保肝」的專欄，集結成書，近年已陸續出版《遠離肝苦很簡單》《爆笑不爆肝》《好心救好肝》等書。隨著千百場的衛教演講及肝篩活動，這些苦口婆心的保肝叮嚀，逐漸深植人心。

新媒體崛起，保肝新知搶先看

隨著網路的發達，新媒體崛起，傳播

方式更形快速，面對此時代潮流，基金會也跟著應變，即一方面保留印刷的紙本，同時也藉由網路、保肝APP、Facebook、Line群組傳播正確醫學常識。

主要的考量是，正由於網路發達，醫學常識手指一敲，Google一查，馬上就有成千上萬的醫學知識映入眼簾，但很多都是以訛傳訛，或有特殊商業目的，往往讓民眾困惑，甚至讓病人得到錯誤訊息，基金會的角色就是為國人健康把關，因此加速開發各種非紙本的宣導方式。

創立「全民健康基金會」，宣導更寬更廣

肝基會長期接觸肝病病人，慢慢發現人會生病不是只有肝臟，有時同時會有其他器官的疾病。許金川教授觀察到有不少病人是B肝帶原者，追蹤了幾十年，後來居然得了大腸癌，或者患有新的國病──肺癌，或同時又有了淋巴癌。因此他想到老師宋瑞樓教授的話：「要把病人當成自己的家人」。

「如果病人是我們的爸爸媽媽，我們是肝臟科醫師，當然不是只照顧他的肝，而是全方位給予貼心的照顧才對，」時時想起恩師叮嚀的許教授說。也因為受到宋教授的感召，於二〇〇六年創立了「全民健康基金會」，二〇一二年又創立了不以營利為目的的「好心肝基金會」，下設「好心肝門診中心」，提供「溫心、愛心、貼心、把病人當成自己家人」的非營利醫療院所。

全民健康基金會（以下簡稱全健會），顧名思義就是照顧全國人民的健康，而其基本精神與肝基會一致，只是將肝臟的照顧擴為全方位的健康照顧，一方面提供正確的健康觀念，也要鼓勵

國人從事各科的研究，以促進醫學的進步。

全健會對國人做各方面健康知識的灌輸，更鼓勵國內學者對人體各器官系統的研究，所用的宣導方式與肝基會相同，只是範圍更寬更廣。

好心肝好健康小學堂，寓教於樂向下扎根

現今教育多元化，基金會是學生校外參訪難得的寶地，深具教育意義。有慈善挹注的軟體及硬體，為富含專業醫療知識的寶庫，藉由活潑科技化的教學，讓難懂枯燥的健康知識深植孩童心中。藉由國家未來的主人翁影響家中長輩，並讓健康知識與慈善之心從小扎根。

自二〇一七年起，基金會即與臺北市衛生局合作，集結各界愛心資源與義工人力，藉由活潑生動的活動，灌輸正確的健康知識給小朋友。並藉由參訪基金會（非營利組織ＮＰＯ），讓孩子們實際感受到如何愛心助人，體會無私付出的快樂真諦。

活動推出以來，深獲師生及家長好評，迄今已經舉辦一百場以上的實體參訪活動，參加的學童超過兩千多人次。而活動現場擔任小老師的除了基金會的專職人員之外，大多是基金會的義工或學校的老師義務來輔導學生。每當活動確認要舉行時，有遠從嘉義放下手邊田野農務前往臺北的義工，還有膝蓋才做完手術尚在復元期的義工老師，更有遠在英國陪伴家人求學的義工連線協助活動。大家紛紛為了這個活動齊聚一堂，希望能夠傳揚基金會向下播種的精神，以便傳遞健康知識給予這些國家的種子幼苗們。

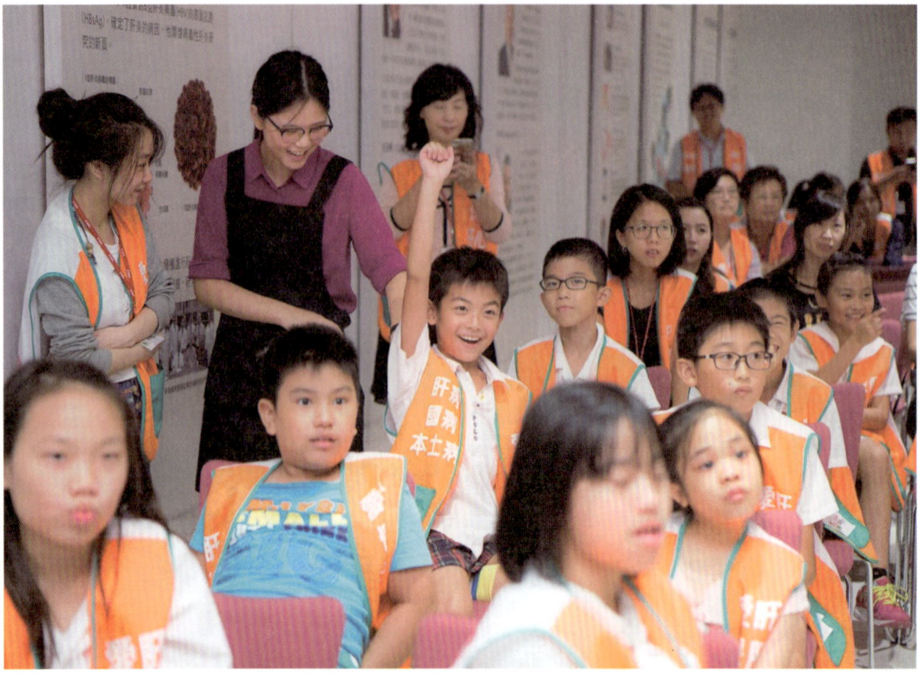

「好健康小學堂」活動，讓小學生在活潑有趣的遊戲中學習到健康知識、了解基金會非營利機構的助人精神，在這群國家幼苗心裡埋下善念的種子。

「讓我知道宋瑞樓教授是臺灣肝病醫學之父，他很偉大，因為他幫助新生兒可以施打B型肝炎疫苗，可以保護我們的健康。」「原來肝臟這麼重要！回家後我要告訴爸爸不要再喝酒了，喝酒對肝臟不好！」「這個基金會還上山下海到偏鄉去做免費篩檢，以前我都只是和爸媽去環島遊玩，我長大了要來這裡當義工一起幫助大家！」來自參加活動小朋友的真實回饋，充分顯現出孩子們透過參觀基金會以及活動中的滿滿收穫，以及在他們心中所種下對未來的願景。

在臺北市深耕之後，新北市及基隆市也相繼加入小學堂，在COVID-19疫情期間，實體上課困難，就克服困難不間斷地改為雲端上課。小學堂健康活潑的線上及實體教學內容，榮獲二〇二二年「台灣行動永續獎」與「亞太區永續行動獎」的雙料銅獎殊榮。

愛心播種——臺大非營利組織領導課程

基金會成立三十年了，為了讓社會慈善的愛心種苗持續向下扎根，將非營利組織的精神與發展歷程，以系統化方式傳遞給年輕人，一方面讓非營利組織（NPO）的慈善精神與愛的種苗能一直傳遞下去，另方面也希望莘莘學子可以結合愛心慈善力量、解決社會問題，進行更多解決社會議題的發想，一起加入公益慈善事業的行列。為此，粘曉菁執行長結合國內外學術理論及實務經驗，在臺灣大學開了「非營利組織經營與管理（臺大NPO之戀）」通識課程，課程結合理論與實務，每周安排在基金會擔任義工的社會賢達們，來分享人生對於非營利組織付出的實際經驗，所引用的例子貼近時事、內容深入淺出淺顯易懂，以啟發同學參與非營利組織的熱情，促進對社會的關懷跟服務熱忱。

「基金會就是要做『政府還做不到，企業還不想做的事情。』」粘曉菁老師站在講台上，她眼神堅定，語氣親切又溫暖地介紹著非營利組織。為了吸引年輕人的目光，她以戀愛作為比喻，談論著年輕人感興趣的話題，參與NPO志業就像談戀愛一樣，從陌生到熟悉，從熱戀到愛意滔滔，願意為它付出一切……

授課講師們不吝分享他們在慈善領域可貴的實戰經驗，以系統化方式教導莘莘學子，讓學生得以全面了解非營利組織的起源、使命、發展、人力資源、財務規劃、行銷策略、募款方式、領導人角色、永續發展與創新轉型等。課程涵蓋了非營利組織的方方面面，期盼年輕世代的人生及

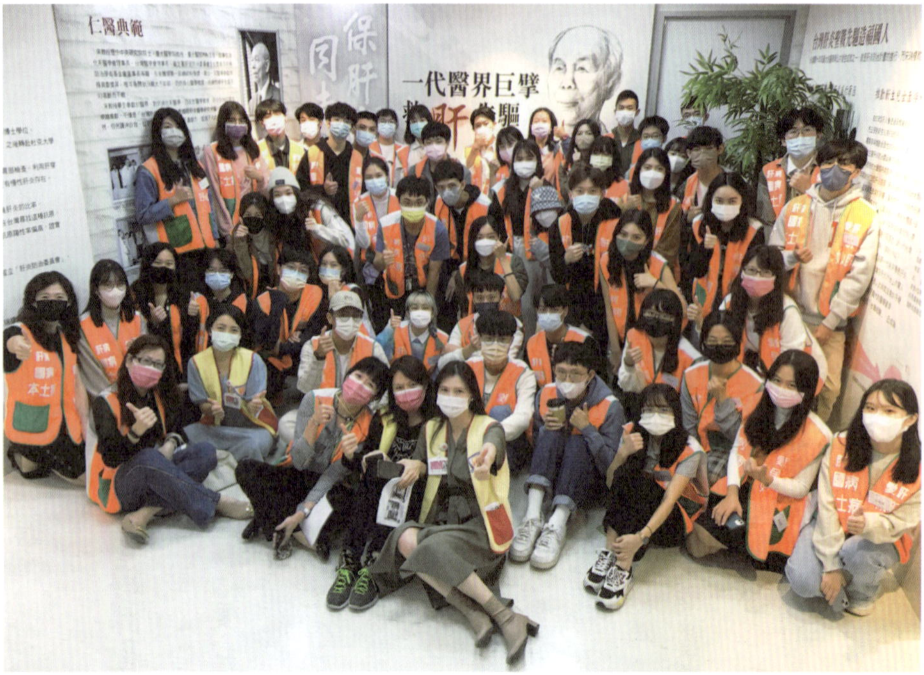

粘曉菁執行長於臺灣大學開設的「非營利組織經營與管理（臺大NPO之戀」）課程，安排學生實地參訪基金會，啟發學生參與非營利組織的熱情。

早接觸非營利組織，提升社會關懷的人文素養，希望學子們踏上一段充滿愛與溫暖的慈善旅程。

課程安排及實地參訪基金會後，同學們對基金會及非營利組織的的正向認同度高達九成以上，甚至有近三成的人因此想成為義工，希望未來能投入非營利組織的慈善助人行列。

2 防治及研究，幫病人解決問題

如果國父有定期做超音波……

國父五十九歲就死於肝病（肝內膽管癌），如果那時醫學進步，他有定期做超音波，有定期檢查，那麼他的肝腫瘤可以及早發現，及早切除，國父也許可以活得更長，那麼整個近代的中國歷史說不定會重新改寫。這是許金川教授對民眾演講時常常引用的例子。

而在現實的醫療場景，醫師眼見著一樁樁悲劇不斷發生，而一個病人的逝去，其實背後也代表一家子的幸福被無情病魔奪走了，明明可以避免，為何遺憾仍持續發生呢？在病房看盡生死的許教授謹遵恩師宋瑞樓教授叮嚀：「醫師是為病人而存在的，要幫病人解決問題，如果找不到解方，就要更努力做研究。」

還沒成立肝基會之前，熱愛學術研究的許教授經常半夜不回家，窩在實驗室做研究，早年，他常趁著假日值班或下班時間，偷偷把病人帶去婦產科產房做超音波，暗自摸索研究；隨著經驗愈來愈純熟、超音波臨床應用愈來愈普遍，最後幾乎全臺大醫院每個醫師都請許教授幫他們的病人做超音波。他的青春歲月就在探頭移動之間，逐步流失，卻也建立起他在超音波領域的權威地位。

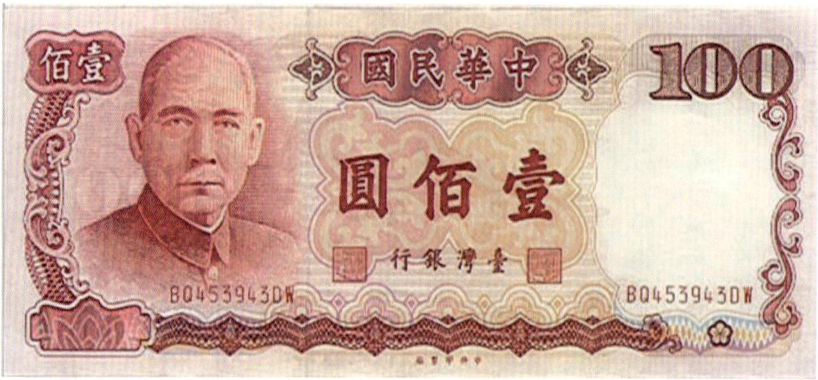

許金川教授常在演講中請民眾看看這張舊版新臺幣，暗藏肝病防治密碼，百元大鈔上的國父遺像，是典型肝病末期病容。

那個年代，肝癌的診斷技術有限，臨床上發現肝癌時往往已瀕臨晚期，醫師束手無策，病人更是無助茫然；直至一九八一年起，許教授發展出以超音波發現小型肝癌的技術，甚至連直徑一公分以下的小型肝細胞癌也不放過。自此，肝癌的診斷大幅提前，治療結果也為之改觀，造福無數肝癌病友。日後更發展出使用酒精注射小型肝細胞癌治療法，成功為肝細胞癌的早期發現建立模式，促使臺灣肝病醫療更上層樓。

許教授曾赴美進修，回臺灣後設立實驗室，吸引很多年輕醫師跟著從事超音波研究。之前做基礎研究需要買試劑、請助理，需要跟政府學術機構申請計畫補助，有時先買了試劑後來發現計畫沒申請成功，經費沒著落，欠廠商一屁股債。許教授身為「頭目」，每到年底總要躲起來，甚至有一天還接到廠商的存證信函，說欠了三百萬，「限期內要還，否則就……」，恐嚇字眼躍然紙上，一籌莫展。最後在助理建議下「學慈濟化緣」，最終成立了非營利組織——肝病防治學術基金會（肝基會）。

基金會名字很清楚，前面是「防治」，後面緊跟著「學術」，完整說明基金會的宗旨與使命，做肝病篩檢的同時仍不忘學術研究，透過研究為病人找到更多解方，最終消滅肝病。肝基會創會董事長宋瑞樓教授從一開始，就堅持要以學術研究的創新與突破，創造肝病患者最大的福祉。在許教授帶領下，研究團隊逐步擴充，分別由基礎和臨床出發，除了探究肝癌及慢性肝病發生原因及其致病機轉，也致力於研發肝病新療法，至今已有數百篇論文發表於國際知名期刊。

深知年輕醫師手上資源有限，埋頭做研究是一件很辛苦的事，為了鼓勵年輕學者投入肝病研究，肝基會從一九九六年起設置肝病優秀論文獎暨研究獎助金，每年選拔優秀肝病論文和卓越的研究團隊，給予公開獎勵；自一九九七年起，進一步提供肝病研究的臨床醫師和學者補助研究經費，同時也贊助年輕學者赴國外研究進修或出席國際研討會經費。三十年下來，已經獎助千餘位醫師、學者，補助的研究經費上億元。

這些經費多來自社會各界愛心，肝基會將募得的款項妥善規劃運用，再將愛心擴展出去，形成愛的循環，唯一的希望是，透過努力發展肝病研究，找出更多新療法，以解病人的苦，再透過持續不斷地防治宣導，阻斷病毒，最終能消滅肝病，世界大同。

母親因C肝肝硬化往生，子女捐遺產，逐年贊助研究

昔日臺北火車站的NOVA廣場老闆鍾瓊亮先生，母親與父親是當年建國補習班的負責人，母親罹患C肝轉為肝硬化末期，時常發生肝昏迷，因此經常出入臺大病房，前後加起來有一年之久，由於年紀已大，當年肝臟移植技術又不發達，最終不治離世。

鍾先生目睹醫療過程的諸多無奈，內心感觸良多，在與家人討論之後，決定每年以紀念母親之名捐助一大筆獎助學金給基金會，鼓勵學術研究。除了鍾先生之外，許多家人罹患肝病的愛心人士，也紛紛加入鼓勵研究的行列，甚至也有像何曉亮先生一樣，自己沒有肝病，每年也是捐助不少善款鼓勵研究。

已故的前群光電子總經理林茂桂也是C肝的受害者，演變為肝硬化末期，後來由五十歲大哥割了一塊肝給他，讓他可以重生。他是科技人，眼看著科技日新月異，隨著科技進步而能救助許多人，因此除了捐款鼓勵研究之外，但凡基金會需要哪些醫療儀器，他總是大力支持毫不手軟。

老公把關老婆刷卡，但捐錢給基金會卻不眨眼

更為人感動的還有一位黃先生，住在萬華，幾十年前在許金川教授仍是醫學實習生時，就與許教授認識，那時黃先生三個小孩還在小學讀書，都得了急性A型肝炎而住院，受到許教授悉心照顧，彼此成為好友，每年總會聚會敘敘舊，黃先生經濟富裕卻相當節省，平日連太座使用信用卡要刷卡，都得經過他簽名。

十三年前，黃先生聽說基金會要成立慈善的好心肝診所，需要購置顯微鏡，二話不說就帶了現金過來，平日用度審慎對基金會公益事業卻如此慷慨，令人感動；此外，夫人還常常帶著小點心來給同仁們打氣，暖心又體貼。

王彩樺等到口服C肝新藥治療成功，醫藥進展最佳見證

與C肝共處了二十多年，箇中滋味，以「保庇」一曲紅遍大街小巷的「臺灣濱崎步」王彩樺可說點滴在心頭。

彩樺說，年輕時因為一次健檢，意外得知自己竟然有C肝，「簡直嚇壞我了。」從此，C肝成為王彩樺心中揮之不去的陰影。因當時C肝的主要治療是干擾素，王彩樺聽聞副作用極大，可能會掉髮、憂鬱、渾身不舒服等，這對從事演藝工作的她來說實在難以承受，因此她不敢用藥，只能懸著一顆心，隨時擔心自己會不會哪天就發生肝硬化、肝癌了。

二〇〇九年十月，肝基會於三重市綜合體育場舉辦一場盛大的免費肝病篩檢活動，一向熱心公益的她，在演藝圈好友介紹下現身活動記者會站台相挺，因著她的熱情活潑與群眾魅力，帶動了這次保肝篩檢的能見度，活動當天共吸引了四千五百多位民眾前來抽血保肝，也讓王彩樺與肝基會結下「良緣」。

舞台上的她總是笑容滿面、光鮮亮麗，但是在身穿白袍的醫師面前，王彩樺就是一個被C肝纏身困擾多年的無助病人。面對人稱「臺灣阿肝」的許金川教授，王彩樺苦著一張臉問許教授：「我該怎麼辦？」「許教授就安慰我，沒關係，先定期抽血，驗肝功能、胎兒蛋白，照超音波，現在看來一切都正常，我們持續追蹤。」短短幾句話就讓她安下心來，「所以我一直都很聽話，乖乖定期追蹤。」

王彩樺不僅是位聽話的病人，也從此成為肝基會的「鐵桿」，基金會到全臺鄉鎮、宮廟舉辦

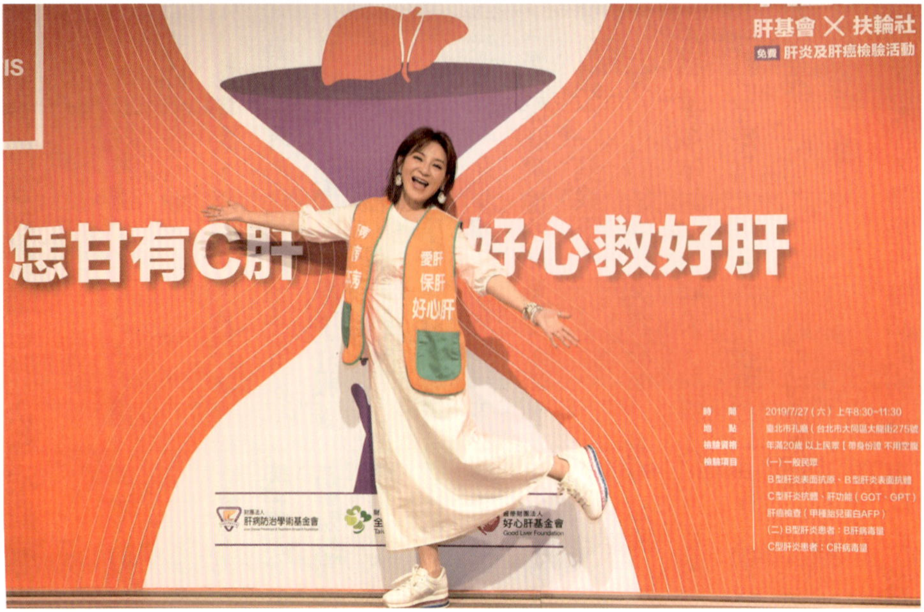

王彩樺小姐與C肝共處二十多年，盼到以C肝全口服新藥治癒C肝，成為肝基會保肝大使，見證醫藥新藥的進展。

保肝篩檢活動，需要藝人代言站台時，一通電話打給彩樺，只要時間允許，她幾乎「有求必應」。

彩樺的善心也感染了兩個女兒，她們還就讀小三、小四時，彩樺跟她們分享肝病患者的辛苦與肝基會所做的努力，兩個貼心的女兒立刻說「媽媽我要捐四萬」，隨即跑回房間裡找出四張鈔票。彩樺還納悶她們年紀這麼小哪來的四萬？仔細一看，原來是四張一千元鈔票，彩樺笑說「哎女兒數學不好啦。」其實那是她們的紅包錢，兩個孩子這麼小就懂得付出與分享，讓她十分欣慰。基金會收到兩姊妹各四千元的捐款，也慎重地頒發感謝狀給她們。如今兩個女兒已是亭亭玉立的大學生，與彩樺站在一起像漂亮三姊妹，人美心更美。

就在忙著到處做公益「保庇」眾人的

忙碌日子中，終於盼到C肝全口服新藥問世，臺灣於二〇一九年元月開始全面健保給付，「許P就跟我說，你可以開始用這個藥了。」彩樺開始每天中午吃一顆藥，連續八周，除了下午會有一點想睡覺以外，沒有什麼不舒服。用藥療程很快結束，經過三個月等待期，再次抽血，回到門診看報告。「那一天，許P跟我說，臺灣濱崎步，恭喜！你的C肝沒有了！」她一聽，瞬間淚崩，不禁抱著許教授痛哭，畢竟C肝纏著她這麼久，沒想到最後能以口服藥的簡便方式，短短兩個月就解除這個二十多年的心頭大患。

「恁甘有C肝（時間，台語諧音）？好心救好肝！」二〇一九年七月，在肝基會舉辦的世界肝炎日記者會上，王彩樺以C肝治癒病友及保肝大使的身分上台分享，說著說著又哭了。她的心路歷程也是眾多肝苦人的縮影，過去蒙受無窮無盡的擔憂，不知何時有盡頭，至少在C肝，等到這一刻了。

根除C肝病毒的「解藥」問世，讓消滅C肝病毒成為可能，C肝有機會迎來「清零」的一天，在人類醫學史上寫下嶄新的篇章。

3 肝癌手術知多少

早年一旦得了肝癌，除了手術切除之外幾乎別無他法可治。因此，如何手術切除肝腫瘤一直是全世界外科醫師的課題，尤其在臺灣這個肝癌特別多的國度。

林天祐教授——世界肝癌手術的先驅

肝臟內血管多，刀子切下去，很容易出血，因此，肝癌外科手術一般外科醫師都視為畏途。民國五、六十年代，臺大外科林天祐教授面臨眾多的肝癌病人，開啟了肝癌手術的方法，聞名全世界。面對肝內血管多，手術刀切下肝臟容易出血的難題，他發明了手指切肝法，就是開刀時用手指去感覺到肝內有血管及膽管的地方，就把它結紮起來，避免出血及膽汁滲出來；之後又發明了特殊的手術夾，以夾子夾住肝臟，這樣切割肝臟就可以避免大量出血，達到部分肝切除的目的。但由於那時醫療不發達，肝癌無法早期發現，病人大多是肝癌末期才來求診，因此，可以接受手術切除的病人微乎其微。

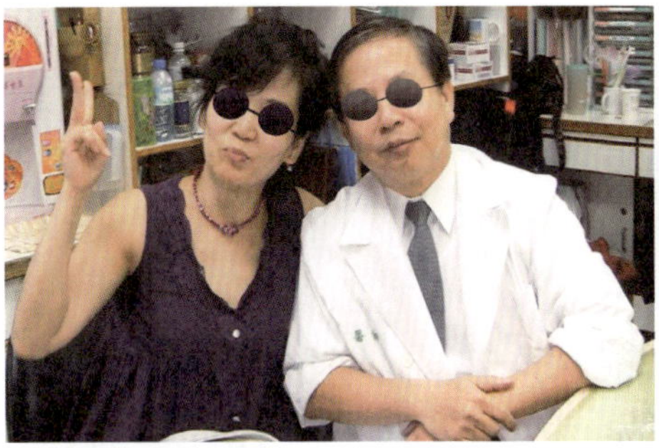
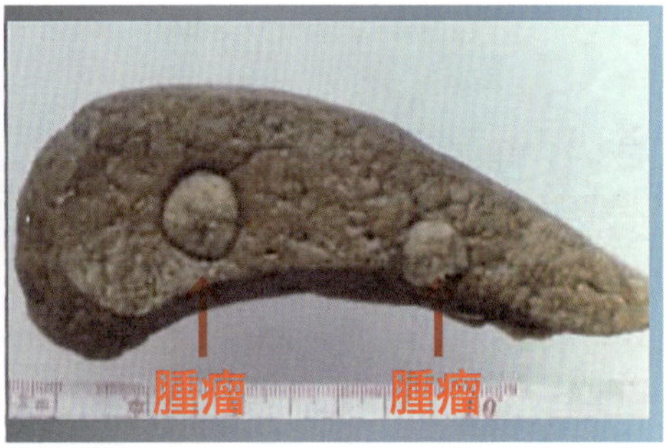

（右）楊小姐家族多人因肝癌往生，24歲時超音波篩檢發現兩個肝腫瘤（2公分及1公分）手術切除，然而幫她手術的醫師在1995年即往生。
（左）楊小姐術後至今39年仍安好，圖為回診時與許金川教授合影。

開刀的醫師走了，病人還活著——懷念李治學教授

林天祐教授之後，承先啟後的是臺大外科李治學教授，他是典型外科醫師的性格，個性正直，急性子，刀法快速，他手上開了不少肝癌的病人。

在一九八〇年代，由於超音波開始發展，以及血液檢查胎兒蛋白的普遍使用，愈來愈多的肝癌病人可以早期發現，肝癌的體積也大多很小，因此能夠接受手術切除的病人也愈來愈多，算一算，在一九八〇～九〇年代左右的小型肝癌病人幾乎都是他開的。

沒想到，天妒英才，一九九〇年他應邀到美國演講完，有一天突然肚子痛，診斷是主動脈剝離，而在美國緊急處理，回臺灣後來想動手術治療，但預估風險太高，當年手術也沒有那麼進步，因此作罷。

隔了幾年，一九九五年有一天清晨，家人發現他的房間怎麼收音機一直在響著，前去查看，才發現身體已冷，應該是主動脈瘤破裂出血休克而死，時僅五十八歲。

李治學教授雖然走了，但有不少由他手術的病人到現在還存活著。因此許金川教授在各地演講時常語帶詼諧又感嘆地說：「醫師走了，病人也還活著，這讓開刀的醫師情何以堪啊！」

臺灣一刀──李伯皇教授

李伯皇教授可以說是臺灣肝癌手術第一刀，他個性溫文謙卑，為人低調，但手術技術一流，他引進了超音波切肝術，將林天祐教授教的手指切肝加以改進。他刀法細膩，左右手都能拿刀，乾淨俐落，救活了不少肝癌病人，也培養出不少肝癌手術的弟子，並得到許多大獎，受到醫學界肯定。

李伯皇教授也是臺灣肝臟移植手術的先驅，其成就與南部的陳肇隆醫師相互輝映，因而有「北伯皇、南肇隆」美譽，成為醫界美談。

此外，臺灣肝癌手術的好手也陸續冒出，目前在中國醫藥大學的鄭隆賓醫師更是箇中翹楚，他個性耿直，快言快語，但開刀技術一流，不少名人都是他刀下的顧客；除此之外，林口長庚李威震醫師，北榮的龍藉泉醫師，也都是拯救肝癌病人的名醫。

近年來，外科手術要求傷口越小越好，腹腔鏡手術便應運而生，近年來又發展了達文西手術，傷口小，手術更方便、安全。這其中，將這些手術發展領先國際的就是目前臺大外科吳耀銘教授，在李伯皇教授退休之後，他成為臺大肝癌手術及移植手術的領航者。

長江後浪推前浪，在拯救肝癌的病人上，臺灣的外科醫師的辛勞與努力，國人應該給他們多一些掌聲與鼓勵。

4 戰勝肝癌，醫學進步創奇蹟

隨著醫學的進步，醫師對肝癌已經不像三十年前那麼束手無策，患者的處境也不像以往那般無助絕望。找出更有效的治療突破，追求「除惡務盡」，一直是醫學界努力的方向。所幸，隨著醫學不斷進步，如今在肝癌治療領域中，已有較以往更多的篩檢技術及治療選擇，面對這個無聲的奪命癌症，不再處於節節敗退的困境。

目前肝癌治療的方式很多，除手術外，另有其他侵襲性較低的治療，如電燒療法（無線射頻燒灼術、微波凝固療法）、經動脈血管栓塞療法、放射治療、標靶治療、免疫療法等多種方式。甚至對晚期肝癌來說，近年不僅標靶藥物陸續有新藥問世，醫界也朝兩種免疫藥物或標靶加免疫的「組合或合併療法」進行研究。

這些不同的治療方式各有優缺點，適合不同病況及條件的病人。整體而言，治療選擇變多了，病人獲得更多治療機會，存活率可望再提升，甚至有不少病人可長期存活。

來看看以下這些病友們絕境逢生的心路歷程。由於肝癌治療的進步，這幾位病友經由各種治療方式，掌握了治療機會，而得以戰勝肝癌，過著彩色人生，是肝癌病人盼見希望的最佳見證。

病友故事——黃建男

肝癌開刀至今三十一年，挺過三次復發

黃建男與肝癌奮戰的時間可溯自一九九三年三月，那時他因肝臟長了兩顆腫瘤，由臺大醫院李伯皇教授替他開刀，算算至今已經滿三十一年了！他和太太聯袂接受訪問時，氣色紅潤、談笑風生，完全看不出肝癌曾在他生命中造成陰影。這一路走來是怎麼辦到的？陪著先生度過一次又一次病情起伏的黃太太說，先生早已學會不將癌症「視如寇讎」欲去之而後快，而是「接納它、與它共存」，太太強調。

畢竟，黃建男自從三十一年前第一次發現肝癌後，又陸續復發三次，與肝癌交手的紀錄累計已有四次。

肝癌之所以一直纏著他，與他體內的B肝病毒有絕對關係。早在他學生時代就因捐血被告知有B肝帶原，當兵時又因為急性肝炎發作在醫院躺了快二個月，最後因為肝穿刺檢查證實他有慢性B型肝炎，所以兵也不用當了，直接驗退。

那時約莫民國七十幾年，退伍後的他進入藥廠從事財務工作，因長年肝功能指數皆偏高，已有肝硬化產生，但當時B肝並無特效藥，於是他轉而尋求中醫治療，前前後後共吃了約十年的中藥。一九九二年底，他因身體不適住院，那家醫院替他做了腹部超音波及電腦斷層檢查，皆未發現異狀，但是出院後他隱約覺得不放心，於是轉赴臺大醫院檢查，沒想到在影像中發現肝臟藏有兩顆腫瘤。那年他才三十七歲，兩個孩子一個剛上小二、一個還在幼稚園，想到孩子可能會沒有

爸爸，他忍不住向老天爺祈求能不能讓他活久一點，陪孩子長大。

他很快被收住院，也在此時遇到當時四十多歲的許金川教授擔任他的主治醫師。由於他的肝癌還很小，旋即轉由當時肝臟手術的第一把交椅李伯皇教授主刀，將腫瘤拿得一乾二淨。經過這次「震撼教育」，他體會到中藥對他的病情並無幫助，從此不再使用中藥。

黃建男知道肝癌有復發的可能，即使每次的回診追蹤對他來說都是煎熬，但仍不敢遺漏。二○○二年五月，他照常回診，結束後原本要離開了，途中遇見剛查完房的許教授，兩人打了招呼，許教授提議再幫他掃一下超音波。不料，兩顆很容易被忽視的小腫瘤，逃不過許教授的「法眼」，被他抓個正著，讓黃建男事後直呼「幸運」。由於位置在較難對付的肝臟尾葉，這次除了開刀外，還追加了栓塞治療。

黃建男回憶，第一次發現肝癌，是他警覺應該找另一家醫院檢查，十年後首次復發則多虧許教授高超的技術。這兩次都因發現得早，才得以「死裡逃生」。

自此他已做好心理準備，不再害怕復發，遇到了，該怎麼做就怎麼做，何況醫學不斷進步中。當二○○九年十一月他的肝癌第二次復發時，已經無法再開刀，幸而當時電燒技術也發展成熟了，效果與開刀相當，於是改採電燒。

事隔九年後，二○一八年四月，肝癌又來找他，這次做了一次栓塞和一次電燒，三天就出院。癌細胞已經嚇不了他，他已能從容以對，太太也不再驚慌。

黃建男等於也見證了肝癌醫學進展。三十年前，肝癌手術是非常大的手術，「那時醫師跟我說，成功率大約一半，我簽手術同意書的手都在發抖。」黃太太說。而且手術後得住院將近一個月，對病人的身心耗損很大。現在不僅有微創手術，還有各式各樣的療法可選擇，早已不可同日而語。

黃建男是雲林北港人，家中七個小孩都從母體傳染到B肝，是典型的B肝家族。雖有共同的B肝命運，走向卻不盡相同。他是老么，最早發現肝癌，一路過關斬將；他的三哥、三姐則是在五十幾歲時得肝癌，但發現後不到半年相繼病逝。這些無常也讓他學會看開許多事，凡事盡人事、聽天命。

有醫界朋友曾形容他能活到現在，只有「運氣」兩字可解釋。雖不可否認有運氣的成分，然而，他的確也做對了許多事情，勤於追蹤就是一例，也因此每次的復發，肝腫瘤都在三公分以下。此外，他不亂吃藥，早年雖然服用過中藥，但自從肝癌開刀後就不再碰，親友介紹各種偏方、健康食品也都拒絕，甚至連西藥都盡量少吃，避免造成肝臟負擔。

當然，家人絕對是病人最堅強的後盾。當年黃建男向老天爺的祈求，果然應驗了。他不僅活著看到孩子長大、成家立業，還抱了孫子；回望這三十幾年，他說都是多活的，他只有滿足的微笑。

病友故事——陳品珍

十七年前發現小型肝癌，栓塞一舉奏效

六十二歲的陳品珍女士與先生郭明浚聯袂受訪，臉上始終掛著亮麗的笑容，自然散發出的正能量是這對夫妻給人的深刻印象，也是品珍姐能順利度過肝癌威脅的重要關鍵。

品珍姐說，二〇〇〇年開始與先生一起創業開公司，也因此每年做體檢，雖知有B肝帶原，

但並未意識到需要特別關注肝臟問題。直到二〇〇七年的抽血報告顯示「胎兒蛋白」此一項目異常，醫師告知，若非懷孕，可能與肝癌有關。當時她已經四十五歲了，懷孕的機率不大，因此，帶著忐忑不安的心情，透過在臺大醫院擔任護理師的表妹幫忙，掛到許金川教授的門診。

門診那天，先生在公司開會走不開，品珍姐獨自進入診間。許教授以超音波一照，發現確實長了肝癌，但也安慰她還好腫瘤不大，約三・七公分左右，還算早期。因暫無病床，大約要等一個月後安排住院治療，還特別交代，千萬不要聽信任何偏方或服用非醫師開的藥物。

看完診，搭上捷運準備回公司，個性一向較為天真樂觀的品珍心想：「許教授說可以等一個月後再治療，代表應該不是太嚴重吧？」但就在捷運到站後，她忍不住還是躲進廁所內痛哭失聲，畢竟當時癌症在她印象中幾乎等於宣判死刑，她擔心的倒不是自己，而是兩個女兒還在念國、高中，實在不忍心這麼早離她們而去。

在廁所哭完，收拾好情緒，品珍姐回到公司跟先生說了情況，先生雖然也很震驚，但隨即振作，積極查詢相關醫療資訊，除了閱讀許多書籍了解肝癌的治療方式，也在親朋好友熱心介紹下，尋求第二、第三意見，甚至也曾隨俗去「卜卦」，盼神明指點迷津。「那個年代得癌症對我們來說，就像是死路一條一樣，讓我們六神無主，尋求各方的資源也是為了不讓自己遺憾。」

多方考量後，還是決定留在臺大醫院治療，尤其他們進一步了解得知許教授不僅是肝癌權威，還創辦了肝病防治學術基金會，為了消滅肝病不遺餘力，能掛到號實屬幸運。

先生也是品珍姐最大的支持力量，甚至連治療方式都由先生主動提出。郭先生說，他知道接受手術應該是最直接最快的方式，但畢竟侵入性比較大，所以詢問許教授是否可用栓塞治療？教授也認為可行。

於是，二〇〇七年十二月二十四日，品珍姐住院三天，做了一次經肝動脈栓塞治療，期間產生的不適包括嘔吐、肩頸手臂痠痛，還起了嚴重的紅疹，從頭皮一路長到腳底，還好這些副作用都還在她能忍受的範圍。更幸運的是，栓塞的效果非常好，癌細胞明顯萎縮，最後形成一個疤。

從出院後一路追蹤至今，都十分穩定。十年前，她正式從癌症病人的身分「畢業」。

品珍姐來自屏東小琉球，也是典型的B肝家族，媽媽有B肝、三位手足也都垂直傳染到B肝。因為品珍姐的關係，他們才意識到B肝的嚴重性，紛紛去做健康檢查、投保醫療險。「肝癌沒有奪走我的生命，且讓家人因此更重視健康，所以仔細想想，真的要感謝癌症。」品珍姐和先生的的逆向思考讓人感動。

樂觀積極，正面看待的態度，可說是品珍姐能戰勝肝癌的關鍵。她也鼓勵病友，保持心情開朗，給自己加油打氣，「感覺身體不適時，我常會照鏡子告訴自己，我很好，我可以克服，甚至會大笑出來。」她深知心理狀態也會影響生理，「如果整天覺得自己是病人，只會讓情況更糟！」品珍姐的笑容不僅止於表面，更是源自於她內心的堅定信念！

病友故事——楊友倫

十八年前發現肝癌，栓塞加電燒治療相對單純

當他第一次得知罹患肝癌時，年屆五十二，惴惴不安默默祈求著：「老天爺啊！拜託至少讓

我活到六十吧！」而今，他滿七十了，滿懷感恩的心慶幸還能健康的活著。

楊友倫先生是B肝帶原者，原是臺北市立和平醫院醫檢師，因職業的敏銳常留意肝指數的變化。四十一歲那年，在沒有症狀的狀況下，意外測知肝指數飆到五、六百，因急性肝炎發作而緊急住院。自此，他更遵循醫囑定期抽血、做腹超檢查。

五十二歲那年，在一次例行腹部超音波檢查時，聽到醫師說：「很像是顆肝腫瘤……很難排除……」他像斷電一樣嚇了一跳，但馬上回神過來，之前反覆的發炎，一直有可能發生肝癌的認知，只是這一步真的到來，他沒有怨天尤人，勇於面對，果然經磁振造影檢查確認有一點五公分的肝癌。面對未來的不確定性，他也毅然決定提早申情退休，全心治療抗癌。

他轉而到臺大醫院許金川教授門診就醫，安排做栓塞治療，接下來幾年間又再冒出小型肝癌，所幸都只是一點多公分，分別視狀況施予微波凝固療法、電燒療法等治療，期間並服用抗病毒藥物。在二〇一〇年做了栓塞加電燒治療後，病況漸趨穩定，至今十四年間未再發現腫瘤，如今病毒量正常，甚至出現B肝抗體，也不需再服藥。

由於他都是早期發現的小型肝癌，關鍵在於一直有定期抽血及做腹部超音波檢查，治療方式相對單純。

跟許多肝癌病人一樣，每一次的檢查都是一道關卡，擔憂被醫師宣布「又長了腫瘤」。楊先生坦言照腹超前一個禮拜就開始焦慮，闖關通過漸趨平復，至下回檢查前緊張又起，這樣起伏的心情一直到近年病況穩定才撫平。他說，一開始那幾年真的會害怕，擔心腫瘤像「放煙火」般這裡長、那裡冒，但也自我安慰，就算又長出來，最壞打算就是再接受治療，反正也經歷過了。

從第一次發現肝癌至今近二十年，楊先生說還好他都準時做檢查，才能早期發現、早期治療。羅病經驗加上身為醫檢師，他提醒民眾一定要定期做「腹部超音波檢查」，因為他長了肝癌，抽血驗胎兒蛋白還是正常的，肝指數正常也不代表沒有肝癌，所以光是抽血是不夠的，一定要做腹超檢查。

一路陪伴他走過抗癌路的太太曾任臺大醫院護理師，感念肝基會的照顧並認同基金會理念，楊太太近年投入好心肝義工行列，在第一線服務病友。事實上，肝基會剛創立沒多久，曾與雙和醫院合作辦理大型篩檢活動，楊太太當時為雙和醫院護理師，與護理同仁們積極配合辦理，而身為醫檢師的楊先生也參與幫忙抽血，也是一路看著肝基會成長。他期待有更多愛心挹注，使肝病防治理念推動更順更廣，造福廣大的肝病病友。

病友故事——林平

肝癌多處肺部轉移，開刀、栓塞、免疫療法，腫瘤奇蹟消失

沒有B肝、C肝，卻長出一顆十五公分大的肝癌，這種情形不是很常見，卻讓林平先生遇上了。

今年七十八歲的林平，年輕時創業開工廠，也熱心於地方事務，曾擔任里長、市民代表、獅子會長等，交遊廣闊，應酬也多。他後來回想，也許就是年輕時較不知節制，經常喝酒、熬夜等，把身體搞壞了。

他六十多歲即因罹患糖尿病，長期於住家附近醫院的新陳代謝科就診，每月回診均須測量體重。七十一歲那年，有次回診發現體重從八十公斤掉到七十二公斤，但是與新陳代謝相關的檢驗指數都無異常，醫師於是提議檢驗「胎兒蛋白」項目，結果數值高達八十幾，當時他也不清楚什麼是胎兒蛋白，只知道醫師將他轉至肝膽腸胃科醫師處進一步檢查。

醫師拿起超音波朝他腹部一掃，脫口而出：「啊！你的肝有長東西。」可能是怕嚇到他，講得很保守，反而是他單刀直入問：「是癌症嗎？」醫師才說「可能是啦。」他才知道，原來胎兒蛋白是檢驗肝癌的指數。他接著問醫師，該怎麼治療？醫師建議先住院評估看看能不能開刀。

乍然得知罹患肝癌，林平跟太太六神無主，決定先去「問事」，得到的線索是要開刀，會有貴人相助，在北方。他直覺想到那應該就是要去臺大醫院了。同時間兒女也打聽到應該掛許金川教授，又有人介紹他去找外科吳耀銘教授，於是在各種機緣巧合下，林平先後到吳教授與許教授門診。針對他的病況，兩位醫師也做了一些討論。吳耀銘教授指著林平的肚子說：「你這個情況要開L形這麼大的刀喔！你要開嗎？」林平很肯定地說：「沒問題，該開就開。」

「其實，說不緊張是騙人的。」林平多年後坦承。「不過如果我害怕退縮，太太會更擔心。」林平一向是一家之主，生了這麼嚴重的病，太太焦急如熱鍋螞蟻。大女兒Cindy也說，之前家族裡沒有人得過癌症，所以聽到爸爸罹癌大家都很震驚，但是爸爸展現出冷靜的一面，勇敢面對。

二〇一七年六月五日，林平進了開刀房，全家人都在手術房外焦急等待，所幸手術進行的比預期順利，提早結束。吳耀銘教授雙手捧著切下來的腫瘤，問家屬要不要拍照，「真的是好大一團組織，大約有二十公分，看起來血肉模糊。」Cindy猶記當時拍照時手還在顫抖。

開完刀，林平感覺身體狀況很好，在家裡每天走一萬步健身。不過，一年後，肝腫瘤復發了，這次癌細胞像沙子一樣散在肝臟四處，醫師安排他接受兩次栓塞治療。沒多久，影像檢查也發現癌細胞轉移到肺部，艱難的挑戰接踵而來。所幸天無絕人之路，當時剛好有新的免疫療法問世，打一針要價十四萬元，研究顯示有兩成的機率可以治癒，雖然不是很高，但林平仍決定一拚。

免疫療法是採用注射藥劑的方式，從二〇一八年九月到二〇一九年三月，林平做完一個療程（共十二次）後，身上不管是肝臟或肺臟的癌細胞，竟然近乎奇蹟般地消失了。就在林平感覺自己彷彿重獲新生般的輕鬆，讓人難以預料的後遺症卻悄悄襲來。可能是免疫療法的副作用，加上糖尿病的影響，林平的腎臟功能急遽惡化，再度住院，這次的情況非常嚴重，全身水腫遲遲難消，胖了十幾公斤，雙腳也破皮，連走路都無法了。「那段期間爸爸真的很痛苦，狀況很不好，」Cindy回憶。

林平生病前喜歡四處旅遊，每年都跟太太出國好幾次，所以一直很抗拒洗腎，擔心洗下去哪裡也去不了，「人生從此變黑白」。但到此一階段已無法再逃避，各種難忍的症狀接連出現，讓他站也不是坐也不是，晚上也無法入睡。後來腎臟科醫師接手診治，安排林平洗腎，洗掉體內累積的毒素，各種令他不適的症狀才慢慢消退。

身體不再那麼難受後，林平對於洗腎也總算能坦然面對。二〇二三年兒女們為了慶祝爸爸的生日，決定安排一趟久違的國外旅遊，首先就得解決洗腎的問題。他們仔細安排好行程，使洗腎時間與旅程「無縫接軌」，也做好萬一在日本突然需要洗腎的據點安排。就這樣，全家人開開心心一同前往大阪旅遊，留下許多歡樂的回憶。

雖然身上的腫瘤目前都消失了，林平仍定期回許教授門診追蹤，「許教授看診很仔細，也會傾聽病人心情，給我爸爸一種很安定的力量。」在女兒Cindy的觀察中，林平能夠克服諸多難關，除了勇敢面對病情，醫師「貴人」的出現也很關鍵，對於父親能繼續陪在他們身邊，他們全家充滿感恩。

病友故事——陳德政

釔90治療加開刀，治好十八公分巨大肝腫瘤

五十六年次的陳德政先生發現肝癌前的經歷與許多病友類似，雖然年輕時就知道有B肝帶原，而且許多家族成員，包括兄、姐、弟、媽媽均有B肝，他卻以為自己是「健康的帶原者」，加上工作關係長期居住國外而疏於追蹤，沒想到肝癌竟無聲無息地找上門。

二〇二〇年時，他因胃食道逆流宿疾就醫，醫師先替他安排胃鏡檢查，看了一下他的病史，發現他很久沒有做腹部超音波，於是提議「順便」幫他做，沒想到，超音波探頭才放下去，一個難以忽視的巨大腫瘤就現形了。

那一天，他記得很清楚，是二〇二〇年八月二十五日。當下除腹超檢查外，醫師也立即安排了電腦斷層掃描，報告要等三天，第三天下午他就迫不及待衝到醫院看結果。

十七點八公分的腫瘤，幾乎占據了他整個右肝。他下意識地摸著自己的肚子，聽著醫師講解，腦中卻一片空白……眼前這個報告，真的是他的嗎？因為腫瘤雖然這麼大，但他卻一點症狀也沒有。等他回過神來，只聽到醫師告知此一情形非同小可，建議他轉至大醫院求診，很快就經由朋友介紹，向許金川教授求助。

由於病情頗為嚴重，許教授安排他住院，並召集了內、外科及影像醫學科等相關科別的醫師前來會診。那天他還記得是一個周日下午，看到多位醫師犧牲假日在他病床旁聚精會神地討論，油然而生一股「自己何其有幸」的感動，原本恐慌的心情也穩定下來。

因腫瘤太大無法開刀，臺大內科楊宏志教授建議可先採取免疫療法及釔90療法，觀察效果如何，若肝癌能縮小就有機會手術。陳德政說，原本以為自己腫瘤這麼大肯定無藥可救，知道仍有多種治療方案可選擇時，頓時信心大增，萌生出「我一定會好」的信念。

不過，嘗試了二次免疫療法後，他的肝功能指數不降反升，醫師很快判斷他不適合，同時間安排釔90治療。醫師解釋這是一種放射線治療，但放射物質是包覆在一個個極小的微球體內，經由血管送達腫瘤部位，可直接針對腫瘤作用，不傷及其他正常的肝細胞。而在進行此一治療前，需先接受評估，模擬放射物質抵達肝臟後吸收的比率，理論上應達到九〇％，才適合接受治療。

還好陳德政順利通過此一評估。釔90微球體需自費，向藥廠下訂後，藥物才從新加坡寄來，需把握時效，在二十四小時內打入體內，否則效果會降低。治療過程類似肝動脈栓塞的做法，醫師將導管經由病人鼠蹊部進入血管，再到肝腫瘤所在的動脈分支，把釔90微球體注入至肝臟腫瘤，殺死癌細胞。

此一手術做完後，剩下的就是等待了。為了放鬆心情，陳德政趁機出外走走、散心，經過三個月、三次的追蹤，腫瘤果然持續縮小，從十七・八公分縮小到十一・二公分，雖然停住沒再縮小，但是總算讓他等到開刀機會了！

經過縝密地評估，臺大外科吳耀銘教授告知，雖然可以手術，但因切除範圍包括整個右肝及部分的左肝，必須先做門靜脈栓塞及右肝動脈栓塞，堵住通往右肝的血管，讓左肝因為代償作用急速長大，才能在切除腫瘤後，保有足夠安全的肝功能。工程有些浩大，所以吳教授再三詢問：「你確定要開嗎？」陳先生也堅定回應：「當然要開！」

左肝大概「養」了四到五周，終於長到足夠的大小。手術排在二〇二一年四月十日，那天，原本醫師預期手術時間會長達十小時，結果大約五、六個小時，手術室就呼喚家屬，「我太太還以為出了什麼問題怎麼這麼快。」

不只手術順利，他的恢復也很迅速，住了十天即出院，「可能我比較乖吧，很早就下床走動，完全配合醫師指示。」手術後至今約三年多，他固定每三到四個月追蹤一次，各項指數都很穩定。

陳德政回想這三年多的抗病歷程，有許多幸運之處及醫師相助。一發現就是將近十八公分的腫瘤，心想這下沒救了，「沒想到透過許教授的幫忙，找到相關科別醫師，我才知道，原來就算是晚期肝癌也還有這麼多治療方案，比我想像中更有機會。」

而且，他的腫瘤雖大，並未侵犯到血管，也未破裂，當醫師手術後取出如臉盆大的腫瘤時，它被一層膜完整包覆著，沒有擴散也沒有轉移。「所以我還是屬於運氣相對好的。」此外，他開刀是在COVID-19疫情前，開完刀需要休養，臺灣才進入三級警戒，醫院降載手術，「所以我覺得老天爺也對我太好了，沒有讓我的治療受到疫情影響。」

更感謝的是許教授，「每次看診，他都會跟我說辛苦了，頓時讓我感覺被理解、被安慰到了，壓力也得到完全的釋放。」「接下來該怎麼做，許教授也會娓娓道來，就即使只有幾句話，也讓人覺得很安心、溫暖，從中獲得力量。」

後來，當身邊的朋友也罹患癌症，他所給予的建議就是，要相信專業、相信醫師，與醫師討論所有可能的治療，只要經濟負擔得起，就盡量嘗試。就像他整個病程中一再堅信「自己會好」，於是按部就班去治療，結果也一如預期！而對於有B肝的人，他也誠摯地提醒一定要定期抽血與照超音波，有異狀才能儘早發現。

病友故事——謝秀寶

C肝引發肝癌，栓塞加電燒，腫瘤消失殆盡

十一年前的某日深夜，基金會執行長粘曉菁醫師的媽媽突然接到一通電話。原來是彰化同鄉謝秀寶（綽號叫阿寶）女士打來的：「今天去醫院做了電腦斷層檢查，醫師說我肝癌末期了，肝臟有好幾顆腫瘤，而且侵犯到血管裡面了！」「不能開刀，也不能做其他治療……」，夫妻倆眼淚往肚子吞，求醫無門，突然在絕望之中，阿寶想到粘醫師的母親常在基金會當義工，若彰化的鄉親有重症求醫，來臺北人生地不熟，粘媽媽常熱心伸出援手。

在粘媽媽的協助之下，阿寶來到臺大醫院看了許金川教授的門診。許教授做了超音波，再看看他院所做的檢查影像，果然沒錯，明顯肝硬化、脾臟腫大，左右兩邊各長了幾顆腫瘤，糟糕的是腫瘤還侵犯到右邊的肝靜脈裡。評估這種情形是不能手術的，好幾顆腫瘤可以栓塞，但肝靜脈的腫瘤可以之後再用標靶藥物試試。

於是阿寶在二〇一二年開始先後做了五次的栓塞及電燒，想不到奇蹟似的，不僅肝臟的腫瘤消失殆盡，連肝靜脈的腫瘤也成功栓塞住了，血液中的甲種胎兒蛋白由原來的三萬多逐漸回復到正常值。

阿寶有C肝，因而引發肝癌。那時口服C肝新藥剛問世，最初藥價全部療程費用要二、三百萬元，到後來部分納入健保也得幾十萬元。當時尚未全面開放健保給付，為了治療C肝，二〇一五年她自費二二〇萬元接受了C肝新藥治療，袪除了她的心頭大患。

然而到了二〇二〇年十一月，她的肝臟右葉又長了一公分大的腫瘤，第二年一月又接受了一次的栓塞及電燒治療，之後到目前為止一切都正常。

治療迄今已超過十年，她每天看到日出就告訴自己，她的每一天都是許教授跟肝基會多給她來做善事的，她非常的珍惜，也把自己親身罹病經歷分享給周遭的好朋友，默默行善，讓周遭罹患肝病的親友可以獲得正確的治療方式，及早檢查，及時就醫。

5 宋教授的傑出門徒，接棒進行臨床研究

肝基會頒終身成就獎給陳定信教授與廖運範教授

在臺灣甚至全世界做肝病研究的學者都知道，臺灣肝炎研究在國際上享有盛名，其中兩位研究最傑出的學者就是宋教授最得意的門徒——陳定信教授與廖運範教授。肝基會於二十五周年慶當天頒發「肝病研究終身成就獎」，表彰他們對肝病防治研究的卓越貢獻，兩位院士的醫學研究歷程，幾乎等於臺灣大半部的肝病防治史，所思所學也讓許多後輩效法學習。

陳定信教授一直待在臺大，擔任教授、醫學院院長、中央研究院院士。廖運範教授則在總醫師完成訓練兩年，因臺大沒專任缺，而被王永慶先生延攬到長庚創立肝病研究中心。他們兩位合力將臺灣肝炎研究拉進了世界舞台，蜚聲國際，目前在臺灣從事肝病研究的醫師幾乎都是他們兩位的學生後輩，也是宋瑞樓教授的徒子徒孫。

肝基會成立第二年，就開始鼓勵醫療及研究人員從事肝病醫學的研究，給予研究經費之補助及獎助，此外，每年也會在肝基會周年慶時接受表揚。許教授常常在基金會周年慶頒獎時關注，並對全場的觀眾說：「雖然他們做的不是飛機大砲不能用來打仗，不能用來保衛臺灣，但是他們

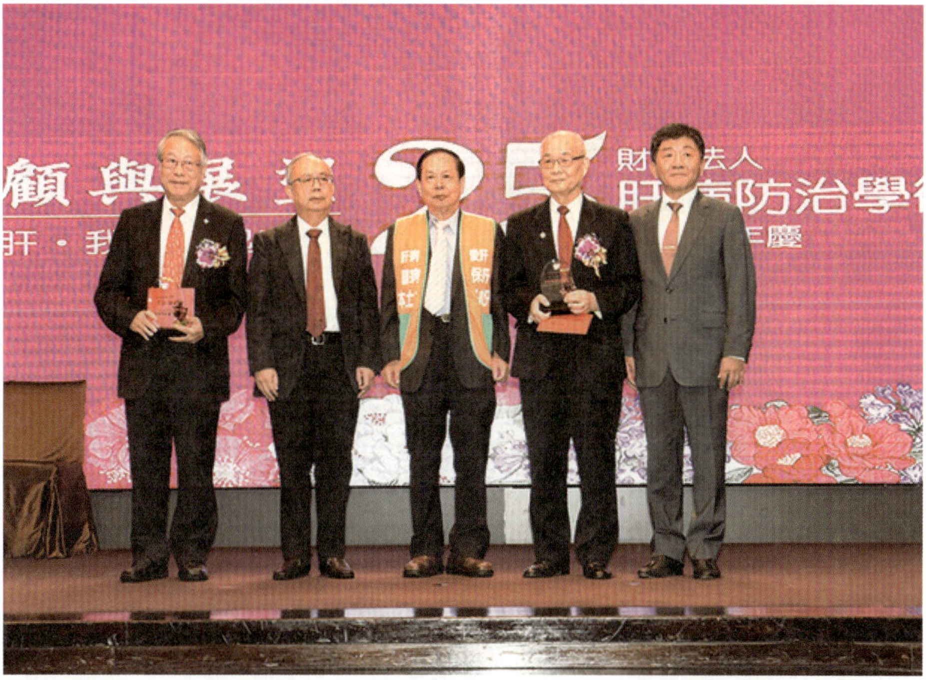

肝基會25周年時，由今台電子股份有限公司宋文彬總裁（左二）贊助，特別頒發「肝病研究終身成就獎」，表揚廖運範院士（左一）及陳定信院士（右二）在肝病研究上的卓越貢獻，由時任衛福部長陳時中先生（右一）頒發。

每天在實驗室孜孜不倦地研究，研究的成果能讓醫療更進步，將不能治療的病化為可以治療。」

宋瑞樓教授常告訴學生說：「你們將來一定在各方面要比我好！」「你們比我做得更好，我會高興！」宋教授的徒子徒孫們接續投入研究，展現豐碩成績，奠定醫療研究根基，對肝病治療研究貢獻良多，解決病人之苦，實為廣大肝病病人之福。

第五部

打造
好心肝門診中心

一步一腳印，

從全國篩檢，

到打造不一樣的醫療服務模式，

獨步全臺。

1 病人朋友化、朋友親人化，就診像回家般溫暖

「我們是為病人而存在的，看到病人的痛苦，要想辦法解決，要把病人當成自己的家人。」數十年如一日，恩師宋瑞樓教授的理念及諄諄教誨，早已在許金川教授的心底生根並努力實踐。他接續恩師心懷蒼生之願，帶領肝基會持續推動肝病篩檢防治及學術研究。在醫院診間病房內，為了把握時間，他經常以果汁充飢、漢堡果腹，或等下診後才吃已乾冷掉的便當。隨著年歲漸增體力有限，他仍殫精竭慮，努力救治一個個來到眼前的病人。

曾自嘲「前總統蔣經國的病，我身上都有」的許教授，很能感同身受病人之苦，總喜以幽默風趣的口吻鼓舞病人。談笑風生底下的他實則嚴謹深慮，打從肝基會成立以來，便不斷擘劃遠景，思考著如何一步一步往前邁進，由點而線至面，最終消滅肝病。

「如果能提供直接的醫療服務，說不定有機會把病人照顧得更好，」他來自白色巨塔，深知大型醫療院所雖具優勢也有其限制，他想走出另一條路，打造真正能以病人為中心的溫馨環境，將恩師宋瑞樓教授殷切叮嚀的「視病猶親」的理念徹底落實，因而動念興辦肝病醫院。

而其實，這念頭早在數十年前，已在心底悄悄萌芽。

自肝基會成立以來，他領著團隊東奔西跑，四處演講，希望基金會能更茁壯，便能幫助更多

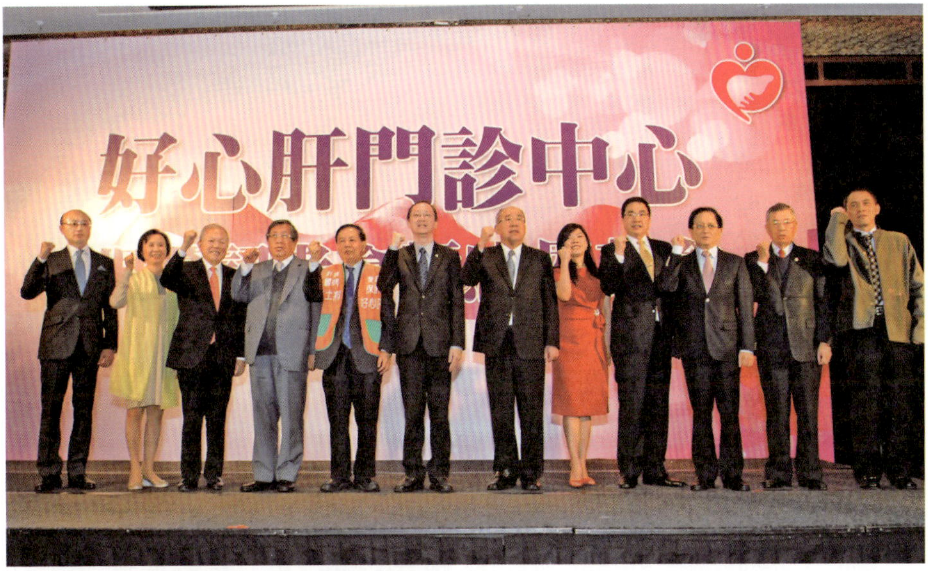
好心肝門診中心

愛心匯聚，2012年醫療財團法人好心肝基金會成立。

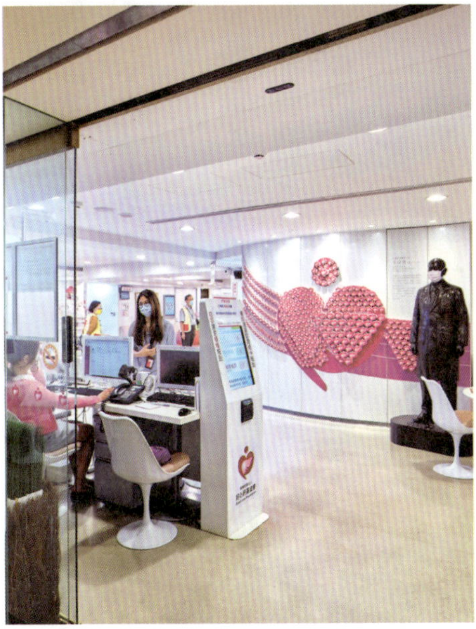

2013年，全國第一家由各界愛心捐助的好心肝門診中心正式啟用。

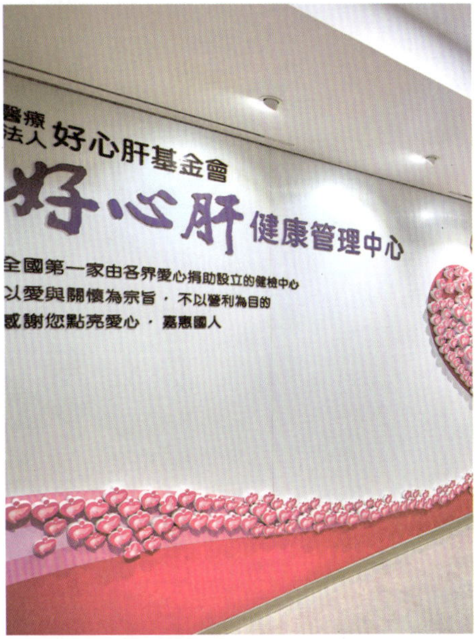
醫療
法人 好心肝基金會
好心肝 健康管理中心
全國第一家由各界愛心捐助設立的健檢中心
以愛與關懷為宗旨，不以營利為目的
感謝您點亮愛心，嘉惠國人

好心肝健康管理中心凝聚國人愛心而設立，健檢收入盈餘善款全數轉為救治肝苦人之用。

人。他也經常和各領域的專家朋友們交換意見，到底有沒有可能設立一家醫院，採取各界自由捐款的方式讓醫院永續生存，醫師不必為了業績衝門診量，願意花時間仔細看診，把病人照顧好；除了目前醫界運作的模式之外，到底有沒有別的模式？怎樣的方式最好？既能讓基金會維持，也能以病人為中心。

過去數十年來，許教授幾乎每天都在苦思這些問題，內心期盼基金會能在這股濁流中走出一條路。他認為這對非營利組織來說是有可能的，非營利組織能存活下來，就是因為很多人的愛心，聚沙成塔。假如醫院規模一開始不要弄太大，量力而為，從小規模開始再擴展出去，例如先做診所，之後再往肝病醫院，肝病醫療中心邁進，也許會成功。

肝基會努力了二十多年，過程中，各種挫折沒少過，還好沒喪志，持續在各界人士支持鼓勵下，日漸成長茁壯。皇天不負苦心人，成立醫院的這份宏願，如奇蹟般，竟然成真了。為符合政府法規，先於二〇一二年成立醫療財團法人「好心肝基金會」。次年，創立了完全由各界捐助、不以營利為目的的「好心肝門診中心」，是全國第一家以肝病診治為中心的醫療院所，為病友提供一個溫馨、安心與愛心兼具的醫療場所。自此，肝基會總算可以將服務從肝病篩檢擴大至醫療面向。

有幾位善心人士，臨門一腳，在關鍵時刻鼎力催生，成就這份宏願。

拿出蓋廟的精神，企業家力挺催生

企業家梁志豪先生在二〇一一年左右，有個機緣認識了肝基會，當時他聽聞基金會想創立不一樣的醫療院所，雖然各方面條件似乎還不成熟，但他對許教授的理念非常認同，因此開始給予長期支持，為促成好心肝門診中心打下重要的根柢。

梁志豪先生樂善好施，經營事業有成，他大處著眼、小處著手，實事求是。問他為何長年鼎力相助醫療公益，他清晰回憶往事，十多年前，在醫界朋友推薦下前往臺大醫院找許金川教授看病，那時許教授已是臺灣肝病權威，卻絲毫沒有大牌醫師的架子，對患者很親切，問診詳細謹慎；他也驚訝發現，診間外跟診間內的風景沒有不同，從診間走出來的護理人員或助理們，對待每個病人也都非常親切，耐心回答各種問題。

他常趁著返回臺灣時前往臺大醫院做例行檢查，每次回診，總會獨自坐在診間外暗自觀察，每次的觀察心得都一樣：「這醫護團隊對待任何一個病人沒有一點不耐，具有相當的水平。」他更加覺得這團隊實在太特別了，該團隊的主事者肯定有相當的訓練或要求，漸漸勾起他的好奇心，內心有了盤算，既然護理人員們常跟他提到有個肝病防治學術基金會，遂決定找個機會，一探究竟。

經過安排，梁志豪先生偕同妻子翩然到訪，肝基會接待人員詳盡解說這些年來做了哪些事，宗旨及未來目標。包括在離島偏鄉持續進行的篩檢防治工作、想創立符合基金會理念的醫療院所等等，都令梁志豪夫婦留下深刻印象。隔天一早，梁志豪先生直接撥通電話給許教授，這通電話，如同船隻在大海中定了錨，起了關鍵作用。

話筒這端，他直接對許教授表達善意及建議：

「如果要等到把錢全部湊齊才做（設立門診中心），那也不知道要等到何時，既然要做，就趕快，早一點做起來就可以更快幫助更多人，對吧。這樣好了，你就先許願，用「蓋廟」的精神來成立，我可以承諾每年固定提供一筆費用，先有個底氣，這樣你們便可對外宣示，現在要開始成立醫療院所了。讓外界看到你們的決心，一旦看到真的有在做，動工了，人會慢慢靠過來，共襄盛舉，隨著資源逐漸聚攏，會吸引更多人願意支持贊助，便可加速成立。」

所謂蓋廟的精神，篤信佛教、基金會榮譽董事梁志豪先生解釋，若想發願蓋廟，未必能贏得眾人信服，通常第一批挺身贊助的人就是所謂的有緣人，單憑著一份「信念」，即使眼前百廢待舉也願意相信，甚而慨然拿出善款共襄盛舉。有基本的資金之後，便可先去找地或先買磚、瓦、水泥等等，這些舉動可引來其他人的關注，親眼見到建廟工程啟動了，信任感會慢慢上升，進而跟進捐錢或認捐梁柱或神佛雕像或甚至捐出土地。一旦有了更多資源，蓋廟的速度會增快，這時，可吸引更多人簇擁過來，隨著捐贈者愈來愈多，有人出錢有人出力，例如可能會有水泥工、雕刻工、木工等自告奮勇以自身專業當義工協助蓋廟，專業人才陸續到齊。就在一邊建廟一邊籌措資金的過程中，吸引更多善男信女前來幫忙協作，加速廟宇完成。

用蓋廟當譬喻，梁志豪先生這個建議果然收效，加上他承諾每年贊助善款，加速好心肝門診中心成立。

如天降甘霖，慈善東風一億兩千萬元

依據政府法規，成立非營利的醫療財團法人，不同於一般財團法人的基金規模三千萬元（原本為一千萬元），政府規定創立基金為一億元，門檻極高。而且，醫療院所房舍必須是自有房舍購入，不能以承租方式營運。因這規定門檻很高，既缺錢也缺地的許金川教授很是苦惱，他說，等了十多年，一直無法突破。有了梁志豪先生的慷慨挹注，重擔放下許多，但購地設院需要的資金更為龐大，尤其地點不能離臺大醫院太遠，這地段是天龍國蛋黃區，即便再努力攢錢，邊做邊募款，也不知何時能塵埃落定？

就在二〇一二年六月，如同天降甘霖，基金會收到一筆神祕捐款，一次就捐了五百萬臺幣。「我們沒見過面也不認識，也不是我的病人，」許教授既好奇又感動，盛情邀約對方見面，想當面致上謝意。

原來，這位神祕大善人是許教授夫人洪淑娟醫師的病人，也是一位樂善好施的企業家李先生，有次看診閒聊間，獲悉肝基會長年推廣肝病防治，想成立醫院，救治更多病人。這位企業家長年在海外經商，為善不欲人知，造橋鋪路蓋廟建學校等，他總是慷慨解囊。這回，他想在臺灣幫助醫療團體，起因是，他父親多年前罹患多發性骨髓癌，病情複雜多變，多次出現感染及各種併發症，曾在臺大急診及病房前前後後住了一百多天，最後撒手人寰。他深知病患及家屬的苦，種種無助、無奈的心情，他總想著，如果醫療能夠更貼近人性，多一些體貼或關懷，是否能減少一點點病人的苦痛呢？

當他坐在牙科診療椅上，聽到洪淑娟醫師熱心分享肝基會的成立緣起和理念，數十年來發動篩檢列車全國走透透，舉辦肝病篩檢防治宣導，為了幫助更多「肝苦人」有更好的醫療環境，打算設立肝病醫院，用愛與關懷照顧病人，這將會是一個很不一樣的醫院……，聽著聽著他雖然張開嘴巴無法說話，但一雙眼睛都亮了起來，對肝基會很是欽佩。

回到公司後，李先生除了自行上網搜尋，也順便探問公司同仁們，肝基會在臺灣的評價如何？恰好，有兩位高階主管因有B型肝炎，長期閱覽肝基會刊物宣傳品，並為基金會長年捐款人，給了肝基會很高的評價與肯定。即便不認識許金川教授也沒接觸過肝基會，李先生就以極低調方式，一次捐出高額善款，五百萬臺幣。

收到這神祕大筆捐款，許教授既感動又好奇，為表達謝意，他盛情邀請李先生見面一談。實事求是的企業家李先生很認真，前後來訪三次，在粘曉菁執行長詳盡簡報之下，更深入了解肝基會的宗旨與使命，也明白更遠大的目標是為臺灣肝病病友籌建一個不一樣的肝病醫療中心，為達這目標，基金會已經持續努力十多年了，卻從沒想過要放棄。

參訪離開，約莫一、兩個星期，李先生做出決定：「好，我來幫你們成立吧。」便捐贈三百萬美元，協助購置房舍，「醫療財團法人好心肝基金會」得以成立。

許教授那時正四處物色房子，正巧肝基會隔壁大樓的二樓正待出售，空間寬敞，適合用來做門診中心，但房東出高價，總金額一億兩千萬元，算算還差兩千萬元。原本許教授認為應該由基金會自行努力募款，沒想到，兩、三個星期過後，又收到李先生一筆鉅額捐款，這位大善人擔心基金會要在短時間內籌措募到足額款項不太容易，他擔心會延誤到診所設立，所以才又再大方捐出一百萬美元。就這樣，好心肝門診中心終於有個家了。

這四百萬美元（一億兩千萬臺幣）關鍵捐款，讓卡關碰壁十多年的情勢峰迴路轉，總算有錢可購置房舍了。這天大的好消息振奮了所有人，許教授更在肝基會十八周年慶活動時，第一次正式對外宣布，好心肝門診中心即將於一年後正式運作。消息一出，也在場參加周年慶的扶輪社友何曉亮先生大受感動，率先捐一百萬美元拋磚引玉；接著民眾愛心捐款不斷，很多人捐醫療器材、電梯、冷氣機、地板、天花板、電腦等等。幾個月後，診所必要的硬體設備大致到位，誠如梁志豪先生建議的蓋廟精神般，各方資源陸續湧入，社會大眾共同成就一樁美事。

簡直如奇蹟般，診所從無到有，僅花了八個月的時間。也因此，許金川教授將門診中心命名為「好心肝」，他希望能提醒所有人，「因為臺灣人的好心，才能換回病患的好肝。」二〇一三年，非營利的好心肝門診中心，正式掛牌營運。

原本許教授打算在診間內刻上李先生或家人名字，以資紀念，低調謙遜的李先生說：「不用，什麼都不用。」細數過往，從來沒有一位慈善家只見面幾次就捐出一億兩千萬元，尤其基金會不是宗教團體也無政治目的，能如此慷慨善舉，實在令人感佩。連許教授也對李先生的家庭教育感到好奇，探問之下才知，李先生從五歲就跟著父親學做生意，他的成功之道是：把夥伴當成朋友，懂得讓利，跟他人共好，所以跟他做生意的合作夥伴日後都成了朋友。他從母親身上則學到「捨得」，在生活中要多多布施，母親常常耳提面命，假如可幫助別人就要多多幫助，比如說，小時候坐三輪車，車夫要五毛就給一塊，長大後搭計程車，司機要找還零錢，就不要拿，能讓司機多一些酬勞，也是一種幫忙。父母親的身教言教，讓李先生成了樂善好施的成功企業家。

俗話說，捨得捨得，能捨更能得。李先生不斷投入公益慈善，事業也愈來愈壯大，他又把盈餘持續投入公益捐贈，形成善的循環，幫助了無數像基金會般的非營利團體，功德無量。

管理學界泰斗，協助財務規畫送審過關

臺灣大學管理學院前院長柯承恩教授，也是臺灣大學會計學系名譽教授，二十多年來，柯教授奉獻其專業智慧，在管理及財會方面盡心協助基金會，也把太太「捐」給肝基會，一起樂當義工。

當基金會發展到醫療服務，成立好心肝門診中心之初，財務規畫書需要送衛生福利部審核，要經營就有成本問題，柯教授與基金會團隊為此連續多日從早忙到深夜，拚勁堪比面臨聯考，這是好心肝門診中心順利通過成立重要的關卡。

好心肝成立之後，柯教授經常帶著國內外好朋友來參觀這個「臺灣最奇特的診所」。外國朋友們一進門放眼所見都是善心人士捐助，捐地板、捐電梯、捐這個、捐那個……，驚呼連連，這在國外是相當罕見的。柯教授眼見好心肝從落實到持續，成就一個具有特色的醫療機構，而肝病又是臺灣最嚴重的國病，如果做得好，成為特殊的臺灣醫療經驗，進而幫助國際醫療，這是件好事。

柯教授認為，一個好的醫療機構，醫術要好，管理也要好，非營利醫療更需要募款能力，感動服務是重要的一環。藉由貼心專業的醫療服務，激發善心人士想透過捐助來實現心裡的善念，

因而形成善的循環。

柯教授從管理的角度來看，以好心肝的理念，結合臺大醫院共同照顧病人，雙向轉診，就像疏洪道的概念。這是健保想做但做不到的事，而不以營利為目的的好心肝做到了！

部長級善心義工，出面解決修繕大小事

前內政部長陳威仁先生公職退休後投入公益，由於他跟兒子都是B肝帶原者，本身也曾歷經面對肝指數異常的擔憂，很能體會病友的焦心。多年來他以病人的視角，參與肝病防治公益義工，並擔任肝基會董事。

陳部長具豐厚的工程專業背景及行政資歷，肝基會有一些難以克服的大小困難，只要求助電話一打，他便義不容辭的貢獻專業幫忙解決。像是基金會及好心肝門診房舍都是靠愛心捐獻點滴累積，一層層樓陸續購置，又是屋齡數十年的老房子，會遇到漏水或需大規模修繕，甚至馬桶不通造成病人如廁的不方便，陳部長總是很有效率地找到專業人士幫忙解決。

這些協助，都是站在病人的立場著想，他總是謙虛地說，這些工程或行政事務，對他來說不是太困難，但對醫療背景的基金會來說，處理起來可能事倍功半，緩不濟急。每一行都有其專業，大家結合起來伸出援手一起解決，就是一股有效率的力量。

這些年來他擔任肝基會董事，實際參與基金會的運作，他發現基金會的義工有好幾位部長級人士、知名律師，還有更多成功的企業人士共同參與。除了各自貢獻經歷所長，捐錢捐智慧，共

同的特點是他們放下身段，頭低得比別人更低。他在這愛心服務的場域，看到有別於公職領域更多更廣的視野。

陳部長曾經數次實地參與偏鄉肝病篩檢，見證肝基會用盡各種方法說服民眾出來篩檢，他覺得不可思議，說給朋友們聽，大家都不可置信。像是送小禮物、補貼車資或當日工資，送藥到家並叮嚀看著病人服藥……，為人子女都不見得能對父母做到如此，肝基會竟做得比政府還要體貼，一點一滴從細節著手，目的就是找出隱藏的肝病病人。一個非營利組織能做到如此利他，成為政策的倡議者，相信也是政府樂見的。

他眼見肝基會一步一腳印做出成績，號召愈來愈多的人投入愛心，學佛的他內心相當感動，近年又見這股愛心種子也在校園裡扎根種下愛的種子，讓愛傳播出去。基金會規模逐漸擴大，但畢竟是個民間團體，有法令、財源等等諸多限制，而逐漸會面臨一些困難，都有待社會各界一起來協助。

退休後樂當慈善義工，他覺得能在這樣一個愛的環境與大家共事，是很有福氣的。他說，生病了就能體會病人的苦，身子苦、沒錢看病苦、看不到醫師苦，等候看診苦……，置身公益醫療之中，他深能了解宋瑞樓教授的肺腑之言——「把病人當成自己的家人，看到病人的痛苦，要想辦法解決。」幾句話看起來很簡單，要做到，真的是不容易！

租下一樓及B1，成立好心肝服務中心

好心肝門診中心能順利運作，還有一位成功企業家何曉亮先生，也扮演關鍵催生角色。時間回到肝基會十八周年慶當天，長年捐助肝病篩檢防治工作的何先生，聽到許金川教授正式宣布籌設肝病醫療中心，建立起不一樣的醫療模式，讓醫病關係回到最原初的視病猶親等理念時，深表認同；又聽到有位企業家匿名捐款四百萬美元，大受感動，隔天，許教授親自致電感謝何先生特地來參加活動時，何先生在電話中說，正準備出國，回來後會以實際行動支持蓋院計畫。

原本許教授還以為他在開玩笑，電話中致謝後也沒當一回事，去忙別的事了，「沒想到一兩個星期後何先生回到臺灣，真的捐了一大筆款項，實在很感恩。」

何曉亮先生本身沒有肝病，只因他從小一起長大的好友曾深受肝病所苦，便促使他長期投入海內外醫療公益事業。陪病過程中他親眼看到許教授的執著以及用誠懇、同理心看待病人，令他十分欽佩，進而資助肝病篩檢防治等活動。他深思熟慮但行動果決，當時許教授購置的診間位於大樓高處，正好該大樓一樓及地下室原本的文具店收掉了，準備招租，若能承租下來當成好心肝服務中心，也方便接待就診病人，或提供遠道而來的病友們休憩之用。

但，租金很高。許教授算盤撥了又撥，算一算，基金會恐怕無力負擔。在冗長的董事會上經過多次討論，仍遲遲無法下決心承租，畢竟基金會的款項來自各方善款，他必須嚴守荷包，不能大意。何曉亮先生明白許教授的思慮，當場挺身而出，他願意長期襄助這筆為數不小的租修費

用，做為好心肝服務中心之用。這個關鍵力挺，讓好心肝門診中心有了寬闊的一樓與地下室可使用。

別以為這只是金錢上的資助，何曉亮先生這項決定背後有著深刻意涵，用心良苦。他認為，基金會扮演一個很重要的媒合角色，如果要長久經營，需要有一隻手伸出去，把路過的人一一接引進來，提高基金會的親近性。一般基金會通常不會每天開店，但這裡是周一到六都有門診，門診在樓上，如果把一樓承租下來當服務中心，「就好像把手往外伸出去，去跟大家握手，邀請進來，否則，始終在樓上診間活動，離一般民眾太遠了。」

好心肝門診服務中心位於車水馬龍、熙來攘往的臺北市公園路上，距離臺北火車站不遠，南來北往交通極為便利，能接引更多來自各地的病友。不論是對肝病知識有困惑、因病情擔憂害怕前往諮詢的病友，甚或路過好奇探頭進來的民眾，這些年來，往外伸出去的這一隻手，這個恬靜溫馨的舒適空間，正逐漸建立起一個很不一樣的醫療模式。

基金會資深同仁分享很多感人故事，聽來很像電影情節，卻無比真實。

曾經，在一個午后，外頭下著滂沱大雨，一名女士衣衫略濕，表情有些茫然，探頭張望。原來，她剛剛去臺大醫院檢查得知肝臟有陰影，內心惶恐不安，轉頭看到對街紫色招牌「好心肝服務中心」，帶著一絲好奇與更多無助來尋求諮詢。在服務人員親切邀請，才一進門便潸然淚下，資深護理師協助她釐清問題並給予專業建議，這名女士終於稍放寬心，準備面對接下來的醫療計畫。

還有一位女性，一個人靜靜坐在好心肝服務中心角落，神色落寞。基金會義工趨前問候，輕聲探問要不要喝杯茶水時，這名女性不禁紅了雙眼，淚水奪眶而出，哽咽訴說著自己目前正面臨何種難處。她幼小的孩子正因手術住院，在加護病房探視時間的小段空檔，她想找個地方讓緊繃許久的身心稍微歇喘一下。內在積累的壓力幾乎要擊垮她了，好心肝服務中心適時提供了一個溫馨場所，給了她一份安定的力量。過沒幾天，只見她笑咪咪牽著剛出院的孩子進來，專程來向服務人員道謝。

肝基會也幾度於一樓及地下一樓寬敞的場地，舉辦大型免費肝病篩檢活動。有位劉先生某日恰巧「路過」好心肝，瞧見裡頭正舉辦篩檢活動，就順便走進去抽血檢驗，驗出有B型肝炎但肝功能異常，收到檢驗報告後，好心肝門診中心很快地安排超音波檢查，發現有顆八・六公分的肝癌，後來轉診臺大醫院進行三次的栓塞治療。他慶幸當時「路過」好心肝救了一命，否則完全沒症狀的他，是不會發現患病，也就無法及早治療。

咖啡香趕走藥水味，踏進診所就像回到家

初踏進一樓好心肝服務中心，玻璃門迅速將外頭嘈雜隔絕在外，會以為來到一間咖啡廳。撲鼻而來的是陣陣咖啡香，義工或服務人員會主動趨前關懷，笑容滿面親切問著：「在等人嗎？」、「要不要喝杯咖啡」、「有預約門診嗎？」、「有什麼我可以幫忙？」……。感覺完全不像來到一般的醫療院所，彷彿去友人家作客，得到主人親切接待，體貼又溫馨。

矗立在一進門左側的海報，揭示了好心肝服務中心的緣起，那就是秉持「臺灣肝病醫學之父」宋瑞樓教授視病猶親的精神而設立。期能打造「愛心、溫馨、安心」全方位的醫療諮詢及身

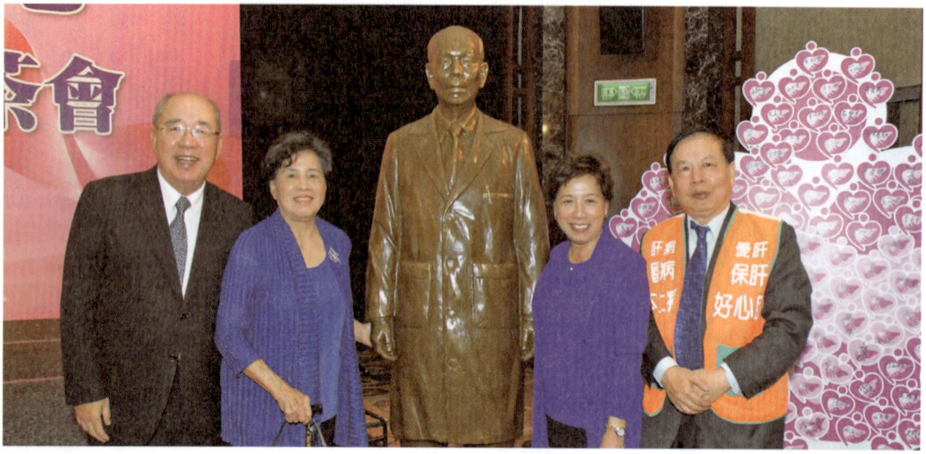

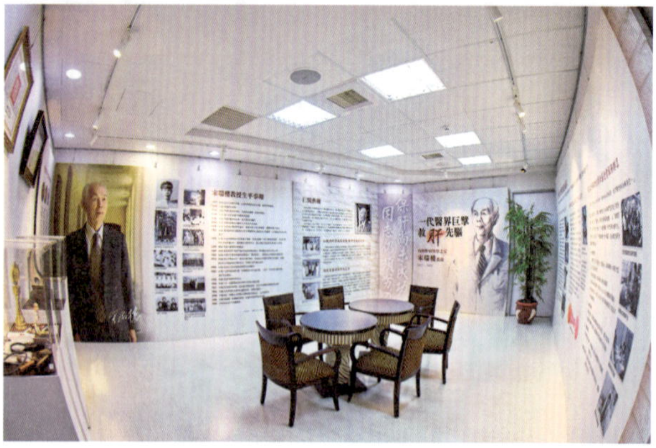

（上）好心肝門診中心各樓層豎立宋瑞樓教授雕像，圖為開幕時，許金川教授（右一）和宋教授的妻舅吳伯雄先生（左一）、宋夫人及女兒在銅像旁留影。

（左）宋瑞樓教授文物紀念館典藏宋教授的珍貴文物，滿滿的牆面記載臺灣肝炎聖戰先驅造福國人的事蹟。

心靈健康服務的就醫環境，讓病友感受到人生可以是彩色的、溫暖且有希望的。並由日本首席建築師伊東豊雄來定調設計感。

進門右側有塊區域特別明亮，鑲在牆壁的大型原木架櫃，上面擺放各種生活用品，很像家裡客廳。這是好心肝健康生活館，由時尚教母黃薇及遠東巨城購物中心李靜芳董事長熱心策畫，號召企業義工與臺師大國際時尚GF-EMBA學生執行，打造出一個善循環的平台，提供企業善心捐贈。只要能圍繞著「健康、自然、人本」的核心理念，都可在此義賣，所得全數用於幫助肝苦人及肝病篩檢活動、弱勢家庭就醫協助和偏鄉健康教育等，共同為消滅肝病而努力。

宋瑞樓教授文物紀念館，鞠躬致敬打卡熱點

來到好心肝服務中心地下一樓，偌大的寬敞空間是好心肝講堂場域，十個巨型看板揭示了臺灣肝病防治大業簡史。二〇一五年五月，肝基會創會董事長宋瑞樓教授逝世二周年時，特別策畫「臺灣肝病醫學之父——宋瑞樓教授紀念特展」，開放民眾蒞臨參觀。展期結束後，將這些宋教授醫學研究貢獻事蹟暨珍貴文物，開設「宋瑞樓教授文物紀念館」，成為常設展至今。

再往裡邊走進這個「宋瑞樓教授文物紀念館」，迎面所見是一幀令人望之儼然的宋教授巨幅相片，旁邊記載著宋教授生平事蹟，以及多位門生對恩師的追憶文辭。靠牆的透明箱櫃，珍藏著宋教授文物，包括著作、論文集、第一屆總統科學獎獎盃、醫療奉獻獎獎盃、教學及研究用之幻燈片、宋教授親筆筆墨，以及眼鏡、聽診器、名片等。一旁的牆面，記載著臺灣肝炎聖戰先驅造福國人的事蹟。

來到一排聚光燈照亮的牆面，是栩栩如生的救肝先驅宋瑞樓教授畫像，「保肝尚未成功，同志仍須努力」兩行大字特別醒目。臺灣心臟科權威連文彬教授與許金川教授曾一起在這幅宋教授恩師肖像前，緊握雙手留下合影。連教授門生無數，培育出許多優秀醫學人才，肝基會董事長許金川教授曾受連教授的提攜而心存感激。連教授緊握許教授雙手說：「許教授是第一位教我做超音波的醫師，我很感謝他。」謙沖風範令人感佩。

來回顧這一場感人畫面。二〇一九年秋天，甫獲第二十九屆醫療奉獻獎個人獎的臺大醫學院連文彬教授，蒞臨肝基會參訪，時年九十二高齡的連文彬教授身子硬朗、步態穩健，來到好心肝服務中心地下一樓的「宋瑞樓教授文物紀念館」。見已故恩師宋瑞樓教授的肖像，即虔敬彎腰行三鞠躬禮，尊師重道之懿行，令基金會同仁皆為之動容。連教授就讀臺大醫學院時，內科學係師承宋瑞樓教授，即使已過一甲子，連教授仍牢記恩師的叮囑。

「有連文彬教授，才有肝基會！」三十年前，許教授亟思籌設基金會，但停滯多時無進展。此時，許教授想到連文彬教授請他看診的陳由豪、何壽川兩位企業家，請他們協助才得以籌足基金會的設立資金，順利成立肝基會。許教授稱連教授是肝基會成立的推手。

將近三十年後，情誼真摯的師生三人在這「宋瑞樓教授文物紀念館」交會，這裡也是來賓參訪的打卡熱點，像是病人、教授、醫學生，見到宋教授肖像，必定仰望、鞠躬，留下合影，仁醫典範聚焦此地，永存人心。

好心肝門診中心，就像在家舒適溫馨

經由基金會義工指引，搭上電梯，抵達樓上的好心肝門診中心，映入眼簾的是格局方正的大廳，中央還擺放粉紅色圓形沙發，頭頂上的鵝黃色日光燈把大廳照得明亮溫暖，絲毫感受不到冰冷醫藥味。

固定每三個月搭飛機，從離島飛來找許教授回診檢查的肝病病友邱芸（化名）直言，一般大醫院不論醫護人員的態度再好，硬體設備加上整體冰冷氛圍，就是一個令人擔心的空間。但好心肝門診中心對她來說，簡直像「天使般的存在」，工作人員親切友善，診療空間寬敞舒適，色彩繽紛，「我每次回診，坐在好心肝門診中心候診時，心情可以很放鬆，如果所有的醫療院所都能如此，那真是臺灣人的福氣。」

這裡，每個環節都相當考究。包括邀請義工時尚教母黃薇操刀，將粉紅色調融入診間設計，搭配如太陽光般的暖黃照明，空間氣氛瞬間溫柔祥和起來。還委請設計大師林磐聳先生及翁永圳先生設計好心肝標誌——兩手臂環繞著一顆好肝，並設計心型桃紅色抱枕，擁入懷中宛如擁有了健康的肝臟，討人喜愛。

物件設施逐漸到位，在第一線服務的人員也是馬虎不得。仔細瞧，不論行政或義工服務人員，總是笑容真切、態度和藹。許教授認為，擔任第一線的服務人員，是需要受過專業訓練的，因此，他經常在生活中「物色」合適人選。此外，也經常安排在職訓練，邀請許多服務業界的高階主管來幫員工上課，更設有獎懲制度，確實檢核服務工作有無到位。

對待病人，許教授有個理論：「要五毛、給一塊。」基金會服務的病友大部分是受疾病折騰、內心有所苦的人，既然來到這，自然希望能被撫慰。「基金會除了提供最專業的醫療知識與服務，也應該要提供足以令人感動的專業服務，」肝基會執行長粘曉菁醫師將許教授的理論，協助落實在日常生活中。

為了幫助同仁們學習，許教授及粘醫師曾前往日本迪士尼樂園考察。迪士尼樂園是散播歡樂的地方，粘醫師說，如果仔細觀察，每一個穿上玩偶服的人，都看不見你的臉，但是他每個跳出來的動作，姿態和速度，都是經過訓練的，設法讓每個進來樂園玩的人，帶著一份歡樂的心離開；令她印象深刻的一幕是，連打掃的清潔人員掃完地之後，就直接在地上畫一個Mickey Mouse，「即使是最微小的事，服務人員也當成是一份有趣的工作，讓大家開心。」

這些年來，基金會從沒停止學習，持續展開內部教育訓練。例如邀請口語溝通老師來教大家，平常服務大眾時為了表達關懷，說話的音調最好調高一些，讓人聽起來感覺快樂，但面對得到癌症的病友，音調要沉穩，語速不要太快，讓病友焦躁的心情能稍微平靜；也曾邀請漢來飯店的總經理來分享如何做出了臺灣人的溫情，提供令人感動的服務；有位基金會義工是信義房屋客服主管，她來義務指導講電話時該如何用字遣詞，讓對方悅耳，願意持續在話筒另端聆聽；更曾邀請在銀行界擔任企業顧問的老師來上課，如何推行專業的感動服務等等。

這一切一切的用心，設想之周到，都是為了能讓病友們稍減疾病之苦，就像到寺廟或教堂般，一進去，內心得到溫暖、靜謐與平和。

健檢做公益，救治肝苦人

「滿三十歲後，我就想送自己一個禮物——全身健檢。」因自覺年輕，從未意識到癌症會發生在自己身上，三十三歲的王先生第一次做大腸鏡檢查，竟發現三公分二期大腸癌，經「好心肝健康管理中心」及時轉診醫學中心手術，術後恢復良好，慶幸及早做健檢發現病灶。

四十歲的張小姐，原本是陪媽媽到好心肝健康管理中心做健檢，感覺很溫馨舒適，又得知好心肝健檢善款將做公益之用，於是也預約做健檢，經檢查發現早期乳癌，所幸及早手術治療，已康復良好。

「我的老師宋瑞樓教授常念茲在茲，我們是為病人而存在的，看到病人的痛苦，要想辦法解決。」許金川教授將恩師創立肝基會的初衷掛在心上，「肝基會二十多年來服務病友的過程中，病人的醫療需求不斷湧現，我一直在想，如何落實解決病人的問題？」於是，從肝病篩檢擴展至醫療照顧、全身疾病早期篩檢的想法，這十年陸續催生了好心肝門診中心、好心肝健康管理中心。

好心肝健康管理中心，成立於二〇一六年，延伸肝基會的精神，延續好心肝門診中心愛與關懷的服務精神，從肝病防治擴展至照顧全身健康的服務，不以營利為目的，所有的健檢收入盈餘善款皆用於救治肝病病友、推動偏鄉肝病篩檢、救助窮苦病患及籌建肝病醫療中心之用，創建了與眾不同的健檢醫療模式。對民眾來說，安心顧健康又可發揮愛心，是一舉兩得的好事。

走進好心肝健康管理中心，溫馨、潔淨的環境氛圍，大片粉紅愛心牆上鑲著各界愛心認捐的芳名，觸目所及，包括診間建置、裝潢設備、各式先進的醫療儀器，都是許許多多認同好心肝感動服務的善心人士，涓滴捐助而成的，是臺灣首見以公益愛心打造的健檢環境。

以專業呵護讓受檢民眾安心，是好心肝健康管理中心的高規格要求，以團隊專精的肝膽腸胃檢查為基礎，設計客製化的全身健檢套餐。檢查後若需診療或轉診需求，妥善安排至好心肝門診中心或醫學中心。

好心肝醫療團隊由臺大訓練出身，尤其腹部超音波檢查及腸胃鏡檢查，醫師的施行經驗與判讀極重要，由超音波診斷小型肝癌權威許教授親自訓練；攸關無痛腸胃鏡檢安全的麻醉，特由資深的臺大醫學院教授訓練施行。

好心肝健康管理中心設有由社會善心捐助的新穎先進儀器，例如腸胃內視鏡、各式超音波、雙能量X光骨質密度儀、乳房攝影、視網膜光學斷層掃描儀……等，還有專屬的醫學檢驗部，提升檢查與判讀的精準性。並與醫學中心合作，提供包含肺部及心臟影像醫學之高階健檢。

成立以來，健檢品質受各界肯定，服務量逐年增加，選擇含有內視鏡檢查項目之健檢套餐者，比率也逐年提高。

守護臺大教職員工健康，提供愛心回饋健檢服務

近年，好心肝基金會支持臺灣大學教職員全人關懷服務方案，將關懷觸角延伸至校園，積極協助臺大同仁守護健康，共創健康、互助的校園。在好心肝朋友的贊助下，回饋照顧臺大教職員健康，此健康關懷慈善為國內創舉。

承蒙善心人士捐助款項專款專用，守護臺灣大學教職員的健康，自二〇二一年起展開為期四年的「好心肝基金會愛心回饋臺大教職員健檢專案」，提供臺大教職員全方位健康檢查服務，約三六〇〇名教職員受惠。

期盼透過此合作專案拋磚引玉，募集更多善款，將照護對象擴及已退休的教授，並帶動社會各界響應。讓負擔百年樹人重任的教育人員，得到有品質的健康照顧，實現基金會照顧國人健康的使命。

有多位臺大教職員經由此健檢服務，發現重大疾病，及時救治救回一命。

2 懷抱公益熱忱，「感動服務」的溫柔力量

義工服務是好心肝門診中心推動「視病猶親」相當重要的一環，有了一大群義工群的愛心付出，使好心肝成為病人自在安心的就醫環境。

「請問您要掛號報到？還是抽血呢？」走進好心肝門診中心，迎面而來的是親切問候，身著黃色背心的好心肝義工們穿梭在門診入口及候診區，引導來賓取號、填寫病歷資料、協助掛號報到，或適時遞上一杯溫水。他們無私地奉獻時間與心力，溫情接待每一位上門的病友。

肝基會三十年來在大量愛心義工參與下，得以全臺走透透推動肝病防治，延續肝基會理念而成立的好心肝基金會，用心打造「愛心、溫馨、安心」的就醫環境，除了醫護及行政同仁齊心付出，懷抱公益熱忱的義工群，成為落實核心理念重要的動力。

不論在好心肝一樓服務中心或各樓層門診區，都可見輪值義工。服務項目林林總總，回答民眾詢問、引導民眾就診動線、初診來賓之協助、協助報到批價、傳送病歷至診間，防疫期間量測體溫、噴酒精消毒……等。「看似例行公事，但實際上是發揮了團體合作的價值，醫療區義工扮演的是PLUS（加乘）的角色，並非取代專職人員的工作，而是使場域流程更順暢，使專職人員能更精準處理事務，全面優化醫療服務品質。」好心肝基金會義工服務總負責人黃貴薰副總監說明。

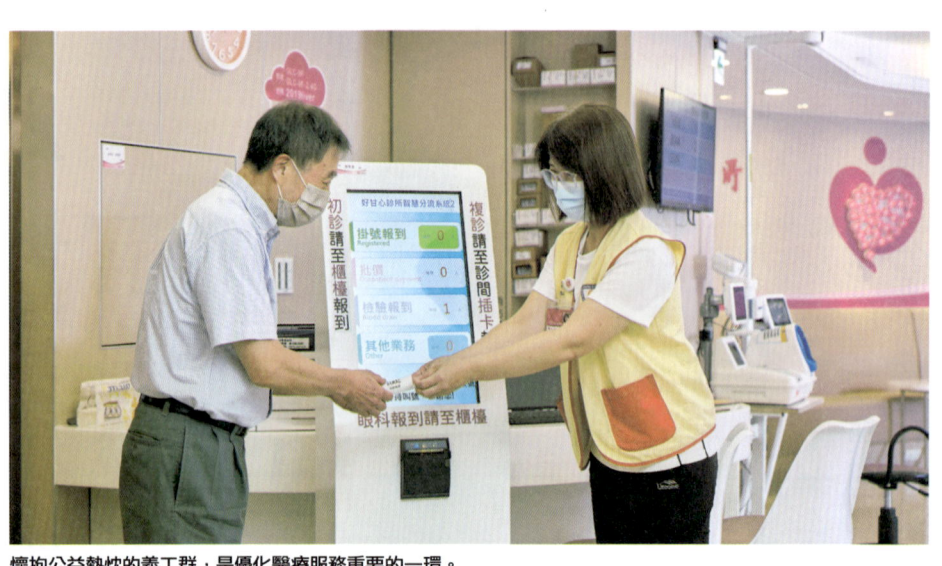

懷抱公益熱忱的義工群，是優化醫療服務重要的一環。

例如義工在門口先做病友需求的分流引導，櫃檯人員就不需重複詢問；又如做內視鏡陪同的家屬有時需數次才聯絡得上，委由義工聯繫，使恢復室人員更能專心照顧病友；病人獨自於檢查更衣時，義工於門外持續關懷，能讓病友更安心。義工在這些小細節的服務，都是好心肝醫療強力的後盾。

好心肝義工的核心服務理念為「溫馨關懷、感動服務」，醫療服務強調的是面對「人」，因此義工皆具備服務社會熱忱、樂於與人互動、認同基金會理念等特質。且因執勤多需走動站立，體能要能負荷才能服務他人，好心肝也以醫療專業關懷義工身心健康。

發揮同理心，使病人及家屬安心

門診外場聽到一句耳熟能詳的問候：「請問您今天要看哪位醫師呢？需要掛號還是抽血呢？」親切的問候來自一位笑容可掬的年輕義工，她是擁有國外名校雙學位的陳冠鈺小姐。當年母親因為罹患肝硬化末期，她便義無反顧捐肝救母，且放棄職場高薪全心照顧家人健康，並安排時間到好心肝門診關懷更多的肝苦人，展現了基金會把病人朋友化、朋友親人化的感動服務。

楊藍田小姐因先生罹患肝癌而與肝基會結緣，十年前籌備好心肝門診中心時亟需義工支援，她本著回饋之心加入服務行列至今，從服務過程中深刻體會好心肝溫馨服務的真諦。「有次見一位肝腫瘤病人家屬不知所措的神情，我滿懷感觸地趨前關懷，以家屬同理心安撫及分享經驗，鼓勵家屬要有信心，病人才有希望！」提起這段，藍田紅了眼眶。好心肝志工有的是本身或家人曾受肝病所苦，在服務時更能苦病友所苦。

每天開診前，楊先生七點多就捲起衣袖，擦玻璃、拖地，協助環境清潔，接下來執勤至十點，利用上班前的時間到好心肝當志工，六年來如一日。在公司擔任主管的他謙虛地說：「很多人會認為志工是在幫忙別人，我卻認為是志工工作幫了我，因在這裡有一般公司見不到的狀況，讓我可以換位思考，收穫相當大！」

楊先生也是肝癌病人家屬，他深深體悟且能同理病人所需，「有些人並不是要你拿號碼牌等等完成看診程序而已，而是有些感受他想講出來，這時我會傾聽，跟他聊一聊，經由這些關懷，可以看到一個人從進來到出去，對這個環境的自在安心。」他認為視病猶親不是形式上的程序，而是實質地安穩病人或家屬的身心，「有些人一進門就很急躁，義工能做的就是先緩和他的心，再引導他進入下一個流程。」

曾是工廠老闆的魏碧松先生，看盡商場百態，從好心肝義工服務中體認回饋社會的真諦，心境由易躁轉為安定，深感受益良多。

義工司機過午不食，捨不得讓健檢貴賓餓太久

炙熱炎夏的中午，遠遠地就可聽到好心肝服務中心前義工們的招呼聲：「你吃飽了嗎？」愛心司機義工林忠勇大哥回道：「我身體好得很，現在體內帶著我兒子送我的好肝，有足夠的能量先服務健檢的客戶，他們比我空腹更久，一定很餓，我先載他們去醫院做完檢查，再回來吃飯！」一段簡單的談話，卻令人感到非常溫馨，身為肝苦人比任何人更能貼近病人的需求，把病人當成自己的家人，用生命來回饋幫助他人，這就是基金會義工們展現強大慈善的力量。

精神奕奕、氣色極佳的林忠勇，如果不是他主動提起，實在看不出來是個走過生死關的換肝病友。今年六十九歲的林忠勇曾是公司負責人，在兩岸都設有公司，為B肝帶原者，是許金川教授的病人。因罹患肝癌、肝硬化，經過治療後肝臟機能仍愈來愈差，所幸兒子孝順捐肝，於二〇一三年進行換肝手術，讓他重獲新生。

感恩的他決定利用時間做義工回饋社會，讓回「肝」人生發揮更大效益。他深知「肝苦人」對抗肝病的艱辛，所以對於肝病防治學術基金會所大力推廣的肝病防治工作也十分認同，自願擔任基金會收發票的義工。每個月總有幾天會騎著摩托車穿梭在大街小巷中，替肝基會到各據點收取捐贈發票，將每張愛心發票穩當地送回基金會。此外，他每天七點半都會到住家附近的小學擔任導護，日子忙碌又充實。

好心肝健康管理中心成立後，為提供更安全、安心的服務，安排專車及專人接送健檢貴賓，至合作之醫學中心進行高階影像檢查。率先自告奮勇報名的就是林忠勇大哥，不僅先自行騎車至

各醫學中心勘查路線及環境，出發前還幫忙清潔車子。愛心義舉令人感動，也見證換肝人生的精采多姿。

台灣大車隊運將歐石城先生，也是好心肝愛心車隊的義工，二〇二〇年由獨子捐肝救回一條命，換肝至今復元良好，非常感念好心肝醫療團隊的悉心照顧。有次回診，許教授邀請歐先生擔任好心肝愛心服務車隊志工，他一口答應：「命撿回來了！為社會服務是應該的，有這機緣報恩，心裡蠻踏實的。」

台灣大車隊是基金會長年公益夥伴，響應肝基會「今年超了沒？」於車上播放宣導影片，歐先生也會在車上與乘客分享這段公益影片。

醫學生義工行列，體會「視病猶親」

近年在門診常見年輕學子服務，臺大醫學系自一〇八學年度起已有許多醫學生投入好心肝義工行列。這群「未來醫師」單純執行義工工作項目，在最前線體驗基層醫療與醫學中心的不同。他們在課程回饋中表示，觀察到好心肝非營利醫療模式的確與眾不同，如何做好醫病溝通及溫暖待人，是醫學生在這門義工服務課程最大的收穫，也希望此視病猶親的義工歷程，能成為未來行醫的愛心養分。

懷抱公益熱忱的義工群，是優化醫療服務重要的一環，義工們默默地在診所各角落盡心服務，為的是讓病人及家屬安心。

3 檢驗室設備，醫學中心等級

好心肝門診中心是全國首家以肝病為主，並擴及一般科別的門診中心。擁有自臺大醫院訓練出身的專業醫師群，無論醫、檢、護團隊成員皆具專業與愛心，也擁有來自社會善心人士捐贈精密且先進的儀器設備，提供的醫療與服務堪稱是醫學中心等級。

診間服務體貼入微，「好心肝APP」隨身攜帶

從一些就醫流程的設計，可看出好心肝門診中心的用心與巧思。例如讓經常使病友焦心等待的病理檢驗報告及早出爐，縮短等待時間，也有利於疾病及早診斷，及早接受治療。

在好心肝門診中心，每一個醫療儀器或診間設備器材都是勸募而來。例如腹部專用超音波儀、全自動免疫分析儀、數位X光攝影機、全自動血液凝固分析儀等等，再仔細端詳，可看到捐贈者的姓名，被刻印在旁。

這裡的儀器檢驗等設備不輸大型醫院，服務與效率更是超越醫學中心。舉例來說，通常在大醫院，醫師在門診診間開腹部超音波檢驗單，病人取單後要去超音波室排隊等待檢查，有些檢查

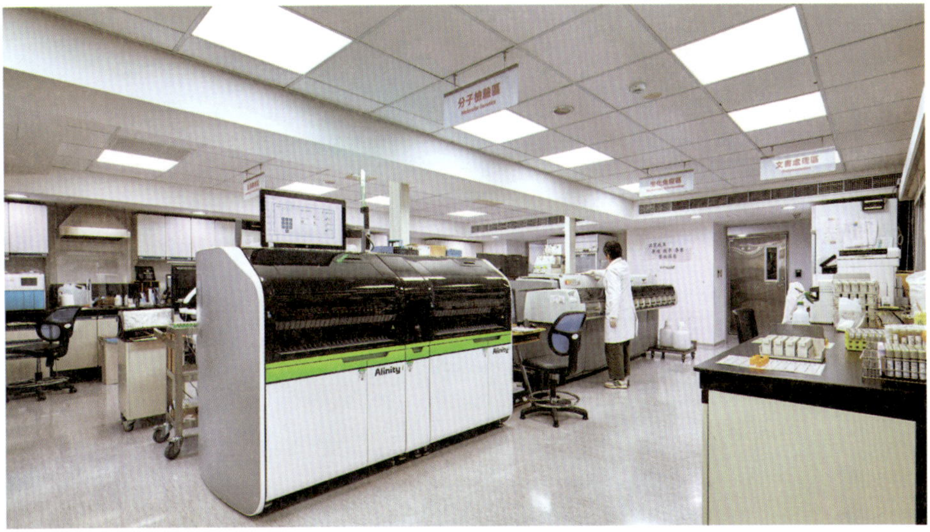

好心肝醫學檢驗室為醫學中心等級設備，服務效率超越醫學中心。

甚至要等個把月才排得到；而在好心肝門診中心，每個診間都配置由各界愛心捐贈的腹部超音波儀器，病人可在診間內直接完成檢查，不需要另去別處排隊等待，既節省寶貴時間，也保有個人隱私。

好心肝門診中心成立初期即規劃設置醫學檢驗室，募集社會愛心善款，建置各類自動化的新穎檢驗儀器，檢驗項目相當完備。涵蓋反映心肝膽腎等功能的生化檢驗項目、肝炎病毒抗原抗體、癌症標記、甲狀腺激素等血清免疫檢驗、血液常規檢查、Ｂ肝及Ｃ肝病毒量檢測、尿液常規檢驗、糞便潛血檢測、過敏原檢測、幽門桿菌檢驗等等，多數可於當日完成檢驗。

檢驗室品質高，檢驗結果更是快速精準，病友只要下載「好心肝ＡＰＰ」，即可於隔日查閱檢驗報告，相當便利。如果病情較為緊急，或從離島偏鄉深山部落遠道而來的病友，醫師會視情況需要，啟動「急件處理」機制，一小時內可發出檢驗報告，提供醫師即時診斷及轉診依據。

除了接受門診中心及健康管理中心的檢驗需求之外，肝基會在全國的肝病篩檢活動中取得的檢體，血液檢體由醫檢師在現場離心處理，低溫運送回好心肝檢驗室，再以高規格流程控管，維持檢體品質，確保檢驗結果正確無誤。

在許金川教授的高標要求下，好心肝檢驗室年年參加財團法人臺灣醫事檢驗學會能力試驗，並通過能力評核，更通過財團法人全國認證基金會（ＴＡＦ）實驗室認證，品質表現獲得專業肯定。

上述提到的「好心肝ＡＰＰ」，是近年來基金會自行組隊研發建置，盼能透過行動健康輔助裝置，提供病友更便利、即時的安心醫療服務。

小卿是Ｂ肝帶原者，因有家族肝癌病史，她格外謹慎。以往總在醫學中心固定追蹤，看門診、做腹部超音波檢查、抽血，隔周再回診看報告，早已習慣奔波多次。這一兩年發現肝臟有陰影，疑似血管瘤，她更是勤於回診追蹤，每次回診總要請假至少半天；直到有朋友建議她去好心肝門診中心，她的就醫習慣有了巨大轉變，這裡的看診醫師是來自以往習慣去的醫學中心，專業令人放心，掛號也相對容易些。醫師於門診時即直接幫她做腹部超音波檢查及說明檢查結果，當天抽血完回家後，隔天她只要在手機ＡＰＰ上查閱，可立刻看到抽血報告，如果沒有異常，她直接省掉再回診聽報告的時間，省時省力。

「好心肝ＡＰＰ」很像個人醫療行動祕書，功能包括全時預約掛號與查詢看診進度、查詢與下載門診就醫紀錄（藥物、檢驗及影像報告）、查詢與下載健檢報告（總評報告、檢驗及影像報告）、最新健康知識瀏覽、意見回饋與服務滿意反映等等。因為具備報告下載功能，可儲存在個人手機或轉傳至其他載具，就醫時可隨手將報告提供給主治醫師參考，形同將個人健康報告隨身攜帶。這貼心的設計，快速便民，將「以病人為中心」的醫療照護服務落實在日常生活中。

創新「一日病理」，縮短病友煎熬等待時間

在基金會的努力下，不僅將檢驗室升級到醫療中心等級，且擁有如五星級的隨身健康祕書，更陸續開發對民眾友善的就醫環境。例如好心肝病理中心，放眼全國，恐怕沒有一家診所能提供如此優質服務，就連許多大醫院也無可匹敵。

很多病友都有過等著「被宣判」的負面經驗，當被醫師告知要做組織切片檢查那刻起，內心七上八下，如坐針氈；做完檢查後更是惡夢的起點，每天患得患失，焦躁等待。傳統的病理報告通常需數天甚至數周才能取得，這段等待期間對病友來說，既折騰又煎熬。

病友及家屬的苦，基金會感同身受，設法尋求解方。加速檢查報告的完成，成了工作「待辦清單」的其中一項，背後的道理是一致的，那就是，如果把病人當成自己的父母兄弟姊妹，想像他們生病就醫時會經歷哪些心理歷程，需要哪些更友善的協助，那就是基金會要持續努力的地方。

為了減少病友煎熬等待之苦，二〇二一年，好心肝病理中心成立。在前臺大醫院病理部孫家棟教授率領下，推動「一日病理」，這不是概念，而是具體實踐出來。在檢查品質不打折扣的目標下，努力優化病理作業流程，縮短病理組織檢體處理時間，並藉由高速病理玻片掃描儀、雲端影像管理系統及病理報告系統的輔助，醫師只要電腦在手，隨時隨地可獲取清晰的病理組織影像，進行結果判讀撰寫與報告簽署上傳雲端，受檢者隔日就能在「好心肝ＡＰＰ」查詢到結果報告。

可別以為結果只是簡單兩三行字而已，在「好心肝APP」上的病理報告，除了有醫師專業的文字敘述，還附載顯微鏡下的組織影像，圖文並茂、內容完整。病人可自行下載保留或找其他醫師給意見，能縮短醫病溝通時間，更快取得共識，有助進行後續的醫療處置。

對醫療品質及病人服務要求極高的許金川教授來說，基金會提供的每個服務，即便受到外界讚揚，他從不畫地自限，總想著還有哪裡可精進優化，讓服務做得更好。

基金會受到各界善心人士支持，除了以病人為中心，把病人照顧得很好之外，也要把員工照顧好。許教授認為對員工好不是給「大鍋飯」，齊頭式的平等難以達成激勵效果，要從人性需求去找解方，達到彼此共好，雙贏局面。

有次，檢驗部主管跑去跟許教授反映，現在假日找不到願意來抽血的檢驗師，就連平日上班日提早到七點鐘來抽血，也不容易找啊，許教授給了解決指引，果然奏效。

請檢驗部主管去問檢驗師們，假如平常上班日奉獻自己的時間願意提前到診所，清晨七點就來幫病人抽血，或假日願意來抽血的檢驗師，可獲得額外獎勵，這獎勵金比一般的加班費還高。結果，檢驗部的檢驗師們，每個人都願意付出愛心幫助病友，這當中，有一個是大學讀書時申請助學貸款，工作後如果能多賺點錢，可早點還清助學貸款；另外一個則因有房貸在身，若能在固定薪水之餘多攢一些錢，不僅能幫助別人，也能緩減經濟壓力，利己又利人，何樂而不為？

這是一個善的循環：來自社會愛心捐款，基金會用來照顧病人，也提供員工更好的工作環境。透過獎賞制度誘發員工做愛心，願意貢獻更多，進而帶給病人更多便利，解決病人的苦。在善心與愛心無限循環之下，每個人都是贏家。

4 從基層診所到醫學中心，提供「一條龍」的服務

一般人可能很難想像，位於一棟老舊大樓內的診所，怎麼能讓許多病友深深感動、口耳相傳，甚至不惜舟車勞頓、大老遠跑來這裡看病？來此看病的不僅僅是求掛肝膽胃腸科而已，從眼科、皮膚科、耳鼻喉科、骨科、復健科、心臟血管科、婦產科、神經內外科到小兒內分泌科等等二十多個專科，上百位專科醫師，一應俱全；營運十年有成，如今好心肝門診中心的各科診次，經常是掛號滿診狀態。

輸入「好心肝診所」關鍵字查詢，官網最上頭，斗大的紅底白字寫著：「全國第一家由國人愛心捐助成立的醫療院所，以愛與關懷為宗旨，把每位病友當成自己的家人。」乍看會嚇一跳，怎麼敢這樣寫？這形同刻在家中大門門楣上的「家訓」，公開對社會大眾許下一份承諾，任重道遠。

經濟艙的價格，頭等艙的服務

好心肝門診中心猶如在進行一場優質醫療改革，無論醫療品質或服務，已然成為全國醫療服

務模式的新典範。從設立之初，就與臺大醫院建教合作，成為夥伴關係，彼此合作密切，為病人打造出便利友善的就醫鏈結，提供「一條龍」的服務。從基層診所到醫學中心，讓病人用經濟艙的費用而享有頭等艙的服務，再次印證了許金川教授的服務名言：「要五毛、給一塊。」

好心肝門診中心的醫護人員幾乎來自臺大醫院，也有一些是來自其他大型醫院，醫師專業背景堅實，甚至很多平時一號難求、感覺離自己很遙遠的權威名醫也來此開診，病人之間奔相走告，愈來愈多人寧可來好心肝門診看病；況且，只要付診所級別的掛號費，便可享有醫學中心等級的專業品質。

病人如果病況所需得排住院，好心肝門診中心有編制團隊協助轉診至臺大醫院，從住院至出院，好心肝團隊把病人當家人般設想可能會遇到哪些狀況，需要在大醫院做哪些檢查、住院期間接受哪些療程等等，都有專人從旁協助。畢竟醫學中心有其先天限制，雖然可提供醫療專業卻較缺乏溫暖，好心肝團隊則提供愛與溫暖，等病情好轉出院返家後，後續回診追蹤檢查再回到好心肝門診中心，整個過程病歷資料無縫接軌，省時便民。

之前有提到，只要下載健康祕書好心肝ＡＰＰ，加上「一日病理」貼心服務，病人回到好心肝門診中心追蹤檢查，都可快速從手機瀏覽下載檢查報告。為了配合這些服務，好心肝門診中心的醫療人員也需調整工作節奏，對病人之苦感同身受，讓病人得到最快速的診斷與後續診治，不能沿用在其他醫院工作的作業模式。

肝基會內有位董事透露，好心肝門診中心已經變成臺大醫院退休醫師的首選，估計約有六成的醫師退休後想來這裡繼續懸壺濟世。聽來有些不可思議，好心肝門診中心病人口碑良好，紛紛前來就醫，但為何連醫學中心的大醫師們，也想把這裡當成退休後的人生舞台呢？

好心肝門診中心營運方式有別於其他醫療院所。在這裡，醫師不需要衝門診量，更不需要向病人推自費項目拚業績，許金川教授唯一的要求是：「醫師要對病人有愛心，把病人當家人般關懷。」

畢竟，醫療這行業是愈陳愈香，隨著年齡增加，醫療技術與經驗累積更為深厚，對病人有利。若在公立醫院服務則礙於法規，退休年限到了不想退也得離開，許多醫師退休後仍想找個好環境繼續看診，不需衝業績的好心肝門診中心便成了火紅優先選項。

第六部

回顧及展望——肝基會未來的使命

「揭肝起義」前仆後繼！

在消滅肝病的最後一哩路，

期盼能匯聚更多愛心與能量，

讓臺灣成為沒有肝病的國度。

回顧過去三十年，在創會董事長宋瑞樓教授的號召之下，肝病防治工作成為一場新的全民運動。除了全國各界愛心捐獻，出錢出力，貢獻他們智慧與力量之外，整個肝病醫學界也全力參與動員，許多專家學者前仆後繼「揭肝起義」，一棒接一棒，持續為消滅肝病而努力，而其成果也陸續展現。

肝基會三十年的歷程，是一部由全民愛心締造的肝病防治史，也是一部無數肝病病友的辛酸血淚史。然而，在消滅肝病的最後一哩路，我們將面臨更多的挑戰，期盼有更多愛心匯聚，大家同心協力以「好心」救好肝，讓臺灣早日成為沒有肝病的國度。

1 回顧——基金會三十年來的努力

肝基會自成立以來，致力於實踐兩大宗旨「教育民眾——宣導肝病防治知識」、「創新醫療——研究肝病治療方法」，目的是要早日消滅國病，期使國人意識到肝病防治的重要性，以及早發現、及早治療。

傾全力宣傳正確的保肝知識

為了灌輸國人正確的保肝知識，除了在報章雜誌宣導外，隨著肝病防治列車的啟動，三十年來基金會已舉辦過數千場以上的肝病防治講座，並經由免付費保肝諮詢專線及各種平面及新媒體，傳播正確的保肝知識。此外，並邀請社會知名人士公益代言，商請肝病病友現身說法，使民眾更能深刻感受到肝病的威脅及了解正確保肝之道。

此外，基金會也陸續推出各種琅琅上口的保肝口號，例如「肝病、國病、本土病」、「愛肝、保肝、好心肝」、「三分鐘免肝苦」，乃至最近的全民腹超運動——「你今年超了沒？」等等。

推動行駛全國各地的「肝病防治列車」

肝基會自成立第二年起就啟動肝病防治列車，開往全國各地偏鄉小鎮、山地、離島、宮廟、監獄、偏鄉等地，幫民眾免費做B肝、C肝及肝功能、胎兒蛋白檢查。三十年來，全國三六八鄉鎮市區，已走訪過三百個，走遍了一六四個偏鄉，總服務近七十萬人次，保肝篩檢累計的足跡里程數超過四十一萬公里，換算下來相當於可環島三九五圈，繞行地球一〇・三圈。有B、C肝的民眾也會再由基金會安排做腹部超音波檢查，之後並轉介到當地的醫療院所做後續的追蹤及治療。

尤其自二〇〇六年開始，與7-ELEVEN（統一超商）一起推動「救救肝苦人」活動，長達十四年的合作，更讓這項工作全國遍地開花，形成新全民保肝運動。

創立「肝病健康中心」，提供全方位保肝檢查

二〇〇六年在基金會大樓成立「肝病健康中心」，以溫馨，貼心、感動式的服務為公司行號、扶輪社等團體等做完整的免費肝病檢查，含抽血及做腹部超音波檢查，同時並舉辦衛教講座。同時邀請受檢者，跟隨基金會的腳步到全國各地做義工，出錢出力，為各地民眾做保肝篩檢。

肝病健康中心自二〇〇六年成立至二〇二四年五月為止，舉辦了六六三場團體免費肝病篩

檢，共服務三五四八四位民眾，也因此挽救了不少肝苦人寶貴的生命。

鼓勵國內學者從事肝病研究工作

醫療要進步，需要醫界、學者一起努力研究，將不可能治療的疾病變成可能，以嘉惠病友。肝基會研究團隊從基礎和臨床兩方面探究肝病的致病機轉，並研發新療法，已有數百篇論文發表於國際知名期刊。

自基金會成立第二年，即設置肝病優秀論文獎暨研究獎助金，鼓勵學者從事有關肝病的研究；一九九七年起，進一步提供研究補助或研究獎助金，資助年輕學者赴國外研究或參加國際研討會，受獎者涵蓋全國各大院校。三十年來，已獎助千餘位醫師、學者，研究經費上億元。這些經費都是來自社會各界愛心支持捐助，用以解決病人之苦。

積極倡議保肝政策，政府逐漸加持

基金會自成立之初即倡議，消滅國病的第一步就是「人人都要抽血驗B、C肝」。基金會也曾好幾度拜訪政府相關部門共襄盛舉，可能因所需經費龐大，未能獲得支持。但經由基金會的長期倡議與努力，政府逐漸積極支持參與保肝大業。例如B肝、C肝帶原者可以健保給付至少每半年做一次的腹部超音波及抽血檢驗。自二〇一一年八月起在年齡限制下開放民眾終生可以驗一次B肝、C肝。此外，對B肝抗病毒藥物的使用條件也逐漸放寬，嘉惠B肝病友。二〇一七年開始，C肝病人終於可以有條件健保給付免費服用口服C肝新藥，二〇一九年健保全面給付C肝全口服新藥。這些都是全民群策群力、造福國人健康的實例，也是基金會扮演著領頭羊角色並結合社會力量與眾人愛心，做政府尚未做但對國人健康很重要的事，以共同努力達到消滅疾病的目標。

創立全方位照顧國人健康的全民健康基金會

基金會長期與民眾接觸，發現一般人不僅肝病知識缺乏，一般的健康保健觀念也非常匱乏，以致常因對醫療知識的無知而造成不幸。因此在二〇〇六年，肝基會結合社會愛心人士創立了全民健康基金會，以宣導正確的健康醫療知識及鼓勵醫療研究為宗旨，以達成「人人好心肝、人人好健康」為使命。

創立「以病人為中心」、「視病猶親」的好心肝門診中心

為了對全國眾多的肝病病友提供直接的醫療服務，而又秉持宋教授「視病猶親」、「我們是為病人而存在」的理念，二〇一二年在不願具名的善心人士愛心贊助之下，基金會又創立了「醫療財團法人好心肝基金會」，下設好心肝門診中心，把病人當成自己家人，不以營利為目的，提

供溫馨、愛心、貼心的看診環境，以民眾的愛心回饋為支柱，讓病友得以經濟艙的價格提供商務艙甚至頭等艙的服務，創造一個不一樣的全新醫療模式。看診科別由成立時的肝膽腸胃科為主擴展到目前的二十八科，看診人數也由最初的每日幾十名到目前的每日六百名左右。

此外，秉持基金會視病猶親的精神，協助國人早期發現疾病及早治療，全方位守護國人健康，基金會於二〇一七年成立了「好心肝健康管理中心」，提供溫馨貼心又完整的健康檢查服務。同樣是秉持視病猶親，不以營利為目的，若有盈餘，全部移作肝病防治宣導及肝病篩檢、消滅國病之用。

推動「今年超了沒？」全民腹超運動

腹部超音波檢查無痛、迅速又方便，是揪出肝臟等病灶的重要利器，尤其對肝病診斷價值更高。因此，基金會自成立以來就積極呼籲推動B、C肝病友一定要定期做腹部超音波檢查。

自二〇二一年起，基金會更在全國愛心人士挹注支持下推動全民腹超運動——「今年超了沒？」，在每年七月世界肝炎日前後，聯合臺灣各大醫療院所，同時同步為全國民眾免費做腹部超音波檢查。連續四年擴大連線，逐年從最初的十二家、十六家、二十四家擴增至三十家醫療院所，涵蓋全臺灣北、中、南、東，並擴及離島，每次動員上百位肝膽腸胃專科醫師與六百多位護理人員與志工群，成為臺灣新保肝運動，希望能喚起國人正視腹部超音波檢查的重要性，也是全民愛心護肝的具體展現。

這項遍及全國的免費腹部超音波檢查服務，至二〇二三年已服務九七八〇人，檢查結果發現民眾肝癌高危險群（疑似肝癌與肝硬化）人數有三〇四人，比例高達三%左右，且每年均有過半民眾為脂肪肝，實為重要警訊。基金會盼能藉此活動建立一個重要觀念——有B、C肝的民眾，至少每半年要接受超音波檢查；四十歲以上民眾，即使沒有B、C肝也要每年「超」一次，只要民眾都能重視肝臟健康，就有希望加速肝病從臺灣消失。

基金會以好記的順口溜提醒民眾——「不管你是班超、曹操、蔣光超，每年都要『超』一次」。

2 三十年努力的具體成果

根據衛福部的統計，長年居國人癌症死因第一名的肝癌，終於在二〇〇四年退居為第二名；而原先位居十大死因第六名的慢性肝病及肝硬化，也在二〇二一年首度退出十名外。

這個數字的背後，除了基金會上述三十年來的努力，還有來自全國各地義工的大力協助及廣大善心人士無私奉獻，全國醫療人員日以繼夜的辛勞，以及政府政策的強力支持。正是因為這些共同的努力，我們得以見證肝病威脅逐漸褪色的時刻。

這個成果的背後，事實上有很多因素扮演著重要的推力：

新生兒B肝疫苗注射

B型肝炎疫苗的問世，可以阻斷由帶原的母親生產時將B肝病毒經由胎盤或產道傳給新生兒。一九八四年，在李國鼎政務委員及宋瑞樓教授的主導下，臺灣成為全世界第一個開始對B肝帶原母親生的新生兒注射B肝疫苗的國家，一九八六年起則全面對新生兒注射B肝疫苗。因此，一九八六年以後出生的「新臺灣人」B肝帶原率不到一％，比疫苗施打前的十五～二〇％，大幅降低。同時，後來的研究也證實孩童及青少年發生肝癌的機率也大幅降低，免除新生一代罹患肝病的夢魘，對國人的健康貢獻非常大。

B肝、C肝藥物治療的進展

近二十多年來，B型肝炎有藥物可治療，可以降低B肝病毒的活性，避免肝臟一再發炎，從而演變為肝硬化、肝癌。可惜目前的B型肝炎藥物並不能根除肝臟內的B肝病毒，因此不少病友服用B肝藥物停藥後，B型肝炎又發作甚至演變為猛爆性肝炎而往生者時有所聞。但有藥總比沒有藥物好。B肝病友如果必要時能及早服用B肝抗病毒藥物，就可避免正常的肝逐漸進展成肝纖維化，再進展為肝硬化及肝癌。

C型肝炎方面，由於C型肝炎病毒一直發生突變，因此疫苗一直無法開發出來。藥物治療方面，二、三十年前就有注射型的干擾素問世，一開始是短效型的，後來開發出長效型的，之後更發現合併使用口服雷巴威林（Ribavirin），治癒率可達五成以上。但干擾素的副作用太強，讓許多病人視為畏途，當然也有不少病友治療成功。

幸運的是，二〇一四年口服C肝抗病毒藥物問世，只要三個月或八星期，即可清除體內的C肝病毒，而且幾乎沒有什麼副作用，成功率高達九八％以上。剛問世時藥價非常昂貴，一次療程要價高達臺幣二、三百萬元，許多人望藥興嘆！之後隨著各家藥廠投入研究，藥價逐漸下降，而健保也在二〇一七年起開始給付給C肝病人，可謂病友一大福音。

腹部超音波掃描的發展，及抽血驗甲型胎兒蛋白

由於肝臟內部沒有痛覺神經，加上只要有四分之一正常的肝臟還在，不會感覺異常，等到症狀出現通常都是末期了，治療困難。

這方面，腹部超音波檢查的出現扭轉了「肝癌總是發現太晚」的悲劇。超音波約在一九七〇年代出現，許金川教授最早將之運用於掃描肝臟，終於讓肝癌（尤其是小型肝癌）無所遁形。超音波用於診斷肝癌，有利於早期發現；愈早期發現肝癌，治療的機會愈多，這也是基金會要啟動「今年超了沒？全民腹超運動」的原因。與此同時，醫界也發現血液中的「甲型胎兒蛋白」是肝癌一個指標，可以用來早期發現肝癌。甲型胎兒蛋白升高可能是長了肝癌，但不高也不代表沒有肝癌。因此，兩者雙管齊下是早期發現肝癌最好的方法。

肝癌治療的進步

肝癌的治療也有很大的進展。除了傳統的手術切除之外，如果肝癌體積小也可以做局部治療，例如電燒或冷凍治療等，不能手術的也可考慮做血管栓塞或放射治療等。即使是晚期肝癌，近年來的治療也有大幅翻轉，不僅有數種標靶藥物，還有免疫療法，兩者並用讓過去幾乎等於絕

症的晚期肝癌局面改觀，病人存活年限不斷延長，甚至有了治癒的可能！儘管有效的比率仍有限，不是每個病人都能有很好的效果，但與四十年前末期的肝癌病人只能束手待斃的命運相比，已然是「奇蹟」！

國內醫界的共同努力

過去三十年中，除了肝基會之外，國內許多肝病專家也一起努力來對抗國病。包括基隆長庚的簡榮南教授、高醫張文宇教授以及高雄長庚的盧勝男教授等，也紛紛成立協會或基金會來幫各地民眾做肝病篩檢及治療服務。在外科手術及肝臟移植方面，臺大外科的李伯皇教授團隊、高雄長庚陳肇隆教授團隊、中部的鄭隆賓教授團隊等等，也都為了救治肝苦人而努力不懈。此外，隨著肝癌治療的多元化，國內許多放射科醫師、腫瘤科醫師也陸續加入救治肝癌病人的工作，造福肝病病友，這也是肝病魔咒可以在臺灣逐漸消除的重要原因。

3 展望——肝基會未來的使命與目標

國父遺囑最後一句：「革命尚未成功，同志仍須努力！」對基金會同仁及全國民眾而言，則是「保肝尚未成功，同志仍須努力！」

經過全民的努力，原本蟬聯幾十年國病的肝癌，二〇〇四年退居為第二名。雖然如此，目前臺灣每年仍有七千多人死於肝癌，五千多人因肝硬化而喪命。挽救每年一萬兩千多名的性命，讓悲劇不再重演，讓人人有「好心肝」，是肝基會未來的重要使命。

因此，未來基金會有兩大重要任務：

要讓人人知道自己有無B、C肝

肝基會未來努力的目標，就是要繼續全力推動「人人驗B肝、C肝，大家來保肝」的工作，讓每一個國人都知道自己有無B肝、C肝，有了B肝、C肝，一定要定期抽血驗肝功能、甲型胎兒蛋白及做腹部超音波檢查，以及早發現肝癌，及早治療，必要時使用抗病毒藥物及其他治療，使肝病逐步走出國病的烙印。

推廣全民腹超運動

臺灣目前還有兩百多萬名已感染B肝病毒的民眾，以及四十萬到六十萬名C肝病毒感染者，這些人都是肝癌的高危險群。此外，沒有打疫苗但有B肝抗體的成年人，他們的抗體通常是自然感染產生的，他們的肝臟可能已經有了變化，有了纖維化、肝硬化，甚至肝癌。至於一九八六年以後出生的「新臺灣人」，雖有打過B肝疫苗，仍有一%的機率不幸成為B肝帶原者，將來可能步上「慢性肝炎、肝硬化、肝癌」三部曲。因此，為了根除肝病，基金會未來的另一項重要工作是要推廣「今年超了沒？全民腹超運動」。

總之，凡我國人每年一定要做一次腹部超音波掃描，有B、C肝的民眾一定要半年做一次，如此一來，萬一不幸長了肝癌，才可以及早發現、及早治療，挽救生命。

除了前面兩項重要任務之外，也要進行下列工作：

持續加強對肝病知識的宣傳和教育

利用會刊刊物、出版品、媒體、社群平台及演講活動，不斷地做肝病防治教育宣導工作，提高民眾對肝病防治的認知，減少因為無知而造成的悲劇。

繼續支持和鼓勵肝病相關的研究工作

肝病尚有許多未解之謎，例如B肝尚無法根除病毒，「解藥」尚未找到，更有效的肝癌待治療方法尚待研發，持續研究是基金會的重要任務。

肝基會將藉由精進醫學研究及技術創新，尋求更佳的肝病治療方法，以實踐宋瑞樓教授創立肝基會的叮囑——「病人有痛苦，要想辦法解決它」。

推動健康生活方式

透過健康宣傳活動等方式，提高全民健康意識，推廣健康飲食、適量運動、戒菸、限酒等健康生活方式，減少脂肪肝及酒精引起的慢性肝病。

發展健康科技應用

近年來，人工智慧（ＡＩ）應用愈來愈廣，基金會執行長粘曉菁醫師看到了這個新科技趨勢，於是想到了將超音波檢測判斷肝腫瘤予以自動化，開啟好心肝基金會、臺大醫院、聰泰科技開發公司三方共同研發計畫。

提起這項研究的初衷，由於粘曉菁醫師的老師許金川教授，有一項重要的研究至今仍被視為肝癌早期發現的標竿，也就是利用腹部超音波檢查才能早期發現肝癌。如果有機會讓這寶貴經驗雲端化，醫療人員幫病人做腹超檢查的同時，猶如身旁有肝腫瘤診斷經驗豐富的教授，輔助即時判定肝腫瘤的良惡性，於是開啟了肝腫瘤ＡＩ的計畫，利用現代科技實現了系統性的醫學經驗傳承。

研發結果顯示，精確度比擬ＣＴ與ＭＲＩ的診斷，站在病人的角度，可緩解被診斷有肝腫瘤的焦慮感，還能減少高階影像檢查的等候時間與國家醫療資源的支出。不僅是醫療創新的突破，對加速消滅肝病也相當具有前瞻性。

全民全方位健康關懷

人到中年，許多慢性病慢慢出現，另一方面，各種癌症（例如肺癌、大腸癌等）對國人健康威脅甚鉅，因此利用肝基會消滅肝病的模式，二〇〇六年所成立的全民健康基金會，就是可以全方位照顧國人的健康。肝基會的愛心模式，相信也可以發酵到全方位呵護國人健康。

例如，最近幾年來，肺癌成為臺灣的新國病，而早期發現與否對預後影響很大，而肺癌要早期發現，有賴於低劑量電腦斷層攝影的檢查，這個目標的達成可以參仿超音波檢查早期發現肝癌的角色一樣，要讓電腦斷層普及化是基本功。而基於肝基會的理念創立的全民健康基金會就可以扮演這方面的角色，造福國人健康。

讓好心肝門診中心成為愛心醫療模式的新典範

好心肝門診中心秉持宋瑞樓教授「視病猶親」的理念，不以營利為目的，「把病人當成自己的家人」獲得廣大病友的肯定，雖然創立至今，年年虧損，但由於廣大社會愛心力量的挹注，好心肝門診中心得以繼續經營，並可以穩定成長，為國人健康把關，證實了這個結合國人愛心的醫療新模式是成功的，可以作為醫療的新典範，也是另一種新臺灣奇蹟。

由於目前好心肝門診中心空間受限，為了服務更多病友並提供更優質而先進的醫療服務，亟需各界持續愛心相助，擴充診間並添購新醫療儀器以嘉惠病友。

早日成立好心肝醫療及研究中心

受限於空間及法規的限制，好心肝門診中心許多設備無法購置，許多新穎的治療不能開發，許多創新的研究不能進行，因此早日覓得適當的場所，成立好心肝醫療及研究中心，創造一個以愛心為出發點，以創新醫療為動力的醫療院所是下一步要努力的目標。

此外，如何將目前肝基會及好心肝門診所在（臺北）的模式，早日在全國遍地開花，除了肝基會原來在臺灣幾個分會之外，能夠將「肝基會匯集好心肝門診中心」遍布全國各地，發揚光大肝基會的精神是下一步的重要使命。

嚴防脂肪肝成下一波威脅

脂肪肝因大多無症狀，許多人也不以為意。隨著飲食西化、生活習慣改變、缺乏運動等等，國人罹患脂肪肝的比率愈來愈高，也有年輕化的趨勢，依過往資料分析發現，體重較輕的民眾脂肪肝比例僅一成，隨著體重愈重，脂肪肝比例也隨之增加；此外，也跟「三高」、代謝症候群有關，也難怪肝基會總執行長楊培銘教授擔憂再這樣發展下去，脂肪肝恐將成為新的國病。

肝基會執行長粘曉菁醫師強調，從「源頭管理」的角度來看，知道自己有沒有脂肪肝，是一件非常重要的事，如何知道呢？很簡單，只要去做腹部超音波檢查即可，經醫師探頭一掃，能一併看出肝臟有無嚴重纖維化、肝硬化、肝腫瘤。而只要及早發現脂肪肝，絕對有機會逆轉、消滅掉脂肪肝。

美國食品藥物管理局（ＦＤＡ）於二〇二四年三月首度核准非酒精性脂肪性肝炎的藥物，但要用在國人身上還得再等一段時間。粘醫師提醒，無論藥物如何進展，健康減重仍是消脂保肝的關鍵，建議的方法就是飲食控制與規律運動。

向下扎根，持續培育新一代慈善種苗

要完成使命目標，基金會需永續發展，需培植新血接棒持續努力，基金會放眼未來，已及早於校園愛心播種，培育種子人才。

為了讓社會慈善的愛心種苗持續向下扎根，促進年輕學子對社會的關懷跟服務熱忱，近年來，基金會執行長粘曉菁醫師於臺灣大學開立的「非營利組織經營與管理（臺大NPO之戀）」課程，結合理論與實務，透過實地參訪基金會，可望培養與吸引未來優秀的非營利組織人才，讓愛心的傳承一棒接一棒，形成善的循環。

此外，基金會自二〇一七年起集結各界愛心資源與義工人力推行「好健康小學堂」，讓小學生在寓教於樂的學習中，建立正確的健康知識並體會基金會助人真諦。活動深受師生及家長好評，迄今已舉辦超過上百場，參加學童超過兩千人次，規模正持續擴展中。這不僅是非營利組織善念種苗的培育，也是肝病防治觀念及健康教育的基礎扎根，希望在愛心資源持續挹注下，此培育模式能持續推廣到全臺灣各個學校。

4 感恩與期待

春寒料峭的三月天，許金川教授及幾位基金會資深幹部們遠渡臺海，專程前往對岸探望基金會顧問陳由豪先生，向他致以謝意與關懷。

三十年前，陳由豪先生和何壽川先生因肝病受到許教授悉心診治，從此結下深厚緣分，不僅成了莫逆，病人還變成大貴人，他倆在得知許教授為消滅國病的壯志時，慷慨伸出援手，各贊助五百萬元，一舉跨過基金會成立的千萬元門檻，順利催生肝病防治學術基金會。這些年來，他們見證基金會從小樹苗長成大樹，持續努力守護國人健康，為了協助基金會救治更多病人，三十年後，何壽川先生再捐鉅款，他以好心肝基金會的名義購買電腦斷層和磁振造影儀器捐贈給臺大醫院，全國民眾與好心肝病友皆可受惠。如此深情重義，令許金川教授感動不已，對何先生的感恩之情溢於言表。

回想三十年前，那時的臺灣肝病肆虐，數不清的家庭因肝病而破碎。一石激起千層浪，大慈善家們當年播下的愛心種子，隨著肝基會一步一腳印，日漸茁壯，社會愛心接力持續至今，保肝防治工作風起雲湧，儼然成了一場全民運動。

除了感謝陳由豪先生及何壽川先生當年愛心資助，點燃保肝之火之外，三十年來，要特別感

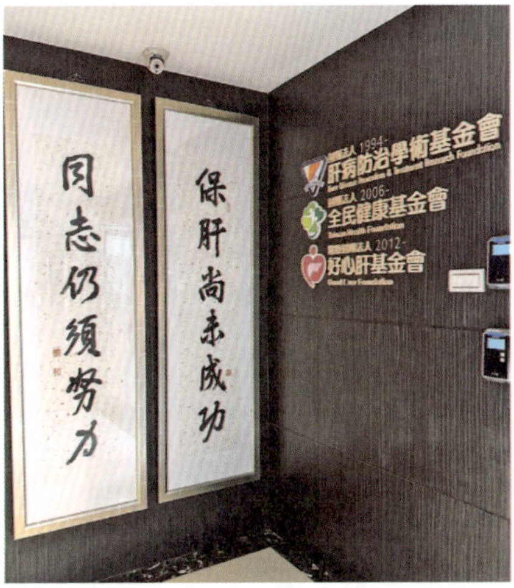

基金會辦公室門口掛著醒目的對聯──「保肝尚未成功，同志仍須努力」，提醒同仁們努力不懈，消滅肝病是基金會最重要的使命。

謝全國各地善心人士，包括病友及家人，各行各業，具名及不具名的，以及醫界同仁，大家貢獻力量與智慧，尤其政府政策的大力支持，讓基金會得以眾志成城，為國人健康做出貢獻，這些臺灣獨特的國人善心，不僅是另一項的臺灣之光，也是推動基金會同仁繼續努力，以早日消滅肝病的最大支柱與動力來源。

管理學上的書寫到：「社會進步的三大力量──政府、企業及非營利組織」，有些事政府沒力氣做，有些事企業不願做，因為不能營利，但基金會非營利組織的出現，在過去幾十年來帶動了臺灣各角落各領域的進步，讓臺灣更有活力、更健康。根據肝基會、全民健康基金會、好心肝基金會長年的經驗，證實了臺灣具有以「愛心發電」的能量，是可以帶動國人將肝病早日消滅，讓肝病在臺灣絕跡的。

總之，消滅肝病指日可待，然「保肝尚未成功，同志仍須努力」，最後一哩路仍需你我同行，讓愛心之火持續照亮臺灣各個角落，再沒人因肝病而受苦，擁有彩色人生，達到「人人好心肝、人人好健康」的理想境界！

財團法人肝病防治學術基金會・大事紀

1994

- 財團法人肝病防治學術基金會（以下簡稱肝基會）奉教育部認可設立，宋瑞樓教授擔任董事長

1995

- 於臺大校友會館舉行成立大會，發行《肝病防治特刊》
- 於臺大醫院舉辦第一次「肝病講座暨免費超音波篩檢」
- 開辦「肝病防治諮詢專線」

1996

- 啟動保肝篩檢列車，於臺大醫院舉辦「免費肝炎暨肝癌大檢驗」
- 設置「肝病優秀論文獎暨研究獎助金」

1999

- 執行長許金川教授榮獲「第一屆國家公益獎」
- 第一款口服抗B肝病毒藥物干安能於臺灣上市

2001

- 董事長宋瑞樓教授榮獲首屆「總統科學獎」
- 獲教育部頒發「推展社會教育有功團體獎」

2003

- 十月一日起，全民健保推出慢性B型及C型肝炎治療試辦計畫，開始給付B、C肝藥物治療（干擾素或口服抗病毒藥物），讓肝基會「消滅病毒性肝病」的宗旨展露曙光

2004

- 榮獲教育部評定「績效優良」基金會
- 長年位居國人十大癌症第一位的肝癌，退居第二位，被肺癌超越

2006

- 成立肝基會姐妹會「財團法人全民健康基金會」
- 成立「肝病健康中心」
- 與7-ELEVEN合作「救救肝苦人」計畫，其後連續合作十四年

2007

- 獲衛生署疾病管制局頒發政策推動類防疫獎勵

2008

- 成立全國第一個非營利的免費保肝諮詢專線 0800-000-583

2009

- 榮獲 BMS Foundation 二十四萬美元計畫經費，於臺灣偏鄉執行「C型肝炎宣導防治計畫」

2011

- 董事長宋瑞樓教授獲頒「第二十一屆醫療奉獻獎特殊貢獻獎」

2012

- 成立肝基會姐妹會「醫療財團法人好心肝基金會」
- 許金川教授接任肝基會董事長

2013

- 榮獲教育部績優教育基金會評鑑「優等」
- 榮譽董事長宋瑞樓教授辭世
- 好心肝基金會成立「好心肝門診中心」
- 第一代C肝口服新藥索華迪上市

2014

- 肝病防治學術基金會成立二十周年

2015

- 榮獲金氏世界紀錄——七小時完成二四三四人免費腹部超音波檢查
- 榮獲扶輪全球獎助金五十萬美元計畫經費，執行臺灣偏鄉肝炎防治篩檢活動和教育宣導
- 成立宋瑞樓教授文物紀念館

2016

- 榮獲ＳＮＱ國家品質標章獎
- 榮獲第四屆國民健康署「健康促進貢獻獎」

2017

- 好心肝基金會成立「好心肝健康管理中心」
- 榮獲第二十七屆醫療奉獻獎團體獎
- 董事長許金川教授榮獲第二屆蔡萬才台灣貢獻獎
- 董事長許金川教授榮獲臺灣大學傑出校友獎
- 一月二十四日健保開始有條件給付C肝全口服新藥
- 協助嘉義縣阿里山鄉達成「C肝微根除」（臺灣第二個達成C肝微根除的鄉鎮）

2018

- 董事長許金川教授榮獲衛生福利部衛生專業獎章

2019

- 董事長許金川教授榮獲吳尊賢愛心獎（公益服務獎）
- 健保全面給付C肝全口服新藥，只要血中測到C肝病毒即可開始用藥，力拚達成「二〇二五消除C肝」之目標
- 在苗栗縣苑裡鎮展開「C肝微根除」計畫

2020

● 與艋舺龍山寺、瑞昱半導體、聽泰科技合作，十二小時內完成八〇三二人無紙化的「健康認知問卷調查」，創金氏世界紀錄

2021

● 與艋舺龍山寺、瑞昱半導體、聽泰科技榮獲「二〇二一年亞洲企業社會責任獎（健康推廣組）」

● 獲吉利亞藥廠的「ALL4LIVER」計畫經費十四萬美元，在臺灣進行B肝防治計畫

● 參加國際組織 ILCM (International Liver Cancer Movement)

● 參加國際組織 Hepatitis World Alliance

● 啟動「今年超了沒?全民腹超十年計畫」，強化國人對腹部超音波檢查重要性的認知及接受意願

● 舉辦「今年超了沒?全民腹超總動員」，北／中／南／東十二家醫療院所同步腹部超音波篩檢，完成一九一二人腹超檢查

2022

● 長年位居國人十大死因之列的慢性肝病及肝硬化，首度掉出十大死因之外

● 榮獲第六屆堉璘台灣奉獻獎

● 董事長許金川教授榮獲第三十二屆醫療奉獻獎個人獎

● 舉辦「今年超了沒?全民腹超總動員」，北／中／南／東十六家醫療院所同步免費腹部

超音波，完成三二〇五人腹超檢查

- 以「全島一肝 今年超了沒」榮獲二〇二三亞太永續行動獎銅獎、台灣永續行動獎——最佳行動方案銀獎

2023

- 舉辦「今年超了沒?全民腹超總動員」，北／中／南／東／金門／馬祖二十四家醫療院所同步免費腹部超音波檢查，完成四六六三人腹超檢查
- 二度成功申請吉利亞藥廠的「ALL4LIVER」計畫經費八萬美元，在臺灣執行B肝防治計畫

2024

- 舉辦「今年超了沒?全民腹超總動員」，北／中／南／東／金門／馬祖／澎湖三十家醫療院所同步免費腹部超音波檢查
- 肝病防治學術基金會成立三十周年

全島一肝三十年：臺灣人好心救好肝血淚史/林芝安,
陳淑卿著. -- 一版. -- 新北市：聯合報系, 2024.08
面； 公分

ISBN 978-957-29853-9-7(精裝)

1.CST: 肝病 2.CST: 保健常識
415.53 113010481

全島一肝三十年——
臺灣人好心救好肝血淚史

出　　版 聯合報系
總 策 劃 洪淑惠、吳貞瑩
作　　者 林芝安、陳淑卿
協力審校 許金川、粘曉菁、吳妮民
文字協力 黃靜宜、李宜芸

主　　編 韋麗文
責任編輯 黃琬淑
文字編輯 郭品嫻
美術編輯 何偉靖
封面設計 蔡文錦
行銷企畫 黃琬淑

地　　址 22161新北市汐止區大同路一段369號
電　　話 (02)8692-5588
印　　刷 秋雨創新股份有限公司

ISBN 978-957-29853-9-7(精裝) NT$：480
一版一刷 2024年8月1日

全民動員　消滅肝病

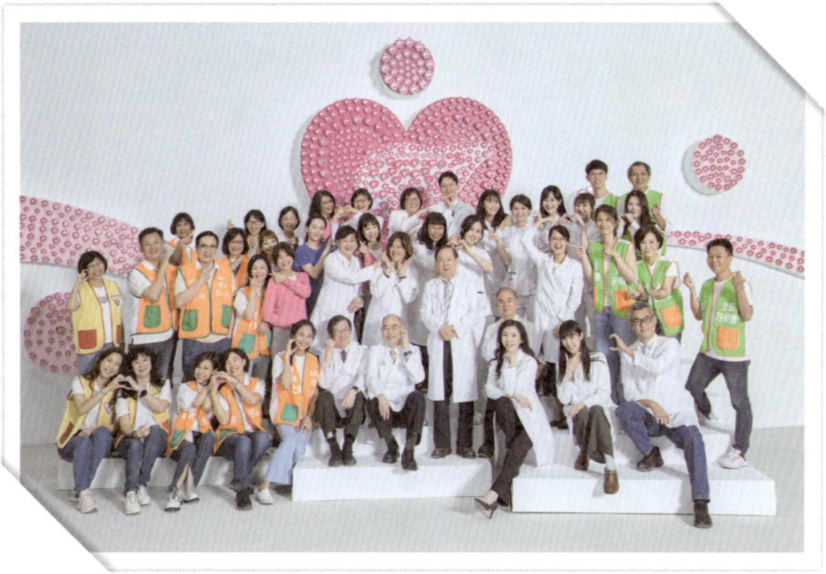

1994年
一把愛心之火，照亮黑夜，催生肝基會
社會愛心接力延續30年，保肝篩檢列車全國走透透
掀起一場全民保肝聖戰
願有多大，力量就有多大
邀請您發揮愛心，一起努力消滅肝病

財團法人肝病防治學術基金會
信用卡捐款授權書

姓名		身分證字號		
電話	日：	手機：		
	夜：	傳真：		
住址				
信用卡別	☐ VISA CARD ☐ MASTER CARD ☐ 聯合信用卡 ☐ 美國運通卡 ☐ JCB	銀行名稱		
卡號		有效期限	西元 年 月	
捐款方式	☐ 本人願意捐款，金額： 元 （捐款收據將於扣款成功後主動寄至府上）			
	☐ 本人願意每月固定捐款，每次捐款金額： 元，共捐 次 捐款期間：自西元 年 月至 年 月 捐款收據您希望：☐ 年底報稅時開成一張寄給您 ☐ 按月寄給您			
收據抬頭		收據人身分證字號		
收據地址				
持卡人簽名				
	（簽名字樣請與信用卡相同） 日期： 年 月 日			
資料索取	● 您需要我們的刊物嗎？ ☐ 需要 ☐ 好心肝會刊（肝病防治學術基金會與好心肝基金會出版） ☐ 好健康會刊（全民健康基金會出版） ☐ 已定期收到會刊 ☐ 其他 ____________ ☐ 不需要 ● 本次捐款款項包含購買義賣書籍： ☐《好心救好肝》 本（工本費280元） ☐《全島一肝三十年——臺灣人好心救好肝血淚史》 本（工本費480元）			

＊ 煩請詳細填寫每個項目（最好將表格放大至A4再填），傳真至(02)2331-3463。

＊ 若有問題或在捐款後一個月內仍未收到收據，請來電洽詢：(02)2381-1896。

感謝您的愛心與配合！

醫療財團法人好心肝基金會

信用卡捐款授權書

<table>
<tr><td rowspan="2">姓名</td><td rowspan="2" colspan="2"></td><td colspan="2">身分證字號</td></tr>
<tr><td colspan="2"></td></tr>
<tr><td rowspan="2">電話</td><td colspan="2">日：</td><td colspan="2">手機：</td></tr>
<tr><td colspan="2">夜：</td><td colspan="2">傳真：</td></tr>
<tr><td>住址</td><td colspan="4"></td></tr>
<tr><td>信用卡別</td><td colspan="2">□ VISA CARD　□ MASTER CARD
□ 聯合信用卡　□ 美國運通卡　□ JCB</td><td>銀行名稱</td><td></td></tr>
<tr><td>卡號</td><td colspan="2"></td><td>有效期限</td><td>西元　年　月</td></tr>
<tr><td rowspan="2">捐款方式</td><td colspan="4">□ 本人願意捐款，金額：　元
（捐款收據將於扣款成功後主動寄至府上）</td></tr>
<tr><td colspan="4">□ 本人願意每月固定捐款，每次捐款金額：　元，共捐　次
捐款期間：自西元　年　月至　年　月
捐款收據您希望：□ 年底報稅時開成一張寄給您
□ 按月寄給您</td></tr>
<tr><td rowspan="2">收據抬頭</td><td rowspan="2" colspan="2"></td><td colspan="2">收據人身分證字號</td></tr>
<tr><td colspan="2"></td></tr>
<tr><td>收據地址</td><td colspan="4"></td></tr>
<tr><td rowspan="2">持卡人簽名</td><td colspan="4"></td></tr>
<tr><td colspan="4">（簽名字樣請與信用卡相同）　日期：　年　月　日</td></tr>
<tr><td>資料索取</td><td colspan="4">您需要我們的刊物嗎？
□ 需要　□ 好心肝會刊（肝病防治學術基金會與好心肝基金會出版）
□ 好健康會刊（全民健康基金會出版）
□ 已定期收到會刊　□ 其他 ____________
□ 不需要</td></tr>
</table>

* 煩請詳細填寫每個項目（最好將表格放大至A4再填），傳真至(02)2331-3463。
* 若有問題或在捐款後一個月內仍未收到收據，請來電洽詢：(02)2381-1897　。

感謝您的愛心與配合！